医学病理学诊断应用

王英炜　顾云鹤　朱文静　主编

中国纺织出版社有限公司

图书在版编目（CIP）数据

医学病理学诊断应用 / 王英炜, 顾云鹤, 朱文静主编. -- 北京 : 中国纺织出版社有限公司, 2024. 11.

ISBN 978-7-5229-2192-1

Ⅰ. R446.8

中国国家版本馆CIP数据核字第2024M59G80号

责任编辑：胡　敏　　责任校对：王蕙莹　　责任印制：王艳丽

中国纺织出版社有限公司出版发行

地址：北京市朝阳区百子湾东里A407号楼　邮政编码：100124

销售电话：010—67004422　传真：010—87155801

http://www.c-textilep.com

中国纺织出版社天猫旗舰店

官方微博 http://weibo.com/2119887771

三河市宏盛印务有限公司印刷　各地新华书店经销

2024年11月第1版第1次印刷

开本：787×1092　1/16　印张：14

字数：350千字　定价：98.00元

凡购本书，如有缺页、倒页、脱页，由本社图书营销中心调换

编 委 会

主　编　王英炜　哈尔滨医科大学附属第一医院
　　　　顾云鹤　哈尔滨医科大学附属第一医院
　　　　朱文静　哈尔滨医科大学附属第一医院
副主编　周　楠　哈尔滨医科大学
　　　　赵婷婷　青岛大学附属医院（平度院区）
　　　　孔祥麟　北部战区总医院
　　　　马素珍　河南中医药大学
　　　　袁振兴　广东医科大学附属医院
　　　　叶海军　中国人民解放军联勤保障部队第九六八医院
编　委　姜丽花　昆山市中医医院
　　　　唐乙丹　四川大学华西第四医院
　　　　杜向青　石家庄医学高等专科学校
　　　　杨春蓉　宜昌市中心人民医院
　　　　黄美兴　广州市中西医结合医院
　　　　齐文超　吉林省肿瘤医院
　　　　李君强　宁波市北仑区人民医院
　　　　郑洪彦　哈尔滨医科大学附属第二医院
　　　　刘思诗　哈尔滨医科大学附属第一医院
　　　　王梦迪　哈尔滨医科大学附属第一医院
　　　　伍　娟　南昌市洪都中医院
　　　　　　　　（江西中医药大学附属洪都中医院）
　　　　祝继原　哈尔滨医科大学附属第一医院
　　　　李迎春　中国人民解放军北部战区总医院
　　　　魏翠蕾　山东中医药大学附属医院
　　　　尚旖旎　中国人民解放军北部战区总医院
　　　　杨立曼　北部战区总医院
　　　　罗小娟　益阳市中心医院
　　　　毕丹丹　哈尔滨医科大学附属第四医院

前　言

　　病理学一直被视为是基础医学与临床医学之间的"桥梁学科"，充分表明了它在医学中不可替代的重要作用，这一地位由病理学的性质和任务所决定。近年来，随着细胞生物学、分子生物学、生物化学及免疫学等学科的飞速发展，病理学与这些基础学科的联系日益密切，病理学的研究已深入到分子遗传学水平。作为医学生及各级病理医生，他们迫切需要能充分反映病理学科最新进展的教学参考书，因此，我们组织编写了此书。

　　本书首先详细介绍了细胞学病理检查技术、苏木-伊红染色切片制作技术及其他特殊染色技术等内容，为读者打下坚实的实验基础。随后，重点阐述了肿瘤疾病、呼吸系统疾病、循环系统疾病、消化系统疾病、神经系统疾病和妇科疾病等领域的病理学诊断内容。书中详细论述了各系统常见疾病的临床表现、病理改变、病理分期与诊断标准，力求为读者提供全面而系统的知识体系。

　　全书在内容上既强调病理学的基本理论、基础知识和基本技能，又注重创新发展，紧密跟踪并反映了病理学科的最新进展，确保了其科学性和先进性。本书可供各级病理学诊断学诊断医师、细胞技术人员、病理学专业的医学生和进修医师参考使用。

　　在编写过程中，我们虽力求做到写作方式和文笔风格一致，但由于编者较多且时间有限，书中难免存在纰漏和不足之处。我们诚挚地期望读者见谅，并予以批评、指正。

编　者

2024 年 6 月

目　录

第一章

细胞学病理检查技术

第一节　细胞学检查技术基本概念

细胞学制片技术，包括标本的收集、涂片、固定、染色、脱水、透明、封固等。良好的制片是细胞学诊断的重要条件，高度的责任感和严格的操作流程，以及新技术的应用是提高细胞学制片质量的重要保证。

一、细胞学检查范畴

细胞病理学可分两大部分：脱落细胞学和针吸细胞学。

1. 脱落细胞学

采集人体中管腔器官表面脱落的细胞，其标本可来自与外界相通的脏器，如胃肠道、呼吸道、泌尿道、女性生殖道等；其次来自与外界不相通的腔隙、脏器表面，如胸腹腔、颅脑腔、关节腔等积液。

2. 针吸细胞学

通过细针吸取的方法吸取组织中的活细胞，如乳腺、甲状腺、淋巴结、前列腺等穿刺。除了进行一般细胞形态学诊断外，尚可以进行细胞培养、细胞 DNA 检测。

二、细胞学检查程序

标本采集→涂片制作→涂片固定→涂片染色→涂片封固→涂片阅片→报告打印→玻片归档。

三、细胞学检查的特点和意义

1. 准确性

通常以阳性率来表示（诊断率、符合率、准确率）。目前国际统一标准，即用敏感性及特异性来表示。前者显示除去假阴性后的阳性率，后者显示除去假阳性后的诊断准确性。

2. 敏感性

细胞学诊断以子宫颈癌检查效果最佳，敏感性在 90% 以上。痰及尿液脱落细胞阳性率较低，为 50%~60%，细胞学诊断的特异性较高为 98%~99%，即假阳性很低，只占 1%~2%，可疑细胞只占 5%。一个可靠的诊断技术应为敏感度越高越好，即假阳性和假阴性率越低越好。

3. 实用性

操作简便、创伤性小、安全性高，且费用少。有利于疾病的早期发现，早期诊断和早期治疗。细胞学检查技术已不再是一种单纯的诊断方法，对观察癌前期病变的演变，指导临床用药和随访观察也具有重要意义。

4. 局限性

细胞学诊断有许多优点，但阳性率较低，时有漏诊和误诊。这主要由于取材局限性，制片方法不当有关；此外，缺乏组织结构也是影响诊断准确性的因素。

四、细胞学标本制作质量控制

细胞学制片是涂片技术重要的基本技能，质优的细胞制片直接关系到诊断的准确率和阳性率高低。

细胞学送检标本大概可分为以下三大类：第一类标本是临床医师取材后马上制成涂片固定后送细胞学检查（如妇科的宫颈涂片、纤支镜刷片涂片）；第二类是临床医师抽取标本后未经固定直接送到细胞室行细胞制片检查（如浆膜腔积液、痰液、尿液等）；第三类主要是妇科液基细胞学标本，临床医师用特殊的刷子取材后，将刷子上的细胞放入细胞保存液中送到细胞室行细胞制片检查。

细胞学涂片制作前质控要求如下：

（1）涂片前应准备好各种用具，如干净的载玻片、固定液、吸管、玻璃棒、小镊子。

（2）各类标本要新鲜制作，4℃冰箱保存标本不超过4小时。

（3）涂片制作要轻巧，以免损伤细胞。

（4）涂片制作要均匀，厚薄要适度，掌握细胞量与溶液比例的稀释度。细胞量多的标本制片宜薄，细胞量少的标本制片宜集中。

（5）细胞应有效固定在载玻片的位置上，各类涂片制作后原则上应湿固定为佳，特殊情况下涂片亦可半湿干固定。

细胞学制作中的质控要求详见制片流程中相关部分。

（王英炜）

第二节　细胞学标本采集原则和方法

一、标本采集原则

（1）采集标本必须保持新鲜，以免细胞自溶，影响细胞着色和正确诊断。

（2）采集方法应简便，以减轻患者痛苦，且不至于引起严重的"并发症"或促使肿瘤扩散。

（3）正确选择取材部位，尽可能由病区直接采取细胞并获取丰富有效的细胞成分。

（4）绝对避免错号和污染（器具和玻片干净、固定液及染液过滤、每份标本一瓶）。

（5）针吸穿刺操作时有两人配合完成采集标本较好，并了解病情和影像学资料，选择恰当的体位及穿刺点。

二、标本采集前准备

（1）所有细胞学送检标本容器清洁并要求即采集即送检。

（2）送检标本必须填写细胞送检申请单，每份标本一瓶并写明患者姓名、性别和年龄。

（3）临床送检血性胸腔积液、腹腔积液、心包液为防止标本凝固，应在容器中加入抗凝剂。可用商品化的肝素抗凝试管或用 100 g/L 浓度的乙二胺四乙酸二钠（EDTA-2Na），亦可用 3.8% 的柠檬酸钠，与标本量之比为 1：10。

三、标本采集方法

1. 标本采集方式

（1）直观采集外阴、阴道、宫颈、穹窿、鼻腔、鼻咽、眼结膜、皮肤、口腔、肛管等部位，可用刮片、吸管吸取、擦拭或刷洗的方法。

（2）宫颈细胞采集历经早期棉棒阴道后穹窿分泌物法、木制宫颈刮片法到现代的专用扫帚状刷取样法。

（3）用纤维光束内镜带有的微型网刷直接在食管、胃、十二指肠、气管、肺内支气管等部位的病灶处刷取细胞涂片。

（4）体表可触及的原发病变和体内脏器标本收集可采用针刺抽吸收集方式，用穿刺针准确刺穿皮肤进入病灶后，通过提插针方式，使针尖斜面部对病变组织进行多次切割；并同时借助针管内的持续负压将切割获得的标本吸入针芯及针管内。

2. 分泌液收集法

细胞学检查收集的分泌液包括自然分泌液：尿液、痰液、前列腺液等。

（1）尿液：男性收集自然排尿，女性收集中段尿。尿量不应少于 50 mL，标本要新鲜，尿液排出后 1~2 小时内制成涂片。如不能立即制片，可在标本内加 1/10 尿量的浓甲醛液或等量的 95% 的乙醇。但尿内加入上述的固定液可使细胞变形或影响制片，因此，尽可能用新鲜尿液离心沉淀制成涂片。

（2）痰液：指导患者漱口、深咳痰液，约 3 口量的痰液。挑选来自肺、支气管内的带铁锈色的血丝痰，或透明黏液痰及灰白色颗粒状痰等有效成分进行薄层均匀的涂片，每例患者制片 2~3 张。

（3）前列腺液：采用前列腺按摩取分泌物直接涂片。

3. 灌冲洗收集法

此法常用于采集胃脱落细胞，例如用于胃肠、腹腔、卵巢肿瘤术后向空腔器官灌冲。冲洗一定数量的生理盐水，使肿瘤细胞脱落，然后将冲洗液抽取离心沉淀后取细胞层直接涂片。

4. 浆膜积液收集法

此法常用于胸腔、腹腔、心包腔等器官内积液的抽取，抽取胸腹腔积液送检，通常由临床医师操作完成。送检胸腹腔积液的容器瓶必须事先加入抗凝剂（3.8% 的柠檬酸钠），送检浆膜腔积液的量为 20~200 mL 较合适。因特殊原因不能马上制片的标本，应放入 4℃ 的冰箱内保存，时间不应超过 16 小时。

（王英炜）

第三节 细胞学涂片固定

一、固定目的

细胞离体后如果不及时固定，就会释放出溶酶体酶将细胞溶解，导致组织自溶，丧失原有结构。因此，细胞采集后应选用合适的固定液进行固定，使细胞内的蛋白质凝固、沉淀成不溶性，并使细胞尽可能保持原有的形态结构和所含的各种物质成分。细胞涂片的固定在细胞学制片中极为关键。细胞固定的好坏会直接影响后续的涂片和染色，进而影响细胞学诊断的准确性。

通过乙醇能迅速凝固细胞内的蛋白质、脂肪和糖类，使其保持与活细胞状态相仿的成分和结构，使细胞各部分尤其是细胞核染色后能清楚地显示细胞的内部结构。进行经典的巴氏染色，用乙醇和乙醚或甲醇固定细胞涂片是极为重要的。假如乙醇浓度不够细胞核固定不佳，易造成人为的假阴性报告。

二、固定液种类

乙醇是细胞涂片常用的固定液，可使细胞内的蛋白质、核蛋白和糖类等迅速凝固，产生不溶于水的沉淀。乙醇很少单独使用，通常与冰醋酸、乙醚等混合使用。在巴氏染色中，乙醇类固定液更是首选的固定液。

常用的固定液如下：

1. 95%的乙醇–冰醋酸固定液

95%的乙醇　100 mL

冰醋酸　1 mL

常用的细胞涂片固定液，冰醋酸渗透力强，可加快细胞的固定。

2. 乙醇–乙醚固定液

无水乙醇　49.5 mL

乙醚　49.5 mL

冰醋酸　1 mL

常用的细胞涂片固定液，固定快速，尤其是作巴氏染色，为首选的固定液。乙醚容易挥发，气味较大，应密封保存。

3. Carnoy 固定液

无水乙醇　60 mL

三氯甲烷　30 mL

冰醋酸　10 mL

适用核酸、糖原、黏蛋白等特殊染色；也适合固定含血较多的细胞标本，冰醋酸能够加强胞核染色，也能溶解红细胞，并可减少细胞由于乙醇引起的收缩。一般固定 3~5 分钟，再用 95%的乙醇继续固定 15 分钟。

4. 甲醇固定液

用于干燥固定的涂片（血片）和某些免疫细胞化学染色。

5. 丙酮固定液

冷丙酮常用于酶的细胞化学染色和免疫荧光染色。

6. 4%的中性缓冲甲醛固定液

主要用于固定细胞沉渣，制作细胞蜡块。如果用于固定细胞涂片，固定较慢，也容易引起细胞脱落，因此，不适宜直接固定细胞涂片。

三、固定方法

1. 浸泡湿固定法

（1）固定操作：将细胞涂在玻片上后，应稍晾干，但不能完全干燥，在涂片快干且还湿润时，立即浸泡在固定液中固定15~20分钟。这种固定方法也称为湿固定。

（2）注意事项：①玻片标本固定时应将玻片垂直置入固定液，避免涂片相互摩擦；②各种细胞涂片均应及时用湿固定法进行固定，否则涂片干燥后会严重影响染色效果。

2. 喷雾固定法

将采集的细胞涂好片后，平放在架子上，将乙醇等固定液喷洒在涂片上进行固定，干燥后保存或待染色。染色前需要在蒸馏水中浸泡约10分钟。优点是简单快速，缺点是容易固定不均匀。

四、质量控制

1. 制作标本要新鲜

送检标本要新鲜制作，在室温下不能停留超过2小时，脑脊液更不能超过1小时。胸腹腔积液、心包积液、痰液可在冰箱内放置12~24小时。尿液在冰箱中停放不超过2小时。

2. 湿固定的注意事项

制片后标本玻片尾部最易干燥，干燥后的玻片会引起细胞核膨胀和着色不清，胞质干燥后巴氏伊红、亮绿着色不鲜艳，诊断受影响。

3. 固定液要过滤

每天每次使用后的固定液要用滤纸或棉花过滤后才能重复使用，但乙醇浓度不能低于90%的含量，否则要更换新固定液，主要是防止细胞交叉污染。

（王英炜）

第四节　细胞学常规染色技术

一、染色的作用

没有经过染色的细胞，难以通过显微镜观察到细胞核和细胞质内部各种细微的结构。因此，需要用不同的染料将细胞的形态结构及不同的成分显示出来，以便在显微镜下进行观察。

二、染色机制

细胞染色机制比较复杂，一般认为细胞染色主要是通过物理吸附作用和化学结合作用来使细胞核和细胞质染上不同的颜色，并且产生不同的折射率，从而能通过显微镜来观察。

1. 物理吸附作用

染料的色素成分被吸附进入组织和细胞间隙内而显色。

2. 化学结合作用

染料的助色团具有与组织细胞很强的亲和力，能够与细胞及其细胞内相应物质结合生成有色的不溶性的化合物沉淀而显色。

三、染料分类

（1）染料根据其来源可分为天然染料如苏木精和人工合成染料如结晶紫等。

（2）根据染料所含有的发色团分为硝基染料、偶氮染料、醌亚胺染料、呫吨染料、苯甲烷染料、蒽醌染料、重氮盐和四重氮盐类染料、四唑盐类染料等。

（3）根据染料所含有的助色团性质分为酸性染料、碱性染料和中性染料等。

四、常规染色方法

细胞学染色方法有多种，主要有常规染色、特殊染色（或称细胞化学染色）和免疫细胞化学染色。可根据不同的检验要求和研究目的加以选择应用。

常规染色法有巴氏（Papanicolaou）法、苏木精–伊红（HE）法和迈格林华–吉姆萨染色（MGG 染色）法等。

（一）巴氏（Papanicolaou）染色

巴氏染色起初仅用于阴道上皮雌激素水平的测定以及检测生殖道念珠菌、滴虫等病原体的感染。染色方法经过不断改良后，胞质染色液分别有 EA36、EA50 和 EA65。目前主要用于妇科细胞学涂片染色，多采用 EA36 和 EA50 染色液，是用来筛查宫颈癌及癌前病变的常用细胞学染色方法。巴氏染色也适合胸、腹腔积液和痰液等非妇科标本的染色，常采用 EA65 染色液。

巴氏染色法染液中含有阳离子、阴离子和二性离子，具有多色性染色效能。因此，染出的细胞质具有色彩多样、鲜艳、透明性好及细胞核的核膜、核仁、染色质结构清晰的特点。巴氏染色主要有两组染液，胞核染液（如苏木精）和胞质染液（如 EA36），以达到核质对比清晰鲜艳的目的。

1. 试剂配制

（1）改良 Lillie-Mayer 苏木精染液

苏木精　5 g

无水乙醇　50 mL

硫酸铝钾　50 g

蒸馏水　650 mL

碘酸钠　500 mg

甘油　300 mL

冰醋酸　20 mL

分别将苏木精溶于无水乙醇，硫酸铝钾溶于蒸馏水（可加热至 40～50℃，使硫酸铝钾更容易溶解），用玻璃棒轻轻搅动使彻底溶解，待恢复至室温后，与苏木精无水乙醇液充分混合，再加入碘酸钠，最后加入甘油和冰醋酸。

（2）碳酸锂水溶液

碳酸锂　1 g

蒸馏水　100 mL

（3）橘黄 G 染液

橘黄 G　0.5 g

蒸馏水　5 mL

无水乙醇　95 mL

磷钨酸　0.015 g

用橘黄 G 0.5 g 溶于 5 mL 蒸馏水，再加无水乙醇 95 mL，然后加 0.015 g 磷钨酸，使用前过滤。存储在深棕色瓶中。

（4）0.5%的淡绿乙醇储备液

淡绿　0.5 g

95%的乙醇　100 mL

（5）0.5%的伊红 Y 乙醇储备液

伊红 Y　0.5 g

95%的乙醇　100 mL

（6）1%的伊红 Y 乙醇储备液

伊红 Y　1 g

95%的乙醇　100 mL

（7）0.5%的俾斯麦棕乙醇储备液

俾斯麦棕　0.5 g

95%的乙醇　100 mL

（8）EA36 染液配方

0.5%的淡绿乙醇储备液　45 mL

0.5%的伊红 Y 乙醇储备液　45 mL

0.5%的俾斯麦棕乙醇储备液　10 mL

磷钨酸　0.2 g

（9）EA50 染液配方

0.5%的淡绿乙醇储备液　6 mL

1%的伊红 Y 乙醇储备液　40 mL

纯甲醇　25 mL

冰醋酸　2 mL

95%的乙醇　21 mL

磷钨酸　2 g

2. 染色操作流程

（1）涂片用 95%的乙醇、冰醋酸固定液固定 10~15 分钟。

（2）95%的乙醇、80%的乙醇、70%的乙醇、蒸馏水分别浸泡 1 分钟。

（3）改良 Lillie-Mayer 苏木精染液染色 5~10 分钟。

（4）自来水冲洗多余染液。

（5）1%的盐酸乙醇液分化约 4 秒。

（6）1%的碳酸锂水溶液蓝化 1 分钟，自来水洗 5 分钟。

（7）依次置入 70%的乙醇、80%的乙醇、95%的乙醇（Ⅰ）和 95%的乙醇（Ⅱ）各 1 分钟。

（8）橘黄 G 液染色 1~2 分钟（此步可省略）。

（9）依次在 95%的乙醇（Ⅰ）、95%的乙醇（Ⅱ）漂洗去掉多余橘黄 G 染液。

（10）EA36 染液染色 3~5 分钟。

（11）依次用 95%的乙醇（Ⅰ）、95%的乙醇（Ⅱ）、无水乙醇（Ⅰ）和无水乙醇（Ⅱ）脱水各 1 分钟。

（12）二甲苯透明，中性树脂封片。

3. 结果

角化细胞胞质呈粉红色，全角化细胞胞质呈橘黄色，角化前细胞胞质呈浅蓝色或浅绿色，细胞核呈蓝紫色，核仁呈橘红色，白细胞核呈蓝色，胞质呈淡蓝淡绿，红细胞呈橙红色。

（二）苏木精-伊红（HE）染色方法

1. 试剂配制

（1）改良 Lillie-Mayer 苏木精染液。

（2）0.5%的伊红 Y 乙醇液。

2. 染色操作

（1）涂片从 95%的乙醇-冰醋酸固定液内取出，80%的乙醇浸泡 1 分钟。

（2）蒸馏水洗 1 分钟。

（3）改良 Lillie-Mayer 苏木精染液染色 5~10 分钟。

（4）自来水冲洗 1 分钟。

（5）0.5%的盐酸乙醇液分化 3~5 秒。

（6）自来水冲洗促蓝 10 分钟，80%的乙醇浸洗 1 分钟。

（7）0.5%的伊红 Y 乙醇液染色 1 分钟。

（8）80%的乙醇浸洗 1 分钟。

（9）依次用 95%的乙醇（Ⅰ）、95%的乙醇（Ⅱ）、无水乙醇（Ⅰ）和无水乙醇（Ⅱ）脱水各 1 分钟。

（10）二甲苯透明，中性树胶封片。

3. 结果

胞质呈淡红色，胞核呈紫蓝色，核仁呈红色。

（三）迈格林华·吉姆萨染色（MGG 染色）法

1. 染液配制

（1）迈格林华染液

迈格林华原液　1 mL

蒸馏水　9 mL

新鲜配制，不能保存。

（2）吉姆萨染液

吉姆萨原液　1 mL

蒸馏水　9 mL

新鲜配制，不能保存。

2. 染色操作

（1）涂片固定后蒸馏水洗 2 mL。

（2）迈格林华染液滴染 15 分钟。

（3）倒弃涂片上的染液，用自来水冲洗干净。

（4）吉姆萨染液滴染 15 分钟。

（5）倒弃涂片上的染液，用自来水冲洗干净。

（6）甩干水分，镜检。必要时干燥后用中性树胶封片。

3. 结果

细胞核呈紫红色，细胞质和核仁呈深浅不同的蓝色。

4. 注意事项

（1）适用于淋巴造血系统（血片）或胸、腹腔积液等标本。

（2）必要时可干燥染片后用中性树胶封片，不宜用乙醇脱水，否则容易脱色。

五、质量控制

1. 固定好细胞涂片是染色质量的保证

细胞样本涂片完成后应及时固定，但要注意涂片含水太多，立即固定时容易使细胞脱落；太干燥又会使细胞胀大，甚至溶解，导致胞核染色不佳、结构模糊。

2. 常用 EA 染色液有 EA36、EA50 和 EA65 三种

均由淡绿、伊红 Y、俾斯麦棕和磷钨酸组成，各自比例不同，但染色结果相似。EA36 适用于妇科标本染色，而 EA65 比较适合于非妇科标本。

3. 橘黄 G 和 EA 类染液通常使用 15 天

时间过久，会使胞质染色的颜色不够鲜艳，应根据染片量定期更换。

4. 配制 EA 染液时，pH 的调节对胞质分色好与差影响较大

如 pH 偏高，则上皮细胞质染色偏红，可加少许的磷钨酸降低其 pH；如 pH 偏低，则上皮细胞质染色偏蓝或绿色，可加少许饱和碳酸锂溶液调高其 pH。

5. 细胞核在盐酸分化时要把握好时间和盐酸的浓度

着色浅或过深对细胞学的诊断都会造成严重的影响。

6. 血液多和蛋白质多的液体标本

容易造成核染色过深或背景复杂，应先用缓冲液或标本清洗液处理后再制作标本涂片。

7. 商品化学色剂

可选用商品化的染色试剂，建立规范的操作流程。

8. 苏木精染色注意事项

使用苏木精染色时应控制好染色时间，掌握盐酸、乙醇的浓度及分化时间，避免核染色过深或太浅。苏木精质量较差或使用过久的苏木精染液，会导致核浅染或核染色质不清，也

会出现蓝染的结晶颗粒。

9. 注意脱水

应及时更换脱水透明的 100% 乙醇或在其后增加一道苯酚和二甲苯脱水透明剂（在南方潮湿天气尤其适合选用），避免脱水不彻底引起片子出现雾状，使细胞轮廓模糊不清，不利于镜下观察。如果细胞片封片不及时，吸入空气中的水分，鳞状上皮细胞胞质会出现深褐色斑点。

10. 分开固定

细胞涂片中的细胞较容易脱落，不同病例的细胞片应分开固定，避免样本之间交叉污染；染片中有褶皱而且重叠的细胞，应考虑到在染色过程中有可能发生交叉污染。

11. 涂片量较多时选用分多次染色

应该先染脑脊液和尿液等细胞量较少的标本，其次是宫颈脱落细胞标本，最后染痰、支气管冲洗液、纤支镜毛刷和体液等细胞涂片；每天过滤染色所用的试剂和染色液。

（王英炜）

第五节　其他细胞学染色技术

在临床细胞学诊断中，许多用常规巴氏染色和 HE 染色难以诊断的疾病，需要通过应用其他一些细胞学染色技术进一步确诊。

一、特殊染色和组织化学染色技术

在细胞学诊断中，用常规的染色方法很难观察到细胞中的一些物质如细菌、黏液和色素等，需要用特殊染色方法来将这些特殊的物质显示出来。因此，通过应用特殊染色和组织化学染色技术，可使一些细胞学常规染色难以诊断的疾病得到进一步确诊，有助于提高细胞病理诊断水平。

细胞学特殊染色方法有很多种，显示不同的物质可选用相应的染色方法，其试剂配制和染色操作与组织的特殊染色操作相似。

二、免疫细胞化学技术

免疫细胞化学技术是在常规染色和细胞化学染色的基础上，根据抗原抗体反应原理而发展起来的染色技术，广泛应用于临床病理诊断，也是细胞诊断中重要的辅助技术之一。尤其是对于判断肿瘤细胞来源、分类和鉴别诊断起着重要作用。许多在常规染色依靠细胞形态学难以诊断的疾病，通过应用免疫组织化学技术大部分可得到确诊。

细胞涂片的免疫细胞化学技术染色操作和组织的免疫组化技术染色操作相似，但也有其不同之处，如固定液的选用，是否需要抗原修复等会有所差异；尤其是细胞涂片中细胞膜完整，抗原抗体要通过细胞膜进入，往往需要通过增加细胞膜通透性等处理。而细胞蜡块切片的染色操作和组织切片的染色相同。

三、分子病理学技术

细胞学分子生物学技术是新兴的病理学诊断辅助技术之一，是指在细胞学的基础上，将分子生物学和细胞遗传学的一些技术，在分子水平上检测细胞中的生物性标志物来辅助细胞学诊断。在肿瘤的早期诊断、鉴别诊断以及指导和评估临床治疗中有着重要作用。随着技术的稳定，也越来越广泛地应用于临床细胞学诊断，成为临床细胞学诊断中不可缺少的辅助技术，有助于提高细胞学诊断水平。在临床细胞学诊断中，主要应用显色原位杂交技术和荧光原位杂交技术。细胞学原位杂交和组织学原位杂交相似，但也有所不同。目前大多采用商品化检查试剂盒，不同的试剂盒操作步骤不同，应按试剂盒说明书进行操作。

四、涂片重染方法

常规涂片染色一般都有 2 张或 2 张以上的涂片，当诊断需要再行其他特殊染色或免疫细胞化学染色时，需要将其中一张片脱色来重新染色；一些旧片因褪色，或染色错误，也需要将其脱色后再进行重染。

1. 去除盖玻片

将片子先轻微加热，使中性树胶软化，然后浸入二甲苯并经常上下移动玻片，直到盖玻片自然脱下。不能人为将盖玻片移除，否则容易一起把细胞脱下。

2. 水化脱苯

再用二甲苯完全洗去中性树胶，用 95% 的乙醇洗去二甲苯，80% 的乙醇洗 1 分钟，蒸馏水洗 2 分钟。

3. 胞核褪色

将涂片浸入 1% 的盐酸乙醇液浸泡 15~30 分钟，或更长时间，在镜下观察，直至将苏木精完全脱去。流水冲洗 10~15 分钟完全除去盐酸。

4. 胞质褪色

将细胞核脱色后的涂片浸泡在 80% 的乙醇中，至胞质颜色脱去，蒸馏水洗 2 分钟。

5. 完全脱色的涂片根据需要重新染色

（王英炜）

第二章

常规 HE 制片技术

第一节　病理标本的大体取材

一、标本来源

1. 小标本和不完整的器官组织等活检组织

（1）子宫内膜的刮取物。

（2）浅在或深在部位穿刺物。

（3）皮肤组织。

（4）浅表的或经由内镜钳取或切取的黏膜组织。

（5）经由微创手术由器官和（或）肿瘤中切取的不完整组织等。

2. 大标本

通常为手术切除或尸检取出的器官和（或）肿瘤。

二、申请单和标本的验收

病理科应建立与送检方交接申请单和标本的交接核对制度。并由专人验收送检标本及其申请单，严格执行病理标本的核查与签收制度，验收内容包括：

（1）接收同一患者的申请单和标本。

（2）检查标本是否浸泡于足量固定液中，核对每例申请单与送检标本及其标志（标识码或写明患者姓名、送检科室、日期等情况）是否一致，核对送检容器内或滤纸上是否有组织及其数量。发现问题应立即向送检单位提出，并在申请单上注明。

（3）认真检查标本的标志是否牢附于标本容器上。

（4）认真查阅各项申请单是否填写清楚：姓名、性别、年龄、送检单位、日期、取材部位、标本数量等；患者的临床情况、症状、体征、化验、影像学检查结果、手术所见、以往病理学检查和临床诊断等。

（5）申请单上记录患者或有关人员的联络方式、地址、电话号码。

（6）验收标本人员不得对申请单中由临床医师填写的各项内容进行改动。

（7）下列情况的申请单和标本不予接收，应立即送回，不予存放：①申请单与相关标本未同时送达；②申请单填写的内容与送检标本不符合；③标本上无有关患者姓名、送检科室等标志；④申请单中漏填主要项目或字迹潦草不清；⑤标本严重自溶、腐败、干涸等；⑥标本过少，不能或难以制作切片或其他影响病理检查可行性或诊断准确性的情况。

三、病理标本大体检查及取材的基本要求

大体标本检查及描述一般依据从表往里、从前往后、从大到小、从上往下以及逐一按解剖部位检查、描述；如肿瘤标本的部位、大小、形状、包膜状况、与周围关系、色泽、质地、结构，切面是囊性还是实性、颜色、有无出血、坏死以及分布状况，肉眼类型。肿瘤及其周围和外围淋巴结、手术断端状况等均要描述和取材（最好能绘图说明）。小标本均依送检单严格查对，原则上按上述要点检查取材，太小的标本要用滤纸包成小包并滴伊红染色，以防遗失，一般取材后应记录"全部包埋"或"保留剩余组织"，以备查用。

（一）标本的大体检查及取材

（1）检查取材应按编号次序进行：检查前应阅读申请单上各项主要内容，然后取出全部标本，核对无误后再进行检查（有色标本瓶尤须注意有无小块标本遗留瓶内）。

（2）扼要描写标本大小、形状，表面和切面颜色、硬度，病变部位、大小、形状、特点及周围组织的关系等。必要时绘图说明。

（3）标本剖检时，应注意暴露标本的最大面积，以便全面检查，并应保留其特点，以备作为教学或科研之用。

（4）结合病情、手术所见及大体检查的结果，考虑取组织块的部位和方法。

（5）对于大体标本或传染性标本，需剖开充分固定后再行取材。

（6）大体标本，如肝、脾、肾、胰腺、子宫等，取材的病理医师在不影响主要病灶定位的情况下切开固定。

（7）有空腔的组织如消化道、胆囊等要切开固定，或切开后用大头钉平铺固定在木板上，易漂浮的组织标本其上端应用含固定液的纱布或药棉覆盖。

（二）取材的一般原则

（1）多件标本取材时，可以将每块标本各取一半，保存另一半以备复查或作为特殊制作之用。若标本太小，应用拭镜纸包裹，以防遗漏。

（2）肿瘤尤其是恶性肿瘤标本，除于肿瘤部位采取组织外，还应于手术截除端，或标本基底部及病变边缘等部位采取组织块。局部淋巴结必须逐个检查和做切片，以便明确肿瘤侵犯范围和转移情况。

（3）所取组织块的厚度，以 2~3 mm 为宜，并注明其形状、数目、切取部位（如左、右、上、下等），如有特殊情况，应向技术人员交代清楚，或共同处理。

（4）每一标本切后，所用的工具如刀、剪、盘、镊、切板等，必须用流水冲净组织碎片，以免混杂，造成误诊。

（5）组织块切取后，放入该病理号的包埋盒中，同时记录组织块数、特点及制片时注意事项，核对无误并签署取材者和记录者的姓名和记录日期后放入脱水剂中脱水。

（6）用特殊固定液固定的标本，制片时须特别处理者，取材时应向技术人员交代清楚。

（7）检查、取材完毕后，剩余标本应按号顺序排放，并加足固定液保存至报告发出后 2 周，以备临床查询及必要时补充取材之用。所用器械、工作台等，均应冲洗干净并消毒。

（三）主要器官组织标本检查及取材要求

1. 乳腺

（1）纤维腺瘤：形状、体积、包膜是否完整，切面是否均匀，有无坏死。取材：肿瘤连带包膜1~3块。

（2）乳腺癌：体积、皮肤颜色，有无水肿及橘皮样变化，乳头有无固定或缩入现象，胸大肌有无水肿或变硬，肿大的淋巴结的数量、组别、硬度及浸润情况等。取材：乳头及其下的瘤组织，肿瘤和肿瘤交界处，肿瘤下胸肌，全部淋巴结（注明组别）。

2. 胃溃疡及胃癌

全胃或部分切除，大弯及小弯长度，肿大淋巴结的部位、大小、硬度及数目，病变处相应浆膜面有何变化。一般沿大弯剪开，观察病变大小、深度、边缘及周围变化，如为癌瘤，属何种类型，与上下切端的距离。取材：病变与其交界处胃壁全层的胃组织（尽量侧重于小弯，并注意沿长轴切取组织块），上、下切端的组织，肿大的淋巴结（注明组别）。

3. 阑尾

一般于近、中、远三段各取一组织块，远段一块尽量靠近尖端，以免遗漏类癌。已被剖开者，沿纵轴取组织块。如检查时不能发现病变所在，须多做断面，以寻觅病变部位和取组织块。

4. 肠梗阻

梗阻部位、长度、直径及表面变化（颜色、水肿、充血、出血），检查肠系膜的变化，沿病变血管解剖，做多数横断面，观察血管壁是否变厚，寻找栓塞起止部位。肠黏膜有无溃疡。取材：病变最显著处及肠的两端各切一块，病变血管（带些系膜）各切一块。

5. 肠套叠

注意套叠部位及套叠关系，寻找阑尾，肠壁是否增厚及变硬。以手指放入小肠为引导，沿肠系膜剪开，寻找有无原发病变（在套入部位的最前端寻找有无肿瘤、溃疡等变化）。切面观察各层肠壁的厚度、水肿、充血、出血、坏死及硬变等情况。取材：原发病变（如肿块、溃疡等）有变化的肠壁，阑尾，肿大淋巴结。

6. 淋巴结

大小、形状，包膜情况，成群者注意相互间粘连情况，切面的颜色，均匀度，质地，包膜情况。取材：整个短轴切面，互相粘连者包括粘连部位。

7. 甲状腺

重量、体积、形状，寻找背面有无甲状旁腺，切面质地是否均匀，含胶质状况，有无结节、出血、坏死、钙化、囊变等，有无细小灰白色瘢痕样病变。甲状腺腺瘤与腺癌：肿瘤部位、大小、包膜完整否、切面质地，有无出血、坏死、钙化、囊性变及其内容，有无乳头或绒毛状改变，肿瘤以外组织有无灰白色结节。取材：最大面积切成数块全作切片，如为根治术，要取全部淋巴结。

8. 刮宫或阴道排出物标本

疑有妊娠者，须仔细寻找有无胎盘绒毛，眼观不能判断时，须多取组织块，尤应注意检查血凝块。

9. 子宫标本

测量子宫大小，宫颈直径、颈管长度，肌壁及内膜厚度，观察宫颈糜烂程度，是否有子宫肌瘤等，分别于上述部位取材，一般取宫颈 3、6、9、12 点处采取宫颈及宫颈内膜交界处组织，宫颈上皮内瘤变（CIN）时分别取 12 块。恶性肿瘤要注意肿瘤部位、生长方式、浸润深度，应在肿瘤及交界处取材。附件及断端要取材，以便临床手术分期。

10. 卵巢肿瘤

形状、大小，较大者应称其重量，表面色泽，光滑度，与输卵管的关系，有无粘连。囊性者自膨大部一端剪开，查囊腔与输卵管是否相通，单房或多房，内壁光滑度，有无实质或乳头状生长区，乳头脆性，囊内容物性质，实性瘤切面色泽、硬度，有无出血、坏死、变性等。取材：囊性瘤取囊壁较厚处，实质突起处，囊与输卵管相连处及输卵管。实质瘤边缘及中央不同结构组织及输卵管。

11. 胎盘

形状、大小、重量，母体面绒毛有无缺损、出血、钙化、变性区、范围大小，羊膜和血管情况。脐带长度、直径，有无扭转打结、血管栓塞等。取材：母体面、子体面和脐带各取一块。

12. 瘘管和窦道组织

应做多横断面检查，适当取材。

（顾云鹤）

第二节 常规 HE 制片技术

一、组织固定

活体组织一旦血液循环停止，物质代谢就会因代谢障碍产生一系列的生物化学和组织化学的改变。固定是通过添加剂让组织中所有细胞及细胞外成分迅速死亡，以避免细胞中溶酶体成分的破坏作用，保持离体组织细胞与生活时的形态相似，并防止细菌繁殖所致的腐烂，保存蛋白质与核酸的基本结构。

1. 固定的目的

（1）保持离体组织细胞与生活时的形态相似，抑制组织自溶及细菌繁殖所致的腐烂。

（2）使细胞内的特殊物质定位，保持其原有结构，如细胞内的蛋白质、酶等经固定后可沉淀或凝固。

（3）保持细胞内组织抗原，DNA 及 RNA，便于进一步特殊检查。如免疫组织化学染色、细胞遗传、分子病理学以及相关科研等。

（4）硬化组织有利于切片：固定液兼有硬化组织的作用，组织固定后可使细胞正常液体状（胶体）变为半固定状（凝胶），有固化作用，增加组织硬度，易于切片。

（5）有利于染色反应，便于光镜下对细胞内不同成分进行区别。细胞内的不同成分沉淀凝固后折光率及对染料的亲和力将有所不同，染色后可加以区别。

（6）有利于诊断的准确性及相关科研的开展。

2. 固定的方法

（1）及时固定：固定的组织越新鲜越好，手术切取下的活体组织及内镜下的活检组织应当立即投入到固定液中，有效地保存组织细胞的形态结构和抗原性。

（2）及时剖开：对于手术切取的大标本应立即投入到固定液后，按其自然状态钉板或剖开固定，以便让重要的检查部位得到应有的固定。

（3）特殊固定：不同的组织在病理诊断中需要不同的染色方法，需要不同的固定液来进行固定，才能达到满意的染色效果，如需做糖原染色的组织须先采用无水乙醇或丙酮固定。

（4）微波固定：微波固定法固定的组织具有核膜清晰、染色质均匀、分辨清晰、组织结构收缩较小等优点，目前已应用于病理诊断。但在应用微波技术固定时，应严格控制温度，根据不同的组织和组织块大小及厚度来决定不同的温度和不同的时间，否则会影响组织固定的质量和效果。

3. 固定的注意事项

（1）适宜固定液的量：固定组织时一定要注意固定液的量，一般情况下要求固定液的量应为组织的 5~10 倍以上，大标本不少于总体积的 4~5 倍。

（2）适宜的固定：适宜的固定可以在保存细胞结构和抗原性之间取得必要的平衡。不同的组织需要不同的固定液才能达到满意的效果。

（3）适宜的时间：大多数组织应在固定 24 小时内（时间最长不得超过 48 小时）进行取材，然后进入组织脱水程序，如果固定时间过长或未及时切开固定都会对后续工作的开展造成不利影响。特别是对免疫组化和分子生物学等工作不利。

（4）适宜的取材：根据组织块的大小、厚度的不同决定固定的时间，一般厚度原则上不超过 4 mm（3 mm 更为合适）的情况下固定时间为 3~24 小时（未能及时进入脱水程序的组织应保存于 70% 乙醇中）。

（5）适宜的温度：大多数组织在室温（25℃）固定；在低温（如 4℃）固定时间相应延长。温度过高（大于 72℃）可使蛋白质凝固，不易固定，液体不易渗透，造成组织中心自溶，一般不提倡。

全自动组织脱水机可以施加恒定的温度使样品在有限的时间内完成固定，一般情况下将固定的温度控制在 35℃ 左右。

（6）适宜的搅拌：全自动组织脱水机通过适宜的搅拌和试剂循环功能，使组织块与试剂充分接触达到满意的固定效果。

（7）适宜的容器：固定的容器要相对大些，应使用广口瓶或标本袋，防止组织固定后大于瓶口难以取出，造成组织损坏影响诊断。

4. 固定液的种类

当前，应用于固定的试剂种类较多，它们对于不同组织成分起着不同的固定作用，因此我们在使用时应该了解不同固定剂的效能，才能合理地固定组织。根据 Bencroft 的分类法，将固定剂分为四种类型：

醛类：甲醛、戊二醛、多聚甲醛、丙烯醛、己二醛、丙二醛等。

氧化剂类：四氧化锇（奥酸）、高锰酸钾、重铬酸钾等。

蛋白变性类：甲醇、乙醇、醋酸等。

其他：氯化汞、苦味酸等。

上述四种类型的固定剂，最常使用的是甲醛，其余的也在其他病理技术中用到。下面根据使用的需要，将着重介绍几种常用的固定剂。

（1）甲醛：甲醛商品名为福尔马林，一般市售的含甲醛 37%~40%，由甲醛气体饱和于水而成，比重为 1.12。它也可以以稳定的固体形式存在，它的成分为高分子量的聚合体，称为多聚甲醛。从组织学的观点来说，甲醛是一种良好的固定剂。

1）甲醛固定的优点

A. 组织收缩较少，损伤少，保存固有物质好。

B. 固定均匀，穿透力强。

C. 能使组织硬化，增进组织弹性，有利于切片。

D. 能保存脂肪及脂类物质。

E. 成本较低。

2）甲醛固定的缺点

A. 杂质含量较多，如甲醇，可钝化酶类，影响反应。

B. 含有微量甲酸，导致固定液酸变，影响染色。

C. 固定时间过长可产生福尔马林色素，影响观察。

D. 不能固定尿酸和糖原。

E. 容易挥发，污染环境，可导致标本干涸。

F. 可长期存在于固定过的组织上。

甲醛可配成简单的或混合的固定液，最简单和最容易掌握的方法就是取 10 mL 甲醛液，加水 90 mL，这就是 10% 的福尔马林。当然，现在使用的固定液要求较为严格些，最好是使用缓冲福尔马林固定液，这将有利于后来的免疫组化染色的需要。

应用甲醛，可以配成许多种固定液：

10% 缓冲福尔马林固定液

甲醛　100 mL

蒸馏水　900 mL

$NaH_2PO_4 \cdot H_2O$　4 g

Na_2HPO_4　6.5 g

该固定液是目前常用的固定液，因它对组织固定较好，损伤较少，对其后的各方面的研究都较好，尤其是对免疫组化的染色。

10% 福尔马林盐固定液

甲醛　100 mL

蒸馏水　900 mL

NaCl　9 g

先将 NaCl 溶于水，再加入甲醛。这也是一种较为简单的固定液，但由于加入 NaCl，它是一种重金属盐物质，加入了它可促进和改善染色，增加染色的强度。

Bouin 固定液

苦味酸饱和水溶液　75 mL

甲醛　2 mL

冰醋酸　5 mL

该固定液中的冰醋酸，对胶原纤维等组织有膨胀作用，而甲醛对组织有收缩作用。两种试剂的混合使用，用以抵消彼此间的副作用。使组织固定达到优良的水平。

醛糖钙固定液

醛　　100 mL

蔗糖　　300 mL

乙酸钙　　20 g

蒸馏水　　90 mL

先将蔗糖和乙酸钙溶于蒸馏水，后加入甲醛。该固定液对于做酶的组织化学的研究效果较好，组织固定后，做冰冻切片，再给予显示。

当前国内外基本上都还是要用甲醛来固定组织。从免疫组织化学的角度来说，甲醛固定的组织大部分都可以用免疫组化的手段来检测，据多人认为，它对 IgA、IgM、J 链、κ 链和 λ 链的标记效果较好，且背景清晰。但美中不足的是，经它固定的组织，可与蛋白形成醛交联蛋白，这种醛键可封闭抗原。因此，在免疫组化实际检测中，应根据不同的要求和需要，采用酶消化或者其他抗原修复如微波、高压等的方法，以便破坏醛键重新暴露抗原。

（2）乙醇：为无色透明的液体，沸点是 78℃，工业乙醇浓度是 95%。

1）乙醇固定的优点

A. 可保存尿酸结晶和糖原等物质：高浓度的乙醇（如 95%）、无水乙醇可保存上述两种物质，因它们易溶于水，因此，要证明上述两种物质的存在，就不能用含水的固定液来固定组织。

B. 能在任何比例的情况下与水混合，在病理技术中，乙醇是一种十分重要的试剂，它起着关键的作用。如果没有乙醇，将会无法完成必要的工作。如组织的脱水，切片染色前后都离不开乙醇，在常规的工作中，通常都用 95% 的工业乙醇来配成 60%、70%、80%、90% 等不同的浓度来使用。

C. 可与苯类物质互溶，作为染色步骤中的桥梁试剂。常规活检等切片上的石蜡必须除去，才能进行染色，能除去石蜡的物质有苯及汽油等，常用的有苯类试剂，苯不溶于水，但能溶于乙醇，乙醇在这里充当着除去苯和连接水的作用，为切片入水架起了桥梁，因此称它为桥梁试剂。

D. 能除去切片上的水分，使切片无水化。切片经染色后，由于所用的试剂都为水溶液，因此在切片上含有大量的水分，这些水分经系列梯度乙醇的置换吸附后，到无水乙醇中已完全无水，这样处理对于切片的保存是有好处的，否则，切片将会褪色。

E. 可用来保存标本：大体标本经福尔马林固定后，如为了陈列保存，必须取出冲洗。然后移入 75% 的乙醇中。如果用福尔马林作陈列标本的固定液，则因为福尔马林含有杂质较多，液体容易酸化，时间一长，会逐渐变为微黄色或淡黄色，影响美观，影响陈列的效果。

F. 可与其他试剂配成多种的混合固定液，有时为了加快固定，常采用乙醇和其他试剂来配成混合固定液，这种固定液在固定的同时，兼有对组织脱水的作用。

应用乙醇配成的混合固定液有：

Carnoy 固定液

三氯甲烷　　300 mL

冰醋酸　　100 mL

95% 乙醇　　600 mL

该固定液固定组织快速，在固定的同时兼有脱水的作用。可用于糖原固定。溶液中的三氯甲烷和乙醇，对组织的收缩较厉害，但应用了冰醋酸，这种现象便会好转。

AF 固定液

甲醛 100 mL

冰醋酸 50 mL

95%乙醇 850 mL

这种固定液的作用与上液有相似之处，但要注意的是，凡使用含有醋酸的固定液，其脱水用具不能使用铜制的脱水盒，因冰醋酸跟铜离子起反应，生成醋酸铜，这种物质可能会沉淀于组织间，可破坏组织中的抗原，造成免疫组化检测的失败。应用时应多加注意。

2）乙醇固定的缺点

A. 可溶解脂类物质，凡要证明组织是否含有脂类和类脂物时，切不能用含有乙醇的固定液去固定组织，也不能用石蜡切片，因为乙醇可将它们溶解，而石蜡切片组织中含有的脂类物质，则在组织脱水时被溶解，只留下脂类或类脂物所占有的空间。

B. 对组织收缩较大，不宜作单纯固定液。高浓度的乙醇，对组织有显著的收缩作用，造成组织发硬变脆，难以切片等现象。因此，它不作为单纯的固定液。

C. 渗透力不强：当用乙醇固定组织时，组织表面很快就被固定，并形成了一层蛋白膜，这层膜可阻挡固定液向里渗透，造成了中间组织固定不佳的现象。

D. 可沉淀白蛋白、球蛋白和核蛋白，由乙醇固定的组织，核的染色一般较差。

E. 低浓度乙醇可洗脱标本上已着染的伊红颜色，不利于小标本包埋。

F. 价格较贵：应用乙醇固定组织成本较高，例如：一瓶 500 mL 的甲醛，可配成 5 000 mL 的固定液，按每例标本需要 100 mL 计，可固定 50 例标本，而一瓶 500 mL 的乙醇，即使配成 80%乙醇，也只能固定 6 例标本，因此，若用乙醇固定组织，其价格比用甲醛固定组织的要高 8 倍。

（3）冰醋酸：冰醋酸为无色透明的液体，易挥发，气味大。纯醋酸在 17℃ 时常为结晶状，因此称为冰醋酸，在冬天使用时，可用微波炉进行解冻，再行使用。

冰醋酸能迅速固定染色质，用醋酸配成的固定液固定效果均匀，对于染色质的固定快，用其固定的切片染色好，因此，在配其他染色液如明矾苏木素和伊红时，常常需加入一定量的醋酸，以促进染色。

其他固定液对组织都有收缩的作用，尤其是对富含纤维的组织。冰醋酸能使组织尤其是富含纤维的组织膨胀。用它配成许多种不同的混合固定液，以达到固定好，收缩少，易切片，效果好等目的。用它配成的混合固定液有：

Zenker 固定液

重铬酸钾 25 g

氯化汞 50 g

蒸馏水 1 000 mL

冰醋酸 50 mL

先将重铬酸钾和氯化汞溶于水中，尤其是重铬酸钾，应用热水或加温的方法将其溶解，然后过滤贮存于带盖的玻璃瓶中，如暴露于空气中，该溶液将会被慢慢氧化而颜色加深，导致失效。临用时，取贮存液 950 mL，加入 50 mL 的冰醋酸，即可使用。

应用该固定液固定的组织，一般不要超过 24 小时，取出组织，流水冲洗 12 小时以上，然后保存于 75%~80% 的乙醇中，在切片染色前，应用碘除去汞盐的沉着。应用该固定液的组织，细胞核及细胞质染色十分清晰，特别是要显示骨骼肌的横纹时，应用本液可获得满意的结果，但由于其含有醋酸，故不能用于保存细胞颗粒、红细胞及含铁血黄素。

Flemming 液

2% 奥酸水溶液　200 mL

1% 铬酸水溶液　700 mL

冰醋酸　100 mL

该液中的奥酸对脂肪组织既有固定作用，又有染色作用，对有髓神经纤维也有固定兼染髓鞘的作用。如果做 HE 染色，该液不适合。应用该液固定的组织，切片不能太大过厚，一般 1~2 mm 厚固定时间 1~3 天，后经水洗，保存于 80% 乙醇中。除上述两液体外，还有 Bouin 液和 Carnoy 液等配制时需要使用冰醋酸。

冰醋酸也有许多不足之处：

1）不能作为单一的固定剂：冰醋酸在实际应用中，常被作为添加剂来使用，如许多固定液都加入了冰醋酸。另外，在苏木素和伊红染液中也常加入冰醋酸。

2）不能凝固蛋白质，不能保存细胞颗粒、红细胞及含铁血黄素等。

3）价格较贵。

（4）重铬酸钾：是一种固体，粉末状，橘红色，具有毒性，较难溶解于凉水，因此在配制时需用较高温度的水来溶解，也较易发生沉淀。

1）重铬酸钾固定的优点

A. 能固定脂肪及类脂物。

B. 为髓鞘及嗜铬细胞优良的媒染剂。

C. 可配成多种混合固定液。

Helly 液

重铬酸钾　25 g

氯化汞　50 g

蒸馏水　1 000 mL

甲醛　50 mL

临用时加入甲醛，因其加入后于 24 小时后可发生沉淀而失效，因此用时应特别注意。该液是白细胞颗粒的优良固定剂，因此凡为白细胞或造血器官如骨髓、脾脏及患先天性梅毒之肝脏等，可用此液固定。此液原配方要求加入硫酸钠，但据我们的经验，硫酸钠在固定液中对组织无任何作用，故省去。

Orth 液

重铬酸钾　20 g

蒸馏水因此，1 000 mL

甲醛　100 mL

该液固定组织较缓慢，不适合用作临床的活检固定液，4 mm 厚的组织固定时间需 36~72 小时，该液对于染色质的固定好，显示清晰，但可溶解部分红细胞和含铁血黄素。

2）重铬酸钾固定的缺点

A. 不能沉淀蛋白质，它必须和醋酸配成混合固定液，方能发挥作用，产生铬酸，沉淀蛋白质。

B. 具有毒性及产生高温：在配制液体时，如清洗剂，当加入硫酸时，可产生很高的温度，并挥发出刺鼻的气体，应特别注意。

C. 它不能长期固定组织，经它固定的组织应充分水洗后保存于80%乙醇中。

5. 组织固定良好的判断

用甲醛液固定组织，根据组织的大小厚薄、致密或疏松，固定时间可由数小时至 3 天。如肾穿或肝穿组织，固定 1~2 小时已足够，若是阑尾等稍大的标本，约需固定数小时；全子宫摘除等大标本需固定 1~2 天；更大的组织，应切取小块固定。任何组织固定时间必须充分，这是制片的关键。判断组织固定是否良好，可取已固定完毕的组织标本用刀从正中切开，如固定良好，其切面呈灰白色，质感较硬且具有弹性；若固定不好，切面可见血色，含液体较多，组织仍保留柔软状态。这样的组织，在以后的脱水透明等步骤效果也不好，不可能制出理想的玻片。

6. 固定后水洗

组织经彻底固定后，在转入脱水之前，要求做一定时间的流水冲洗，其目的是洗去过多的固定液和尽可能清除组织与固定液作用所生成的分解产物，避免污染组织，延长脱水液的使用期。如需做银染的组织，通过流水冲洗可以除掉游离的离子及分解产物，使其在银染时底色比较清晰。

流水冲洗的时间根据所用固定液、固定时间和组织大小而定。用甲醛液固定的组织，原则上都应流水冲洗。如为尸解或教学制片材料，固定后都应流水冲洗数小时至一晚，但外检组织标本，由于时间关系（保证脱水、透明和浸蜡时间），则不经流水冲洗而勤换低浓度乙醇脱水液；若用重铬酸钾的 Zenker 固定液，必须流水冲洗 12~24 小时，而不能直接投入乙醇内脱水，因为铬盐与乙醇会在组织内形成一种不溶性的氧化铬沉淀；用 Bouin 固定液固定的组织，可用流水作短时冲洗，但也可直接转入低浓度乙醇，经乙醇脱水时可洗去大部分苦味酸，组织留有少量苦味酸的黄色，对一般染色并无影响；如用 Gendre 液固定肝糖原，不可用流水冲洗而直接转入 95% 的乙醇 2 次，然后转入无水乙醇脱水。

二、组织脱水

组织经固定后，含有大量水分。组织在透明浸蜡前必须进行脱水，就是用某些溶剂将组织内的水分逐渐置换出来，以利于透明剂和石蜡的渗入，这个过程称为脱水。

1. 组织脱水原则

（1）将组织内水分脱干净但又不使组织过度脱水。

（2）脱水剂自低浓度至高浓度进行，否则造成组织强烈收缩或发生变形，不利于包埋和切片。

2. 组织脱水剂的种类

（1）非石蜡溶剂的组织脱水剂：如乙醇、丙酮等。组织在脱水后必须再经透明剂透明方可浸蜡。

（2）脱水兼石蜡溶剂的脱水剂：如正丁醇、环氧乙烷、环乙酮等。组织在脱水后即可直接浸蜡，不必经中间溶剂如二甲苯之类的试剂。

3. 常用组织脱水剂及脱水方法

（1）乙醇：是最常用的脱水剂，脱水力强，能使组织硬化，并能与媒浸剂二甲苯较好的融合。但容易使组织收缩、变脆，尤以无水乙醇为最甚。不要在高浓度乙醇中停留时间过长或温度过高。充分了解乙醇的特点，就能在使用机器脱水或手工脱水中自如运用。使用乙醇进行组织脱水通常是由低浓度向高浓度的梯度进行，常用的脱水顺序是：70%乙醇、80%乙醇、95%乙醇Ⅰ、95%乙醇Ⅱ、无水乙醇Ⅰ、无水乙醇Ⅱ、无水乙醇Ⅲ。脱水环节处理得好，透明和浸蜡才能更好地进行，从而得到优质的切片。

（2）丙酮：脱水作用比乙醇强，但对组织块的收缩较大，价格高。一般组织的脱水很少用，而主要用于快速脱水或固定兼脱水。也常用于冷冻切片的固定及冷冻切片免疫组化染色的固定。丙酮也可作为染色后的脱水剂，因脱水速度快，不易褪去切片的颜色，常用于碱性复红染色和甲基绿-派洛宁显示 DNA 及 RNA。

（3）正丁醇：沸点为117℃，有轻微毒性，对皮肤有刺激作用，吸入后可发生头痛、视力减弱等症状。正丁醇的脱水能力弱（对水的溶解度小，每100 mL 水中能溶解 9.1 mL），故脱水时间需延长，但对组织收缩较少，不会引起组织硬化。

4. 手工脱水

手工脱水是最原始的脱水方法，现有些病理科仍在使用。脱水程序设置得当，仍可获得较好的蜡块（表2-1）。

表2-1　手工脱水程序

试剂	浓度	温度	时间
中性福尔马林	10%		4 小时
乙醇	70%		1 小时
乙醇	80%		1 小时
乙醇	95%		1 小时
乙醇	95%		1 小时
无水乙醇			1 小时
无水乙醇			1 小时
二甲苯			30 分钟
二甲苯			40 分钟
石蜡		62℃	30 分钟
石蜡		62℃	30 分钟
石蜡		62℃	40 分钟

三、组织透明

组织脱水后，必须经过一种既能与乙醇相结合，又能溶解石蜡的溶剂，通过这种溶剂的媒介作用使石蜡浸入组织。这种溶剂使组织呈现出不同程度的透明状态，这个过程称为透明。

1. 组织透明的原则

组织透明在制片过程中常常因为透明时间掌握不好出现透明不足或过透明。任何一种透明剂它的媒介作用是结合乙醇并能使石蜡浸入。在乙醇被透明剂置换这个环节要根据组织块的大小厚薄、液体的新旧、室温的温度来决定透明的时间。如果乙醇不能完全被置换，透明就不彻底，石蜡也就不能完全浸入。反之如透明剂过度地浸泡就会使组织变脆、发干，即便浸蜡时间充足也不会得到满意切片。胃肠镜取材、穿刺小组织更要防止过透明。

2. 组织透明剂的种类及方法

（1）二甲苯：二甲苯是最常用的透明剂。二甲苯为无色透明的液体，易挥发，折光率为 1.497，透明力强，使用不当易使组织收缩变脆。二甲苯也常用于切片染色后的透明和中性树胶的溶剂。在进入二甲苯透明前，需要先经过无水乙醇和二甲苯的混合液 30 分钟后再浸入二甲苯透明。二甲苯Ⅰ和二甲苯Ⅱ透明的总共时间必须控制在 1.5 小时以内。如果使用脱水机透明要适当缩短透明时间，尤其对小组织、小动物组织标本，更要缩短透明时间。

（2）苯甲酸甲酯：难溶于水，溶于醚，折射率 1.517。组织块脱水至 95% 乙醇后，可直接转入苯甲酸甲酯透明，其透明时间较长，约 12~24 小时。它对组织块的收缩及硬化甚微，可用于火棉胶切片。

四、组织浸透

组织经过脱水、透明后用石蜡、火棉胶、明胶等支持剂浸入组织内，使组织变硬并将组织包裹在内，有利于切片。这个过程称为浸蜡。浸蜡首先的目的是置换组织中的透明剂，代之的石蜡渗入组织内部，把软组织变为硬度合适的蜡块，以便切成薄片。

1. 浸透剂的种类

（1）石蜡：是现代病理技术室使用最广泛的浸蜡剂。市售的石蜡品种很多，但所用石蜡必须质量上乘，纯净无杂质，硬度和韧性一定要达到要求。普遍应用的石蜡熔点为 58~60℃。穿刺小组织、小动物组织采用的石蜡熔点要低一些，56~58℃ 比较适宜。

（2）火棉胶：为三硝基纤维素的商品名，目前使用火棉胶包埋组织较少。

（3）明胶：有片型及粉型，均以淡黄色的质量较好，作为支持剂现在使用的较少。

2. 组织浸蜡的方法

浸蜡方法是将透明后的组织块移至液状石蜡中，经数次石蜡浸泡后（一般为 3~4 个步骤）置换出组织内的透明剂，使纯净的石蜡浸入组织内。浸蜡的时间要根据组织的类型、大小、温度而定。浸蜡用的石蜡熔点一般为 58~60℃ 的即可。如果浸蜡的温度适宜，浸蜡时间就可每步 50~60 分钟，3~4 步即可。

五、包埋

石蜡包埋是将浸蜡后的组织用一种特制的包埋模具把组织包埋起来，经凝固后组织被埋藏于石蜡内成为一个组织蜡块，因蜡块保持一定硬度，故可借切片机切成菲薄的切片。

1. 石蜡包埋方法

石蜡包埋需要一定的工具，包埋工具有多种，目前常用的包埋工具是塑料包埋盒（脱水盒）与金属包埋模具，两者配套使用。包埋时把不锈钢包埋模具放在自动包埋机的出蜡嘴下方，注入融化石蜡，掰开塑料包埋盒盖片，立刻用小镊子（眼科镊）把组织块放入不锈钢包埋模具，并用小镊子轻轻按平，随即用小镊子将该塑料包埋盒安放在不锈钢包埋模具上，再注入融化石蜡少许，最后放在自动包埋机的冷台上凝固，使石蜡和包埋盒黏合牢固，脱出包埋模具。

2. 包埋注意事项

（1）用石蜡加温不可过高，以保持其不凝固为度，以蜡缸的温度比石蜡的熔点高 4~6℃为宜，温度过高容易将组织烫坏，使得组织变硬、变脆，并发生卷曲，收缩变形而不利于切片，甚至影响诊断。另外注意埋蜡的温度和组织本身的温度，两者是否合适，温度不一致常可造成组织与周围石蜡脱裂的现象，而达不到包埋的作用。

（2）应注意组织病变面放在下面，并尽可能使组织放平，在不损伤组织的情况下可用镊子轻压。

（3）注意组织包埋的方向，如囊壁组织应当立埋，应将组织块直立拉平，不要卷曲。皮肤组织皮肤切缘应朝上（切片时后切），胃肠小内镜组织脱水后黏膜收缩呈马蹄形应当侧埋等。

（4）相同组织如包埋于一个蜡块时，除包平外，还要注意方向的一致，以利切片。

（5）多块组织和碎组织包埋于一个蜡块内时，组织的排列一定要紧密靠拢，以求成直线或方块行，这样有利于切片。

六、切片

送检组织经过固定、脱水、透明、浸蜡和石蜡包埋制成组织蜡块后即可马上进行切片，石蜡包埋组织的切片简称石蜡切片。

1. 切片方法

（1）将切片刀装在持刀座上，一般设定切片刀的间隙角为 5°~8°，调整后勿任意变动。

（2）将蜡块固定于蜡块夹头上，并调整蜡块与刀至适当位置，旋紧刀座。

（3）设定切片厚度为 30~40 μm，将组织粗切至组织最大面，微小组织应注意勿修切过多；按"粗切/细切"切换键，设定切片厚度 3~5 μm，连续切片。除特殊要求者，一般勿切片过厚。

（4）以小镊取完整无划痕、厚薄均匀的切片，将其放入温水中，展平无折。每一蜡块多切数个切面，选择较好的切片裱于载玻片上。水浴温度以低于蜡熔点 10~12℃为宜。

（5）裱片时使切片与玻片之间无气泡使盖玻片的一侧先接触载玻片的液体呈 45°角，位置应端正，裱成后随即写上号码。

（6）将切片放在烘片板或烤箱中烘干。

2. 石蜡切片的注意事项

（1）切片机应放置平稳，切片刀、蜡块应安装牢固，否则因震动而出现切片皱褶或厚薄不均。

（2）切片时要及时清洁刀口、除去蜡屑，否则易引起切片交叉污染。

（3）切片刀与蜡块切面的倾斜角以 5°~8°为宜，过大则切片上卷，不易连接成蜡带；过小则切片皱起。

（4）切片时摇动旋转轮速度不可过快，用力均匀、平稳。

（5）切片的厚度应为 3~4 μm。对一些组织如淋巴结、鼻咽和扁桃体，切片厚度应为 2~

3 μm。脂肪组织要厚切些，厚度为 5~6 μm。

（6）切片室温度不宜过高，一般先把组织蜡块面朝下放在冰块上冷冻数分钟后才切片，可切出较薄的切片。

（7）切片刀是否锋利，是能否切出薄而平整组织蜡片的关键。理想的切片应做到切片完整、较薄和均匀、无皱褶、无刀痕、贴片恰当。切片后的组织蜡块在归档保存之前要用 70℃ 左右的熔化石蜡将蜡块的切片封上一层蜡膜，蜡膜应该与蜡块完全融合在一起，以利于组织蜡块长时间保存，否则暴露在外的组织容易受潮、长霉或被虫蛀。

七、烤片与脱蜡

切片经烤片后在染色前，必须把切片上支撑组织的石蜡去除，这个过程称脱蜡。脱蜡不干净，会导致切片不着色或着色不均，因此脱蜡时必须注意：

（1）切片在脱蜡前最好是刚从温箱内拿出，还保留一定的温度，这样可以在比较短的时间内把石蜡脱干净。

（2）切片放在二甲苯里应该用镊子将切片上下拎动，机器染色应该把机械臂震荡打开，这样可以加快石蜡与二甲苯的交换。

（3）切片脱蜡应彻底，室温较低时更应注意。以切片在二甲苯中呈透明状，或移入乙醇后片上无白色斑点为佳。一般采用三缸二甲苯，每缸 5 分钟；或者两缸二甲苯，每缸 10 分钟。

八、HE 染色

组织切片本身是无色的，在镜下难以辨别组织和细胞的结构，更无法观察其微小的形态改变，因此，需要对组织切片进行染色后才能在显微镜下观察。用不同的染液着染组织细胞，使染液和组织细胞内的各种成分通过化学结合或物理吸附作用而显示出不同的颜色，从而能够通过显微镜观察到组织和细胞的形态结构，称为染色。病理学和组织学中最常用的染色方法是苏木精-伊红染色，也称 HE 染色。HE 染色是病理学制片技术最基本的方法，HE 制片是临床病理诊断的基本手段和重要依据。

1. HE 染色的原理

易于被碱性或酸性染料着色的性质称为嗜碱性和嗜酸性；而对碱性染料和酸性染料亲和力都比较弱的现象称为中性。

构成蛋白质的氨基酸的种类很多，它们有不同的等电点。在 HE 染色法中，染色液的 pH 为 2.8~3.6，细胞内的酸性物质如细胞核的染色质、腺细胞和神经细胞内的粗面内质网及透明软骨基质等均被碱性染料染色，这些物质称为嗜碱性物质。而细胞质中的其他蛋白质如红细胞中的血红蛋白、嗜酸性粒细胞的颗粒及胶原纤维和肌纤维等被酸性染料染色，这些物质称为嗜酸性物质或具有嗜酸性。如果改变染色液的酸碱度，pH 升高时，则原来被酸性染料染色的物质可变为嗜碱性；pH 降低时，原来被碱性染料染色的物质则可变为嗜酸性。所以染色液的 pH 可以影响染色的反应。

脱氧核糖核酸（DNA）两条链上的磷酸基向外，带负电荷，呈酸性，很容易与带正电荷的苏木精碱性染料以离子键结合而被染色。苏木精在碱性溶液中呈蓝色，所以细胞核被染成蓝色。伊红 Y 是一种化学合成的酸性染料，在水中离解成带负电荷的阴离子，与蛋白质的氨基正电荷的阳离子结合使胞质染色，细胞质、红细胞、肌肉、结缔组织、嗜伊红颗粒等被染成不同程度的红色或粉红色，与蓝色的细胞核形成鲜明对比。伊红是细胞质的良好染料。

由于组织或细胞的不同成分对苏木精的亲和力不同及染色性质不一样，经苏木精染色后，细胞核及酸性黏液等呈蓝色，可用盐酸酒精分化和弱碱性溶液显蓝，如处理适宜，可使细胞核着清楚的深蓝色，胞质等其他成分脱色。再利用胞质染料伊红染胞质，使胞质的各种不同成分又呈现出深浅不同的粉红色。故各种组织或细胞成分与病变的一般形态结构特点均可显示出来。

2. 苏木精、伊红染液的配制

苏木精液种类有多种，不同的苏木精染色液所用的试剂和量有所不同，配制的方法也有差异，这里主要介绍常用的 Harris 苏木精染液和改良 Lillie-Mayer 苏木精染液两种配制方法。

（1）Harris 苏木精染液

甲液：苏木精	1 g	无水乙醇	10 mL
乙液：硫酸铝钾	1.5 g	蒸馏水	200 mL
黄色氧化汞	0.5 g		
冰醋酸	5mL		
丙三醇	40mL		

两液分别溶解后混合，加热煮沸，煮沸后徐徐加入黄色氧化汞 0.5 g，加热煮沸；然后使染液迅速冷却，冷却后过滤，然后加冰醋酸 5 mL 和丙三醇 40 mL 混合后使用。

（2）改良 Lillie-Mayer 苏木精染液

苏木精	5 g
无水乙醇	50 mL
硫酸铝钾	50 g
蒸馏水	650 mL
碘酸钠	500 mg
甘油	300 mL
冰醋酸	20 mL

配制操作：分别将苏木精溶于无水乙醇，硫酸铝钾溶于蒸馏水（可加热至 40~50℃，使硫酸铝钾更容易溶解），用玻璃棒轻轻搅动使彻底溶解，待恢复至室温后，与苏木精无水乙醇充分混合，再加入碘酸钠，最后加入甘油和冰醋酸。

（3）醇溶伊红染液

| 伊红 Y | 0.25~0.5 g |
| 80%乙醇 | 100 mL |

（4）水溶伊红染液

伊红 Y	0.25~0.5 g
蒸馏水	100 mL
冰醋酸	1 滴

3. 石蜡切片 HE 染色的操作方法

染色程序：（脱蜡）二甲苯Ⅰ、Ⅱ、Ⅲ各 5 分钟→（水化）无水乙醇、95%乙醇、85%乙醇、水，各 2~3 分钟→苏木精染色 5~8 分钟→水洗→（分化）1%盐酸乙醇 5~10 秒→水洗→（返蓝）自来水 10 分钟，或温水 2 分钟，或氨水、碳酸锂等弱碱性溶液 1 分钟→伊红染色（醇溶性 10~12 秒，水溶性 3~5 分钟并水洗）→（脱水）85% 乙醇、95% 乙醇、无水乙醇各 1~2 分钟→（透明）二甲苯Ⅰ、Ⅱ、Ⅲ各 2~3 分钟→中性树胶封片。

4. 结果

细胞核蓝色，细胞质、肌纤维、胶原纤维、甲状腺胶质等呈深浅不同的红色。红细胞、角蛋白等呈明亮的橙红色。

HE 染色注意事项：

（1）脱蜡必须彻底：脱蜡不干净的组织切片，染料和试剂都难以进入组织细胞，染色后部分组织和细胞模糊不清，形成地图状。脱蜡时间应视二甲苯的新旧和室温高低而定。

（2）苏木精染色时间依染液新旧、切片厚薄、温度灵活掌握。

（3）分化是染色成败的关键：1% 的盐酸-乙醇分化时间要依据切片的厚薄、组织的类别和盐酸-乙醇的新旧而定。切片在流水冲洗后放在显微镜下观察染色效果，如细胞核染色淡则从第 7 步开始重染，如过深可再置入盐酸-乙醇分化一次。

（4）分化后水洗要充分：目的是把酸彻底冲洗干净，使组织返蓝，也避免切片残留酸液使组织切片容易褪色，流水冲洗时间为 10~20 分钟。

（5）伊红染色要适中：0.5% 的伊红水溶液染色时间为 2~5 分钟，如染液陈旧，会着色困难。在伊红液中再加入冰醋酸 1 滴，可立即恢复伊红的染色力。但如加冰醋酸过量或反复多次加入冰醋酸，伊红会出现沉淀，染色力就减弱。如伊红过染，掩盖细胞核的蓝色，对比染色不理想，可将切片水洗或在 80% 的乙醇脱水时间延长约数秒钟使过染的伊红脱色。

（6）封片前脱水要彻底：如潮湿天气，脱水所用无水乙醇很快含水，可将无水乙醇改为苯酚二甲苯（1 : 3）混合液进行脱水，脱水时间 3~5 分钟，可彻底脱去切片水分。切片残留苯酚会使组织褪色，苯酚二甲苯脱水后，再经三缸二甲苯透明并彻底洗去苯酚。

（顾云鹤）

第三节　自动化设施在常规 HE 制片中的应用

一、脱水机

1. 脱水机分类及工作原理

脱水机分为开放式脱水机、全封闭脱水机。全自动组织脱水机的工作原理是通过脱水剂把组织中水分完全脱去，对组织进行透明与浸蜡，使石蜡支持组织保持原来状态并变硬包埋，达到组织的永久保存。

2. 组织脱水常用程序（以樱花 V6 为例）

见表 2-2。

3. 脱水机试剂管理

脱水机可根据不同使用情况设定试剂管理，乙醇主要是脱去组织中的水分，随着使用次数增加，组织中的水分被置换到试剂中，造成乙醇浓度下降，影响到脱水质量。造成透明浸蜡不彻底，组织发软、发白不易制片，染色核浆模糊，染色质发灰。更换试剂可设定浓度阈值、包埋盒阈值、循环阈值、天数阈值，当达到使用阈值，需更换试剂，更换甲醛，乙醇、二甲苯、石蜡采用前移法，更换第一缸，其后液体前移，最后一缸加入新液体，这样既保证了脱水质量又节约了试剂。

4. 组织切片

采用轮转切片机，操作同上。

表 2-2　全自动脱水机脱水程序

试剂	时间（分钟）	温度	p/v 循环	搅拌模式	排空
10%福尔马林	150	35℃	常压	中速	10
70%乙醇	80	室温	常压	中速	10
80%乙醇	60	室温	常压	中速	10
90%乙醇	50	室温	常压	中速	10
95%乙醇	40	室温	常压	低速	10
95%乙醇	40	室温	常压	低速	10
无水乙醇	30	室温	常压	低速	10
无水乙醇	30	室温	常压	低速	10
二甲苯	30	室温	常压	低速	10
二甲苯	30	室温	常压	低速	10
石蜡	30	62℃	加压	中速	10
石蜡	30	62℃	加压	中速	10
石蜡	30	62℃	加压	中速	10

二、染色机

各染色程序的设定"程序"菜单，通过彩色 TFT 触摸屏来实现各种程序和操作。选择不同的染色程序后机器执行相应的染色程序。

1. 染色机常用程序（HE 染色）

见表 2-3。

表 2-3　常规石蜡切片 HE 染色

步骤	试剂	时间
1	烤片 75℃	10 分钟
2	二甲苯（1）	5 分钟
3	二甲苯（2）	5 分钟
4	无水乙醇	1 分钟
5	90%乙醇	1 分钟
6	80%乙醇	1 分钟
7	自来水	1 分钟
8	蒸馏水	1 分钟
9	Harris 苏木素	8 分钟
10	自来水	1 分钟

步骤	试剂	时间
11	1%盐酸-乙醇	5 秒
12	自来水	1 分钟
13	1%氨水	20 秒
14	自来水	10 分钟
15	95%乙醇	1 分钟
16	1%醇溶性伊红	15 秒
17	95%乙醇	1 分钟
18	95%乙醇	2 分钟
19	无水乙醇	1 分钟
20	无水乙醇	2 分钟
21	苯酚二甲苯	1 分钟
22	二甲苯	1 分钟
23	二甲苯	1 分钟
24	二甲苯	1 分钟

2. 染色结果

细胞核蓝色，细胞质、肌纤维、胶原纤维、甲状腺胶质等呈深浅不一的红色。红细胞、角蛋白等呈明显的橙红色。

3. 试剂更换

配有试剂管理系统，该系统日志列出了所有的试剂站点以及每一站点上分配的试剂及其运行过程。试剂更换可根据染色架数目、天数设定试剂管理阈值，提高试剂的利用率。平时每天检查试剂量是否合适，不足部分及时添加，失效部分及时更换。根据具体情况设定试剂管理天数，苏木素每两周进行过滤，每月更换；伊红每周用中速滤纸过滤后，加入等量的新的染液后继续使用，可连续使用 5~6 周；脱蜡的二甲苯及水化的梯度乙醇每周全部更换；脱水透明的液体更换可采用前移法，即废弃第一缸乙醇或二甲苯，将后面的依次前移，只在最后一缸相应的乙醇或二甲苯槽中加入新的液体。蒸馏水须每日更新。为保证流水冲洗的质量，可设定专门的流水冲洗程序，每天染色前进行该程序，保证每个冲水槽都流水通畅，从而保证染色质量。

4. 仪器的保养

机器外部每天进行常规的清洁，每天染色结束后，内部染色缸之间的溢液应及时用纱布吸干后用酒精擦拭，水洗槽每日将水放尽。每周清扫一次装置的药液台架，取出药液槽时，注意各槽的槽位置，打扫后放回原处，用抹布擦拭。水槽底部的进水孔每周用毛刷清洗干净，排水孔每周清洗，防止生霉、堵塞，影响染色质量。一般每两个月全面清洁一次染色机。

三、封片机

通过调节滴胶量和胶长等参数，使封片达到无溢胶、无气泡效果。一般调节后无须经常调整。

注意事项：

（1）每天使用前将树胶针头从二甲苯中取出，用后及时放回，防止树胶干结堵塞针头，并每周更换二甲苯。

（2）每天完成封片后应及时清理玻片，收集盘内和传送轨道上的碎玻璃。

（3）盖玻片盒内保持干燥，防止盖玻片粘连。

（顾云鹤）

第四节　特殊组织的处理流程

一、骨质脱钙

骨和含有钙化灶的组织，需先行脱钙处理。骨质由钙盐组成，切片时常规处理无法切成完整的切片，应先进行脱钙处理后才转入脱水透明。

1. 骨质脱钙方法

主要有常规脱钙法、电解脱钙法、螯合剂脱钙法。

（1）常规脱钙法

1）将骨组织锯成薄片（约 1 cm×1 cm×0.3 cm）。

2）将取好的骨组织置于脱钙液中脱钙。至用针刺入无阻力时为止，需要 2~24 小时（小块骨组织需 2~3 小时），期间可更换脱钙液 1~2 次。

3）流水冲洗 2~3 小时。

4）按常规脱水。

5）石蜡包埋。

（2）电解脱钙法：将骨片置于装有 8%硝酸和 10%甲酸混合液的电泳槽，用 6V 直流电源电解 30 分钟至 3 小时，至用针刺入无阻力时为止。

（3）螯合剂脱钙法：利用乙二胺四乙酸（EDTA）与骨组织中的钙离子发生络合反应而脱钙。其优点是组织不被破坏，某些酶类可以保存，但脱钙较缓慢，需数周。

2. 常用的脱钙液

主要有 10%硝酸、10%盐酸、混合脱钙液。

（1）10%硝酸：是一种强酸，脱钙作用迅速，时间数小时至一天，在脱钙过程中应多次更换新脱钙液，每 30 分钟检查一次，如脱钙过度导致组织受损，则染色不良。

（2）10%盐酸：也是一种强酸，脱钙作用快，不宜过久，组织易受损，核染色不良。

（3）混合脱钙液：10%福尔马林液 500 mL+70%乙醇 500 mL，加入甲酸 200 mL，最后缓慢加入浓盐酸 150 mL。此液对组织损害较小，但脱钙时间较长。

3. 脱钙终点测定

常用测定方法是用针刺入无阻力时为止，或用草酸铵测定，方法是取脱钙液 5 mL，加入少许浓氨水中和，然后加入草酸铵饱和液 0.5~1 mL 混合，静置片刻，如液体有白色混浊，说明脱钙尚不完全。如液体透明，说明脱钙已达终点。如脱钙不足损伤刀锋则无法切出完整切片。如脱钙过度，轻者胞核染色不良，重者损害组织，胞核不着色。

4. 脱钙后组织处理

脱钙后，组织内含有酸液，胞核不易着色，需流水冲洗 2~3 小时除去组织内的酸液，必要时可置入 5% 的硫酸钠 30 分钟流水冲洗。染色时苏木素染色时间稍延长，伊红染色时间稍缩短。

5. 注意事项

（1）骨片等脱钙组织的厚度适宜。

（2）脱钙组织与脱钙液的体积比>1 ∶ 30。

（3）脱钙过程中应不时摇动，多次更换脱钙液。

（4）脱钙时间不可过长。

（5）微波处理可加速脱钙过程。

（6）脱钙后的组织必须用流水充分冲洗。

（7）用于包埋的石蜡硬度适中（不要过软或过硬）。

二、骨髓穿刺活检组织石蜡制片流程

（1）技术员接收标本后核对固定时间，固定时间达到 6 个小时以上后进行脱钙处理。脱钙前用手轻捏骨髓组织，如质软说明为血块或无骨组织，则不需脱钙处理，如质硬则需进行脱钙处理。

（2）将骨髓组织放入 10% 盐酸骨髓脱钙液中，并注意观察骨髓组织的硬度，脱钙时间约 1~1.5 小时；期间用手指轻捏骨髓，质软后停止脱钙，如质硬则脱钙时间适当延长；直到骨髓完全脱钙为止。

（3）如当天不能做脱钙处理的骨髓标本，签收标本者当即更换 10% 中性甲醛固定液后，应跟下一班的技术员交接清楚并记录，此标本应由下午取材的技术员更换脱钙液（保证组织充分固定，否则易造成组织结构的破坏）。

（4）骨髓用 4%HCl 脱钙处理后用 70%~90% 乙醇处理 30 分钟，以防组织膨胀，再用 1% 碳酸锂处理 10~20 分钟，自来水冲洗 30 分钟。

（5）如科室不能将骨髓标本分开脱水，则将所有标本放在一起进行常规通用脱水程序。

（6）骨髓组织包埋时，包埋动作要轻，不能损伤碰碎骨髓组织，注意骨髓平整面为包埋面。

（7）骨髓切片时，注意切片刀要锋利，修切组织块要全，但要控制修整过大，通常切片厚度为 2~3 μm。

（8）每个蜡块各切 3 张切片，常规做如下三种染色：HE、网状纤维、含铁血黄素染色。

（9）常规上染色机染色，注意苏木精-伊红染液的着染能力，控制好核浆对比着色。

（10）封片后镜下质控 HE、网状纤维、含铁血黄素着色情况，并做好记录。

（11）校对申请单、蜡块、标签号码无误后，方可交片。

三、骨组织标本制片流程

（1）骨组织取材后放入脱钙液中（10% 盐酸或硝酸）。

（2）每天由技术员负责更换骨组织脱钙液，由值班医生负责观察掌握骨组织脱钙情况及脱钙时间，及时终止脱钙过程。

（3）骨组织取材后的处理：如用 10%盐酸处理骨组织，用自来水冲洗 10 分钟→碳酸锂返蓝液（碳酸锂饱和溶液：水＝1：20）10~20 分钟→自来水冲洗 30 分钟；如用 10%硝酸处理骨组织，用自来水充分冲洗。

（4）如科室不能将不同大小的骨组织标本分开脱水，则将所有标本放在一起进行常规通用脱水程序。

（5）骨组织包埋时，包埋动作要轻，不能损伤碰碎骨组织，注意骨组织平整面为包埋面。

（6）骨组织切片时，注意切片刀要锋利，修切组织块要全，但要控制修整过大，通常切片厚度为3~4 μm。

（7）常规染色，注意苏木精-伊红染液的着染能力，控制好核浆对比着色。

（8）封片后镜下质控制片质量，并做好记录。

（9）核对申请单、蜡块、玻片标签号码无误后，方可交片。

四、淋巴结组织制片流程

（1）淋巴结组织送达病理科后，一定要剖开固定，否则因为组织包膜致密，导致固定不好，影响组织细胞形态。

（2）淋巴结组织取材时垂直于长轴切 2~3 cm 的薄片，选择具有代表性的切面装入包埋盒。

（3）淋巴结组织标本脱水程序（自动脱水机或手工操作，全程 9 小时 50 分钟）：①10%中性福尔马林 3 小时（搅拌，真空 35℃）；②70%乙醇 50 分钟（搅拌，真空 35℃）；③85%乙醇 40 分钟（搅拌，真空 35℃）；④95%乙醇 2 次，每次 40 分钟（搅拌，真空 35℃）；⑤无水乙醇 2 次，每次 30 分钟（搅拌，真空 35℃）；⑥二甲苯 3 次，每次 30 分钟（搅拌，真空 35℃）；⑦56~58℃石蜡 3 次，每次 30 分钟（真空 60℃）。

（4）如科室不能将不同大小的淋巴结组织标本分开脱水，则将所有标本放在一起进行常规通用脱水程序。

（5）组织包埋时，动作要轻，要包埋至一个平面，使切片完整。

（6）切片时，注意切片刀要锋利，动作要均匀，修切组织块要全，但要控制修整过大，通常切片厚度为 2~3 μm（淋巴结中核丰富，薄切片有利于诊断）。

（7）常规染色，注意苏木精-伊红染液的着染能力，控制好核浆对比着色。

（8）封片后，镜下质控制片质量及 HE 染色，并做好记录。

（9）核对申请单、蜡块、玻片标签号码无误后，方可交片。

（朱文静）

第五节　常规制片意外补救方案

常规活检是病理诊断的主要手段，一张良好的组织切片可以保证病理报告的准确及时的签发，病理切片在制作过程中会出现各种情况，某些因素影响甚至会误导病理诊断结果。

一、组织固定失当的挽救措施

1. 固定不佳

由于工作的失误或固定液不佳造成固定失当，后果严重，虽采取一些补救措施，但仍难达到原有固定效果。

组织过厚，固定液不足造成中心未固定。

先将蜡块化开，将组织块切薄，逐级退回到80%乙醇冲水后，再用10%中性缓冲福尔马林固定液重新固定3小时，再进行脱水处理即可。

2. 组织已经干涸的标本

组织干涸的标本可采用 AF 液作为固定剂，AF 固定剂中的乙醇使结缔组织膨胀，再进行脱水，透明、浸蜡的时间要短。

3. 未固定好就直接脱水的组织

多发生于小组织，由于固定液配制后使用时间长久，已经失去作用，造成染色困难。可在切片脱蜡至水后，用丙酮液或 AFA 液浸泡 5 分钟，再进行染色会达到一定的效果。

二、常规制片染色缺陷的挽救措施

1. 切片污染

包括染液的污染和组织污染。染液污染指苏木素氧化膜及伊红染液絮状物所致，遮盖该部位组织及细胞而难以观察其形态改变，这种污染可定期过滤各种染液及试剂而避免，再重新切片染色。所谓组织污染即被其他不同组织及病理标本和细胞污染，首先查看组织蜡块后判断是取材问题还是捞片问题，弄清楚原因，而后重新切片。

2. 染色不均匀

部分组织和细胞染色尚可，部分组织模糊不清，难以诊断。

因染色时二甲苯脱蜡不彻底或是脱蜡液过度使用所致的切片部分着色不好，克服方法可在温箱中进行脱蜡处理，或者是更换新的脱蜡液，然后重新切片染色。

3. 切片呈云雾状，镜下观察切片时细胞及组织模糊不清

由于染色后脱水不彻底所致，补救方法是脱去盖玻片，用二甲苯洗去中性树胶，再用无水乙醇洗去二甲苯，重新脱水透明即可。若是在室内湿度较大地区，可在透明前加一道苯酚二甲苯（1 ∶ 3）进行脱水可保证脱水彻底。

4. 组织"发白"

镜下见细胞模糊不清，核不着色，呈灰白色，常见于淋巴结及鼻咽等致密组织，主要是由于组织固定不当所致，预防措施：送检标本及时剖开固定，若是淋巴结组织，必须切开包膜固定，固定液及时更换及保证浓度。

6. 切片内有大小不一的气泡

主要是与中性树胶和封片技巧有关。补救方法是封片时树胶浓度要适中，临封片时不要随意搅动树胶，盖玻片与载玻片要形成一定的角度。对于已经出现气泡的玻片可以重新封片。

7. 切片不完整

由于组织脱水不充分，组织中还残留水分所致的组织下陷导致的组织切面不完整，这种组织蜡块可以先把蜡块重新溶解后，再把组织投入二甲苯内清除石蜡，再投入无水乙醇内洗

去二甲苯，再移入新的无水乙醇按常规重新脱水、透明、浸蜡包埋。

8. 筛状空洞

组织内出现的小筛状空洞，常见于较软的组织，由于组织蜡块切片时过度冷冻致其过硬，克服方法在修蜡块后在室温下静置几分钟再重新切片即可。

9. 切片厚薄不均

主要由于切片刀不锋利和机器磨损所致，出现此情况，注意更换新的切片刀，拧紧机器螺丝，适当的调整切片角度及刀座位置重新切片即可。

10. 甲醛色素沉淀

切片内出现棕黑色无定形颗粒，在出血灶、血管和含血液丰富的组织器官中较常见，出现此情况后可在切片脱蜡至水化后，置入 95% 的乙醇苦味酸饱和液内处理 5~30 分钟即可消失溶解。

11. 冰冻切片出现冰晶

在镜下可见组织细胞中大小不一的空泡，破坏了正常的组织结构。预防措施：在制片过程中，尽量快速低温迅速冷冻，冷冻后的组织需要在恒温冷冻箱内进行切片。

（朱文静）

第六节　常规制片的质量控制

一、常规制片的质量标准

（1）组织块捞片位置适当，1~3 块/片，组织切面完整，内镜钳取、穿刺标本切面数与取材数一致。

（2）小组织（内镜咬检等）连续切片 6 片以上，排列整齐。

（3）切片厚薄均匀，3~5 μm。

（4）切片无刀痕、裂隙、颤痕。

（5）切片平坦，无皱褶、折叠。

（6）切片清洁、无污染、透明度好。

（7）切片染色适度，细胞核与细胞质对比清晰，核染色质清晰。

（8）盖玻片大小适度（组织不外露）。封片无溢胶、无缺胶、无气泡。

（9）切片无松散，裱贴位置适当。

（10）切片整洁，标签端正粘贴牢固、编号清晰、字迹工整。

二、常规制片的等级评定

见表 2-4。

表 2-4　常规石蜡包埋-HE 染色切片质量的基本标准

优质标准	满分	质量缺陷减分
组织切面完整，内镜咬检、穿刺标本切面数大于 6	10	组织稍不完整：减 1~3 分；不完整：减 4~10 分；未达到规定面数：减 5 分

优质标准	满分	质量缺陷减分
切片薄（3~5 μm），厚薄均匀	10	切片厚（细胞重叠），影响诊断：减 6~10 分；厚薄不均匀：减 3~5 分
切片无刀痕、裂隙、颤痕	10	有刀痕、裂隙、颤痕，尚不影响诊断：减 2 分；有刀痕、裂隙、颤痕，影响诊断：减 5 分
切片平坦，无皱褶、折叠	10	有皱褶或折叠，尚不影响诊断：各减 2 分；有皱褶或折叠，影响诊断：各减 5 分
切片无污染	10	有污染：减 10 分
无气泡，盖玻片周围无胶液外溢	10	有气泡：减 3 分；胶液外溢：减 3 分
透明度好	10	透明度差：减 1~3 分；组织结构模糊：减 5~7 分
细胞核与细胞质染色对比不清晰	10	细胞核着色淡或过蓝：减 5 分；红（细胞质）与蓝（细胞核）对比不清晰：减 5 分
切片无松散，裱贴位置适当	10	切片松散：减 5 分；切片裱贴位置不当：减 5 分
切片整洁，标签端正粘牢，编号清晰	10	切片不整洁：减 3 分；标签粘贴不牢：减 3 分；编号不清晰：减 4 分
合计	100	

注：切片质量分级标准。①甲级片：≥90 分（优）；②乙级片：75~89 分；③丙级片：60~74 分（基本合格）；④丁级片：≤59 分（不合格）。

（朱文静）

第三章

特殊染色技术

特殊染色和酶组织化学染色是临床病理诊断和病理学研究中重要而常用的病理技术之一。组织细胞内的一些物质用 HE 染色不能或不能很好地显示出来，因此，需要通过特殊染色技术，采用不同于苏木精-伊红的特殊染料进行染色，将所需要观察的物质显示出来，以满足观察的需要。

特殊染色和酶组织化学染色与一般的制片技术相似，但在操作上有其特殊的要求。

1. 固定

大多数特殊染色的组织固定可用 4% 甲醛固定液。无论进行冷冻切片还是石蜡切片的组织，取材越新鲜越好，以保持生物体的原状，使细胞内的化学成分尽可能保存下来。若做石蜡切片，组织取材后应立即进行固定，根据所检测的物质选用不同的固定液及固定时间。最常用的固定方法是用固定液浸泡组织。固定液有多种，不同的固定液具有不同的作用，至今还没有一种固定液能用于所有染色的组织固定。最常用、用途最广的是 4% 甲醛溶液。因甲醛易氧化成甲酸，因此多会偏酸性，最理想的是配成中性甲醛溶液。某些染色中，组织不能用甲醛溶液来固定，如做肝糖原染色，则不能用甲醛固定液，需要用乙醇性固定液如 Gendre 或 Carncy 固定液。在组织固定过程中，固定液的选择应遵循的原则是固定液不能溶解细胞内的化学物质，使所显示的物质不会出现移位现象，定位准确。

2. 组织切片

有些染色可以用石蜡切片也可以冷冻切片，而有些染色只能用冷冻切片。需要根据所检测物质的性质及所采用的染色方法选用冷冻切片还是石蜡切片。在冷冻切片中，组织细胞的各种成分丢失最少，但形态结构差，可溶性物质弥散；石蜡切片中组织细胞的许多特殊物质减少甚至丢失，酶活性降低甚至失去活性，但形态结构好，所需显示的物质定位清晰。

3. 染色方法

显示不同的物质往往需要采用不同的染色方法，有时采用相同的染色方法，但根据所显示物质的不同，染色前处理的方式有所不同。不同物质的染色，都有其最佳的染色时间和 pH 环境。染色时，染色时间和 pH 环境的变化会影响染色结果。

第一节 结缔组织和肌纤维染色技术

一、胶原纤维染色

胶原纤维是结缔组织纤维的一种，粗细不一，直径为 0.5~10 μm，具有韧性大和拉力强的特点。胶原纤维分子根据其生化成分可分为Ⅰ型、Ⅱ型、Ⅲ型和Ⅳ型，其中Ⅰ型胶原纤维多分布在真皮、韧带、肌腱和骨；Ⅱ型胶原纤维主要分布在透明软骨；Ⅲ型胶原纤维分布在真皮、血管和胃肠等；Ⅳ型胶原纤维主要分布在基底膜。

（一）苦味酸-酸性品红染色法（V.G.染色法）

1. 试剂配制

（1）Weigert 铁苏木精液

A液：

苏木精 1 g

无水乙醇 100 mL

B液：

30%三氯化铁水溶液 4 mL

蒸馏水 100 mL

浓盐酸 1 mL

临用前将 A 液、B 液按 1：1 混合，即配即用，不宜保存。

（2）1%盐酸乙醇液

70%乙醇 99 mL

浓盐酸 1 mL

（3）V.G.染液

A液：1%酸性品红水溶液

酸性品红 1 g

蒸馏水 100 mL

B液：苦味酸饱和水溶液

苦味酸 1.2~2.0 g

蒸馏水 100 mL

临用前将 A 液、B 液按 1：（7~9）混合，即配即用，不宜保存。

2. 染色操作

（1）组织用4%甲醛溶液固定，常规脱水包埋，切片厚5 μm。

（2）常规脱蜡至水。

（3）Weigert 铁苏木精液染5~10分钟，流水稍洗。

（4）1%盐酸乙醇液分化1~2秒。

（5）流水冲洗10分钟，蒸馏水稍洗。

（6）V.G.染液滴染1~2分钟。

（7）直接95%乙醇快速分化至洗去 V.G.染液。

（8）无水乙醇脱水，二甲苯透明。

（9）中性树胶封片。

3. 染色结果

胶原纤维呈鲜红色，肌纤维、胞质及红细胞等呈黄色，胞核呈褐色。

4. 质量控制

（1）Weigert 铁苏木精液配制后容易氧化而失效，应即配即用，用多少配多少。

（2）苦味酸水溶液的饱和度约 1.2%，因其含水所以可加至 2 g，要达到过饱和，吸取上清液使用。

（3）V. G. 染液配制后时间过久则染色效果不佳，应即配即用，用多少配多少，当天用完。

（4）V. G. 染液染色后，如果用水洗，会脱色或颜色不鲜艳，所以用 95% 乙醇直接快速分化并洗去 V. G. 染液。

（二）Masson 三色法

1. 试剂配制

（1）Weigert 铁苏木精液

A 液：

苏木精　1 g

无水乙醇　100 mL

B 液：

30% 三氯化铁水溶液　4 mL

蒸馏水　100 mL

浓盐酸　1 mL

临用前将 A 液、B 液按 1∶1 混合，即配即用，不宜保存。

（2）1% 盐酸乙醇液

70% 乙醇　99 mL

浓盐酸　1 mL

（3）丽春红酸性品红液

丽春红　0.7 g

酸性品红　0.3 g

蒸馏水　99 mL

冰醋酸　1 mL

（4）1% 磷钼酸水溶液

磷钼酸　1 g

蒸馏水　100 mL

（5）2% 苯胺蓝液

苯胺蓝　2 g

蒸馏水　100 mL

冰醋酸　2 mL

（6）1%冰醋酸水溶液

冰醋酸　1 mL

蒸馏水　99 mL

2. 染色操作

（1）组织用 Bouin 液固定，常规脱水包埋，切片厚 5 μm。

（2）常规脱蜡至水。

（3）Weigert 铁苏木精液染 5~10 分钟，流水稍洗。

（4）1%盐酸乙醇液分化 1~2 秒。

（5）流水冲洗 10 分钟，蒸馏水稍洗。

（6）丽春红酸性品红液滴染 10 分钟，蒸馏水稍洗。

（7）1%磷钼酸液处理约 10 分钟。

（8）直接滴入 2%苯胺蓝液染 5 分钟。

（9）1%冰醋酸处理 2 分钟。

（10）95%乙醇洗 2 次，洗去冰醋酸。

（11）无水乙醇脱水，二甲苯透明。

（12）中性树胶封片。

3. 染色结果

胶原纤维呈蓝色，肌纤维、胞质、纤维素、角蛋白和红细胞呈红色，胞核呈褐色。

4. 质量控制

（1）组织宜用 Bouin 液固定，如果用 4%甲醛溶液固定，则切片常规脱蜡至水后，用 Bouin 液于室温媒染一夜或置入 37℃温箱内媒染 30~60 分钟，然后流水冲洗，洗去切片上的黄色。

（2）Weigert 铁苏木精液配制后容易氧化而失效，应即配即用，用多少配多少。

（3）可用亮绿代替苯胺蓝，则胶原纤维呈绿色。

二、弹性纤维染色

弹性纤维是结缔组织纤维的一种，新鲜时呈黄色，较细，直径为 0.2~1.0 μm，具有弹性，常呈卷曲状，分布在伸展收缩等组织或器官，如皮肤、动脉、声带、韧带等。皮肤中的弹性纤维萎缩或断裂，则皮肤失去弹性产生皱纹。

（一）醛品红法

1. 试剂配制

（1）酸化高锰酸钾液

A 液：0.5%高锰酸钾液

高锰酸钾　0.5 g

蒸馏水　100 mL

B 液：0.5%硫酸

浓硫酸　0.5 mL

蒸馏水　99.5 mL

临用前将 A 液、B 液按 1：1 混合，即配即用，不宜保存。

（2）2%草酸水溶液

草酸　2 g

蒸馏水　100 mL

（3）醛品红液

碱性品红　0.5 g

70%乙醇　100 mL

浓盐酸　1 mL

副醛　1 mL

配好后在室温下放置2~3天，成熟后即染液由红色变为深紫色才能使用，置4℃冰箱保存备用。

（4）70%乙醇

（5）橙黄G液

橙黄G　2 g

蒸馏水　100 mL

磷钨酸　5 g

先用蒸馏水尽量溶解橙黄G，加入磷钨酸，充分混合，放置一夜，室温保存，用时取上清液。

2. 染色操作

（1）组织用4%甲醛溶液固定，常规脱水包埋，切片厚5 μm。

（2）常规脱蜡至水。

（3）酸化高锰酸钾液氧化5分钟，稍水洗。

（4）2%草酸水溶液漂白1~2分钟，流水冲洗2分钟，70%乙醇稍洗。

（5）醛品红液浸染10分钟。

（6）70%乙醇浸洗，完全洗去醛品红液，稍水洗。

（7）橙黄G液染色约1秒，稍水洗。

（8）常规脱水透明，中性树胶封片。

3. 染色结果

弹性纤维呈紫至深紫色，背景底色呈黄色。

4. 质量控制

（1）酸化高锰酸钾液配制后容易氧化，不能长时间保存，因此应即用即配。

（2）醛品红液用乙醇配制，应用染色缸浸染并盖好染色缸，避免染液挥发，影响染色效果。

（3）醛品红液配制后到成熟需要2~3天，因此需提前配制。

（4）橙黄G液用于复染，染色不宜过深。

（二）地衣红法

1. 试剂配制

（1）地衣红液

地衣红　1 g

70%乙醇　100 mL

浓盐酸　1 mL

先用 70%乙醇溶解地衣红，再加入盐酸，放置 1~2 天，4℃保存备用。

（2）70%乙醇。

（3）橙黄 G 液：见弹性纤维染色（一）醛品红法。

2. 染色操作

（1）组织用 4%甲醛溶液固定，常规脱水包埋，切片厚 4 μm。

（2）常规脱蜡至水，70%乙醇稍洗。

（3）地衣红液浸染 3 小时。

（4）70%乙醇浸洗，完全洗去地衣红液，稍水洗。

（5）橙黄 G 液染色约 1 秒，稍水洗。

（6）常规脱水透明，中性树胶封片。

3. 染色结果

弹性纤维呈深棕红色，背景底色呈黄色。

4. 质量控制

（1）切片也可以常规脱蜡至 70%乙醇，但要保持 70%乙醇干净，避免污染地衣红液。

（2）地衣红液用乙醇配制，应用染色缸浸染并盖好染色缸，避免染液挥发，影响染色效果。

（3）地衣红液配制后需要放置 1~2 天，染色效果才好。

（4）橙黄 G 液用于复染，染色不宜过深。

（三）间苯二酚-碱性品红法

1. 试剂配制

（1）酸化高锰酸钾液

A 液：0.5%高锰酸钾液

高锰酸钾　0.5 g

蒸馏水　100 mL

B 液：0.5%硫酸

浓硫酸　0.5 mL

蒸馏水　99.5 mL

临用前将 A 液、B 液按 1∶1 混合，即配即用，不宜保存。

（2）2%草酸水溶液

草酸　2 g

蒸馏水　100 mL

（3）间苯二酚-碱性品红液

碱性品红　1 g

间苯二酚　2 g

蒸馏水　100 mL

30%三氯化铁水溶液　12.5 mL

浓盐酸　2 mL

将碱性品红和间苯二酚溶于蒸馏水，不断搅拌，加热煮沸 1 分钟，加入 30%三氯化铁水溶液，继续搅拌加热煮沸 3 分钟，待冷却后过滤。将滤纸上的沉淀物放入玻璃烧杯，在 65℃ 烤箱内烤干后，加入 95% 乙醇 100 mL，在 80℃ 水浴中搅拌使沉淀物完全溶解，冷却后过滤，并加入 95% 乙醇至总量为 100 mL，再加浓盐酸 2 mL，充分混合，4℃ 冰箱保存备用。

（4）1% 盐酸乙醇

70% 乙醇　99 mL

浓盐酸　1 mL

（5）V. G. 染液

A 液：1% 酸性品红水溶液

酸性品红　1 g

蒸馏水　100 mL

B 液：苦味酸饱和水溶液

苦味酸　1.2~2.0 g

蒸馏水　100 mL

临用前将 A 液、B 液按 1：（7~9）混合，即配即用，不宜保存。

2. 染色操作

（1）组织用 4% 甲醛溶液固定，常规脱水包埋，切片厚 4 μm。

（2）常规脱蜡至水。

（3）酸化高锰酸钾液氧化 5 分钟，稍水洗。

（4）2% 草酸液漂白 1~2 分钟，流水冲洗 2 分钟，95% 乙醇稍洗。

（5）间苯二酚-碱性品红液浸染 1~3 小时。

（6）1% 盐酸快速洗去染液，流水冲洗 10 分钟。

（7）V. G. 染液复染 30 秒。

（8）95% 乙醇快速洗去 V. G. 染液。

（9）无水乙醇脱水，二甲苯透明，中性树胶封片。

3. 染色结果

弹性纤维呈紫黑色，胶原纤维呈红色，肌纤维和红细胞呈黄色。

4. 质量控制

（1）酸化高锰酸钾液配制后容易氧化，不能长时间保存，因此应即用即配。

（2）间苯二酚-碱性品红液用乙醇配制，应用染色缸浸染并盖好染色缸，避免染液挥发，影响染色效果。

（3）V. G. 染液用于复染，染色不宜过深。

三、网状纤维染色

网状纤维是结缔组织纤维的一种，由网状细胞产生，较细，直径为 0.2~1.0 μm，有分支，相互交织成网，与网状细胞构成网状组织，主要分布于造血组织和淋巴组织，如肝、脾、淋巴结等器官和结缔组织与其他组织交接处，如基膜等。观察网状纤维的改变如增多、减少、断裂等有助于判断组织结构的改变。

（一）改良 Gordon-Sweets 银氨法

1. 试剂配制

（1）酸化高锰酸钾液

A 液：0.5%高锰酸钾液

高锰酸钾　0.5 g

蒸馏水　100 mL

B 液：0.5%硫酸

浓硫酸　0.5 mL

蒸馏水　99.5 mL

临用前将 A 液、B 液等份混合，即配即用，不能保存。

（2）2%草酸水溶液

草酸　2 g

蒸馏水　100 mL

（3）2%硫酸铁铵水溶液

硫酸铁铵　2 g

蒸馏水　100 mL

（4）10%硝酸银水溶液

硝酸银　10 g

蒸馏水　100 mL

（5）浓氢氧化铵液

（6）3%氢氧化钠水溶液

氢氧化钠　3 g

蒸馏水　100 mL

（7）Gordon-Sweets 银氨液

10%硝酸银水溶液　2 mL

浓氢氧化铵液　数滴

3%氢氧化钠水溶液　2 mL

蒸馏水　35 mL

将浓氢氧化铵液逐滴加入到 2 mL 10%硝酸银水溶液中，出现沉淀后继续加入浓氢氧化铵液，使沉淀溶解。加入 2 mL 3%氢氧化钠水溶液，形成沉淀物，又加入浓氢氧化铵液溶解沉淀，加入蒸馏水 35 mL。4℃冰箱内保存，可保存 1 个月。

（8）4%中性甲醛溶液

浓甲醛　10 mL

蒸馏水　90 mL

碳酸钙　加至过饱和

（9）核固红液

核固红　0.1 g

硫酸铝　5 g

蒸馏水　100 mL

麝香草酚　50 mg

分别用蒸馏水 30 mL 和蒸馏水 70 mL 完全溶解核固红和硫酸铝,再将两液混合,最后加入麝香草酚,室温保存备用。

2. 染色操作

(1) 组织用 4%甲醛液固定,常规脱水包埋,切片厚 3~4 μm。

(2) 常规脱蜡至水。

(3) 酸化高锰酸钾液氧化 5 分钟,稍水洗。

(4) 2%草酸液漂白 1~2 分钟,稍水洗,再用蒸馏水洗。

(5) 2%硫酸铁铵液媒染 5 分钟,稍水洗,再用蒸馏水洗一次。

(6) Gordon-Sweets 银氨液作用 1 分钟,蒸馏水稍洗。

(7) 4%中性甲醛液还原 1 分钟,流水冲洗 10 分钟。

(8) 核固红液染胞核 5~10 分钟,稍水洗。

(9) 常规脱水透明,中性树胶封片。

3. 染色结果

网状纤维呈黑色,胶原纤维呈黄至黄棕色,细胞核呈红色。

4. 质量控制

(1) 酸化高锰酸钾液配制后容易氧化,不能长时间保存,因此应即用即配。

(2) Gordon-Sweets 银氨液配制时,浓氢氧化铵也不宜多加,加到恰好使沉淀溶解为好。

(3) 如果染色不够深,可以重复染色操作第 (6)、第 (7) 步,但背景可能会加深。

(二) 改良 Gomori 银氨法

1. 试剂配制

(1) 0.25%高锰酸钾水溶液

高锰酸钾　0.25 g

蒸馏水　100 mL

(2) 2%草酸水溶液

草酸　2 g

蒸馏水　100 mL

(3) 2%硫酸铁铵水溶液

硫酸铁铵　2 g

蒸馏水　100 mL

(4) 10%硝酸银水溶液

硝酸银　10 g

蒸馏水　100 mL

(5) 浓氢氧化铵液。

(6) 10%氢氧化钾水溶液

氢氧化钾　10 g

蒸馏水　100 mL

(7) Gomori 银氨液

10%硝酸银液　3 mL

10%氢氧化钾液　1 mL

浓氢氧化铵液　数滴

蒸馏水　36 mL

将10%硝酸银液3 mL和10%氢氧化钾液1 mL混合，即发生棕黑色颗粒沉淀，加入约40 mL蒸馏水洗，吸去上清液，再加入蒸馏水40 mL，又吸去上清液，重复3次，最后加蒸馏水4 mL。缓慢滴入浓氢氧化铵液，使沉淀完全溶解。逐滴加入10%硝酸银液数滴，使溶液稍变浑浊，缓慢滴入浓氢氧化铵液，使溶液变清。加入蒸馏水36 mL，4℃冰箱保存。

2. 染色操作

（1）组织用4%甲醛液固定，常规脱水包埋，切片厚4 μm。

（2）常规脱蜡至水。

（3）0.25%高锰酸钾液氧化5分钟，稍水洗。

（4）2%草酸水溶液漂白1~2分钟，流水冲洗2分钟，再用蒸馏水稍洗。

（5）2%硫酸铁铵液媒染5分钟，稍水洗，再用蒸馏水洗一次。

（6）Gomori银氨液作用3分钟，蒸馏水稍洗。

（7）4%中性甲醛液还原1分钟，流水冲洗10分钟。

（8）常规脱水透明，中性树胶封片。

3. 染色结果

网状纤维呈黑色，胶原纤维呈黄至黄棕色，细胞核呈棕黑色。

4. 质量控制

（1）Gomori银氨液配制时，浓氢氧化铵不宜多加，加到刚好使沉淀溶解为好。

（2）如果染色不够深，可以重复染色操作第（6）、第（7）步，但背景可能会加深。

（3）该方法不需要复染细胞核，操作简单，较常用。

四、骨骼肌纤维染色

肌组织也称肌纤维，呈长纤维状，主要由肌细胞构成，分为心肌、平滑肌和骨骼肌三种。心肌在心壁和近心脏大血管壁分布。平滑肌在呼吸道、消化道和血管分布，无横纹。骨骼肌在骨骼分布，受躯体神经支配，是随意肌。心肌和平滑肌受自主神经支配，是不随意肌。骨骼肌和心肌有横纹，为横纹肌。肌纤维在HE染色中呈红色，用V. G和Masson三色等特殊染色可区分肌纤维和胶原纤维，用磷钨酸苏木精法可以显示骨骼肌的横纹。

磷钨酸苏木精法：

（一）试剂配制

1. 酸化高锰酸钾液

A液：0.5%高锰酸钾液

高锰酸钾　0.5 g

蒸馏水　100 mL

B液：0.5%硫酸

浓硫酸　0.5 mL

蒸馏水　99.5 mL

临用前将A液、B液等份混合，即配即用，不能保存。

2. 2%草酸水溶液

草酸　　2 g

蒸馏水　　100 mL

3. 磷钨酸苏木精液

苏木精　　0.1 g

蒸馏水　　100 mL

磷钨酸　　2 g

分别用蒸馏水溶解苏木精和磷钨酸，然后将两种液体充分混合，放置在光亮处1~3个月待成熟后才能用于染色，磷钨酸苏木精液装于棕色瓶保存。

（二）染色操作

（1）组织用4%甲醛溶液固定，常规脱水包埋，切片厚5 μm。

（2）常规脱蜡至水。

（3）酸化高锰酸钾液氧化5分钟，稍水洗。

（4）2%草酸水溶液漂白1~2分钟，流水冲洗2分钟，蒸馏水洗一次。

（5）用磷钨酸苏木精液浸染1~2天。

（6）不用水洗，直接用95%乙醇快速洗去染液。

（7）常规脱水透明，中性树胶封片。

（三）染色结果

骨骼肌的横纹、纤维素、细胞核呈深蓝色，胶原纤维呈棕红色。

（四）质量控制

（1）酸化高锰酸钾液配制后容易氧化，不能长时间保存，因此应即用即配。

（2）磷钨酸苏木精液置于光亮处自然成熟需要较长时间，加入高锰酸钾等氧化剂可加快成熟，但染液不稳定，染色效果不及自然成熟的磷钨酸苏木精液，而且不能长时间保存。

（3）骨骼肌的横纹随染色时间延长而不断加深，应第2天取出切片观察染色效果决定染色时间，避免过染。

（4）水洗或95%以下的低浓度乙醇长时间洗切片会使着染的横纹褪色。因此磷钨酸苏木精染色后不用水洗，直接用95%乙醇快速洗去染液即脱水透明，封片切片。

（姜丽花）

第二节　病原微生物染色技术

一、革兰阳性菌和革兰阴性菌染色

细菌广泛分布在自然界，包括对人体无害的正常菌群和可致病的病原菌。病原菌侵入人体后是否致病，与细菌的数量和毒力、机体抗感染力等多种因素有关。细菌根据其形态分为球菌、杆菌及螺旋菌三大类，细菌体积微小，球菌直径约为1 μm，小杆菌长0.6~1.5 μm，都具有细胞壁、细胞膜、细胞质、核质、核糖体和质粒等基本结构，某些细菌还具有不同的特殊结构如荚膜、鞭毛、菌毛和芽孢等。

草酸铵结晶紫法：

（一）试剂配制

1. 碳酸锂胭脂红染液

胭脂红　2 g

碳酸锂饱和液　100 mL

麝香草酚　0.5 g

先加热煮沸碳酸锂饱和水溶液和胭脂红，约10分钟至胭脂红溶解，回复至室温后加入麝香草酚，过滤后室温保存。

2. 草酸铵结晶紫染液

结晶紫　2 g

95%乙醇　20 mL

草酸胺　0.8 g

蒸馏水　80 mL

分别用95%乙醇溶解结晶紫，蒸馏水溶解草酸铵，充分溶解后将两液混合，室温保存。

3. Weigert 碘液

碘片　1 g

碘化钾　2 g

蒸馏水　100 mL

先用蒸馏水溶解碘化钾，再加入碘片溶解，室温保存。

4. 苯胺二甲苯

苯胺　50 mL

二甲苯　50 mL

（二）染色操作

（1）组织用4%甲醛溶液固定，常规脱水包埋，切片厚4 μm。

（2）常规脱蜡至水。

（3）碳酸锂胭脂红液染5分钟，甩去染液。

（4）直接用1%盐酸乙醇分化数秒，流水冲洗5分钟。

（5）草酸铵结晶紫液染5分钟，甩去染液。

（6）用滤纸稍吸去染液。

（7）Weigert 碘液处理1分钟，甩去碘液。

（8）用滤纸吸去碘液及水分。

（9）直接用苯胺二甲苯分化至切片无紫色脱下，立即用二甲苯洗去苯胺二甲苯，并在镜下观察分化效果。

（10）二甲苯透明，中性树胶封片。

（三）染色结果

革兰阳性细菌呈蓝紫色，革兰阴性细菌呈红色，胞核也呈红色。

（四）质量控制

（1）碳酸锂胭脂红液和草酸铵结晶紫液染色后不能用水洗，否则染液脱色。

（2）Weigert 碘液处理后要将切片上的水分吸干，否则苯胺二甲苯分化不均匀。

（3）封片前要尽可能用二甲苯洗去苯胺，否则可引起切片褪色。

（4）纤维素也被染成蓝色，观察时要注意。

二、胃幽门螺杆菌染色

胃幽门螺杆菌（HP）属于螺旋菌的一种，呈弧形，有弯曲，与慢性胃炎、胃溃疡和胃癌有密切关系。HE 染色有时也能观察到胃幽门螺杆菌，用特殊染色方法可清晰地显示出胃幽门螺杆菌。

（一）石酸银法

1. 试剂配制

（1）酸化水溶液，pH4.0

1%柠檬酸　0.6~0.8 mL

蒸馏水　100 mL

将 1%柠檬酸慢慢滴入蒸馏水内，至 pH4.0。

（2）1%硝酸银水溶液

硝酸银　1 g

酸化水溶液，pH4.0　100 mL

（3）2%硝酸银水溶液

硝酸银　2 g

酸化水溶液，pH4.0　100 mL

（4）5%明胶液

明胶　5 g

酸化水溶液，pH4.0　100 mL

将明胶加入酸化水溶液，于 37℃不断搅拌至完全溶解，4℃保存，用前在 37℃水浴箱加入溶解。

（5）0.15%对苯二酚液

对苯二酚　150 mg

酸化水溶液，pH4.0　100 mL

（6）显影液

2%硝酸银水溶液　6 mL

5%明胶液　18 mL

0.15%对苯二酚液　8 mL

在染色操作第 3 步时配制，并在水浴箱预热至 56℃备用。

2. 染色操作

（1）组织用 4%甲醛溶液固定，常规脱水包埋，切片厚 5 μm。

（2）常规脱蜡至水，再用蒸馏水稍洗 2 次。

（3）1%硝酸银液 56℃孵育 1 小时。

（4）取出切片，直接放入 56℃显影液内至切片呈淡黄棕色时取出，用预热至 56℃的蒸馏水冲洗，流水冲洗 5 分钟。

（5）常规脱水透明，中性树胶封片。

3. 染色结果

胃幽门螺杆菌呈棕黑色，背景呈棕黄色。

4. 质量控制

（1）试剂瓶和染色中的染色缸等都要酸洗，并用蒸馏水洗。各种试剂都要用蒸馏水配制，避免其中的其他离子在染色中产生黑色沉淀，干扰观察结果。

（2）1%硝酸银液和显影液要预先在水浴箱内预热，染色和显色也在水浴箱内进行。

（3）显影时至切片呈淡黄棕色时取出镜下观察，如果菌染色不够深可继续显影至合适为止。

（二）硼酸亚甲蓝法

1. 试剂配制

硼酸亚甲蓝液

亚甲蓝　1 g

硼酸　1 g

蒸馏水　100 mL

分别用蒸馏水溶解亚甲蓝和硼酸，然后将两液混合，室温保存。

2. 染色操作

（1）组织用4%甲醛液固定，常规脱水包埋，切片厚5 μm。

（2）常规脱蜡至水。

（3）硼酸亚甲蓝液染2~5分钟，快速蒸馏水洗去染液。

（4）稍吹干或烤干。

（5）二甲苯透明，中性树胶封片。

3. 染色结果

胃幽门螺杆菌呈蓝色，背景也呈蓝色。

4. 质量控制

（1）该方法快速简单，染色超过5分钟也不容易出现染色过深现象。

（2）长时间水洗或用乙醇脱水会引起褪色，因此吹干或烤干即可，但要彻底烤干，否则切片残留水滴会干扰胃幽门螺杆菌的观察。

三、结核杆菌和麻风杆菌染色

结核杆菌和麻风杆菌经苯酚碱性品红染色后，不会被酸脱色，因此称为抗酸染色。在组织细胞中染出结核杆菌和麻风杆菌对诊断结核与麻风疾病有重要意义。

苯酚碱性品红法：

（一）试剂配制

1. 脱蜡液

汽油　1份

松节油　1份

2. 碱性品红乙醇贮备液

碱性品红　5 g

95%乙醇　100 mL

3.5%苯酚水溶液

苯酚　5 ml

蒸馏水　95 mL

先将苯酚在 40~50℃ 水浴箱溶解成液体，再用蒸馏水按比例混合。

4. 苯酚碱性品红液

碱性品红乙醇贮备液　10 mL

5%苯酚　90 mL

5.20%硫酸水溶液

浓硫酸　20 mL

蒸馏水　80 mL

6. Mayer 苏木精液

苏木精　0.1 g

无水乙醇　20 mL

蒸馏水　100 mL

碘酸钠　20 mg

硫酸铝铵　5 g

柠檬酸　0.1 g

水合氯醛　5 g

分别用无水乙醇和蒸馏水溶解苏木精和硫酸铝铵，然后将两液混合，再加入碘酸钠充分混合后最后加入柠檬酸和水合氯醛，4℃保存。

（二）染色操作

（1）组织用4%甲醛液固定，常规脱水包埋，切片厚 4 μm。

（2）用汽油、松节油混合的脱蜡液脱蜡 2 次，每次 5~10 分钟。

（3）用吸水纸吸去脱蜡液，蒸馏水冲洗 2~3 分钟。

（4）苯酚碱性品红液染 10~15 分钟，流水洗去染液。

（5）20%硫酸水溶液分化，在镜下观察分化程度，流水冲洗 5~10 分钟。

（6）Mayer 苏木精浅染胞核。

（7）流水冲洗 10 分钟。

（8）无水乙醇快速脱水，二甲苯透明，中性树胶封片。

（三）染色结果

结核杆菌和麻风杆菌呈红色，细胞核呈蓝色。

（四）质量控制

（1）未经染色的抗酸菌，菌体胞壁的类脂质容易被二甲苯和乙醇破坏，所以脱蜡不宜用二甲苯和乙醇而使用汽油松节油脱蜡剂，尤其是菌量较少的切片，也可以单独用松节油。但汽油松节油脱蜡能力比二甲苯低，所以要适当增加脱蜡时间和经常更换脱蜡剂。

（2）苯酚碱性品红液容易产生沉淀，最好染色前过滤。

（3）苯酚碱性品红液染色后的硫酸分化要掌握好，分化至背景清晰为止。

（4）无水乙醇快速脱水要快，最好使用新的无水乙醇，避免脱色。

（5）结核杆菌和麻风杆菌都被染成红色，要区分两者，需要根据其形态特点和送检组织类型等来判断。

四、真菌染色

真菌种类繁多，分布广泛。是否致病，与菌的毒力和致病条件有关。曲菌、念珠菌、毛霉菌和隐球菌等机会性疾病真菌可以用六胺银。PAS方法等特殊染色方法在组织细胞中显示出来。但不同的真菌要根据其形态结构来观察判断，如毛霉菌的菌丝的分支呈钝角或直角，曲菌菌丝的分支呈锐角状；某些真菌如新型隐球菌在六胺银染色的基础上，再通过阿尔新蓝染色加以证实。

（一）六胺银法

1. 试剂配制

（1）8%铬酸水溶液

铬酸 8 g

蒸馏水 100 mL

（2）0.5%偏重亚硫酸钠水溶液

偏重亚硫酸钠 0.5 g

蒸馏水 100 mL

（3）5%硝酸银水溶液

硝酸银 5 g

蒸馏水 100 mL

（4）3%六次甲基四胺水溶液

六次甲基四胺 3 g

蒸馏水 100 mL

（5）5%四硼酸钠水溶液

四硼酸钠 5 g

蒸馏水 100 mL

（6）六胺银贮备液

5%硝酸银水溶液 5 mL

3%六次甲基四胺 100 mL

将5%硝酸银水溶液慢慢加入3%六次甲基四胺水溶液内，边加边搅拌，开始形成白色沉淀，之后又缓慢变清，4℃保存。

（7）六胺银工作液

六胺银贮备液 10 mL

蒸馏水 25 mL

5%四硼酸钠水溶液 2 mL

（8）3%硫代硫酸钠水溶液

硫代硫酸钠　3 g

蒸馏水　100 mL

（9）0.1%氯化金水溶液

氯化金　0.1 g

蒸馏水　100 mL

（10）橙黄 G 液：见第一节弹性纤维染色（一）醛品红法。

（11）Mayer 苏木精液：见结核杆菌和麻风杆菌染色。

2. 染色操作

（1）组织用 4%甲醛液固定，常规脱水包埋，切片厚 4 μm。

（2）常规脱蜡至水。

（3）8%铬酸水溶液氧化 20 分钟，流水稍洗。

（4）0.5%偏重亚硫酸钠水溶液处理 1 分钟，流水冲洗 5 分钟，再用蒸馏水浸洗 2 次。

（5）用预热至 58～60℃的六胺银工作液，于 48～50℃水浴箱内染色至切片呈淡黄色，约 30～60 分钟，取出用蒸馏水洗后在镜下观察真菌着色是否恰当，蒸馏水洗。

（6）0.1%氯化金水溶液处理 1 分钟，蒸馏水稍洗。

（7）3%硫代硫酸钠处理 5 分钟，流水冲洗 5 分钟。

（8）橙黄 G 液复染 1 秒，或 Maver 苏木精液复染 2～3 分钟，流水稍洗。

（9）常规脱水透明，中性树胶封片。

3. 染色结果

真菌菌丝和孢子呈黑色，背景为橙黄色（橙黄 G 液复染），或细胞核呈蓝色（Mayer 苏木精液复染）。

4. 质量控制

（1）六胺银工作液染色后如果真菌着色不够深，可蒸馏水稍洗后继续染色，直到着色合适为止。

（2）六胺银工作液染色后不能再保存使用。

（3）复染可用橙黄 G 液也可以用 Mayer 苏木精液，但都不宜染得太深。

（二）高碘酸-无色品红（PAS）法

1. 试剂配制

（1）0.5%高碘酸水溶液

高碘酸　0.5 g

蒸馏水　100 mL

（2）0.5%偏重亚硫酸钠水溶液

偏重亚硫酸钠　0.5 g

蒸馏水　100 mL

（3）无色品红液

碱性品红　0.5 g

蒸馏水　100 mL

1 mol/L 盐酸　10 mL

偏重亚硫酸钠　0.5~0.8 g

药用炭　1 g

将蒸馏水煮沸溶解碱性品红，冷却至约50℃时，过滤，加入1 mol/L盐酸充分混合，冷却至室温后加入偏重亚硫酸钠，塞紧瓶口摇匀，在暗处放置1天，溶液颜色呈淡黄色，加入药用炭，塞紧瓶口摇匀使溶液变成无色，过滤至棕色瓶，4℃保存。

（4）Mayer苏木精液：见结核杆菌和麻风杆菌染色。

2. 染色操作

（1）组织用4%甲醛溶液固定，常规脱水包埋，切片厚4 μm。

（2）常规脱蜡至水。

（3）0.5%高碘酸水溶液氧化5~10分钟，流水冲洗2分钟，蒸馏水稍洗。

（4）无色品红液于暗处染色15~20分钟。

（5）不用水洗，用0.5%偏重亚硫酸钠水溶液洗2次，每次1分钟，流水冲洗2分钟。

（6）Mayer苏木精复染2~3分钟，流水冲洗10分钟。

（7）常规脱水透明，中性树胶封片。

3. 染色结果

真菌呈紫红色，细胞核呈蓝色。

4. 质量控制

（1）无色品红液要恢复至室温才用，否则染色时间需要延长。

（2）无色品红液使用一段时间后出现淡红色，可加入药用炭使其变成无色，使用后再次出现红色，或染色效果不佳，则需要重新配制。

（3）无色品红液染色后不宜水洗，否则可能会加深背景染色，直接用偏重亚硫酸钠水溶液洗去无色品红液即可。

（4）苏木精液复染后要充分水洗返蓝，使真菌和细胞核红蓝对比清晰。

（三）阿尔新蓝（pH 2.5）法

1. 试剂配制

（1）阿尔新蓝液（pH 2.5）

阿尔新蓝8GX　1 g

蒸馏水　100 mL

冰醋酸　3 mL

麝香草酚　50 mg

先用蒸馏水溶解阿尔新蓝，再依次加入冰醋酸和麝香草酚，充分混合，4℃保存。

（2）核固红液

核固红　0.1 g

硫酸铝　5 g

蒸馏水　100 mL

麝香草酚　50 mg

分别用蒸馏水30 mL和蒸馏水70 mL完全溶解核固红和硫酸铝，再将两液混合，最后加入麝香草酚，室温保存。

2. 染色操作

（1）组织用4%甲醛液固定，常规脱水包埋，切片厚5 μm。

（2）常规脱蜡至水。

（3）阿尔新蓝液（pH2.5）染15～20分钟，蒸馏水洗去染液。

（4）核固红液染5~10分钟，蒸馏水洗去染液。

（5）常规脱水透明，中性树胶封片。

3. 染色结果

新型隐球菌荚膜呈蓝色，细胞核呈红色。

4. 质量控制

核固红复染宜浅染，染色过度会覆盖新型隐球菌颜色，使蓝色不够鲜艳。

五、乙型肝炎病毒染色

很多疾病由病毒感染引起。乙型肝炎病毒可引起病毒性肝炎、肝硬化和肝癌，对人体健康危害很大。用特殊染色方法可检测出肝细胞内的乙型肝炎病毒表面抗原。

（一）品红法

1. 试剂配制

（1）酸化高锰酸钾液

A液：0.5%高锰酸钾液

高锰酸钾　0.5 g

蒸馏水　100 mL

B液：0.5%硫酸

浓硫酸　0.5 mL

蒸馏水　99.5 mL

临用前将A液、B液按1：1混合，即配即用，不宜保存。

（2）2%草酸水溶液

草酸　2 g

蒸馏水　100 mL

（3）醛品红液

碱性品红　0.5 g

70%乙醇　100 mL

浓盐酸　1 mL

副醛　1 mL

配好后在室温下放置2~3天，成熟后即染液由红色变为深紫色才能使用，置4℃冰箱保存备用。

（4）70%乙醇。

（5）橙黄G液

橙黄G　2 g

蒸馏水　100 mL

磷钨酸　5 g

先用蒸馏水尽量溶解橙黄 G，加入磷钨酸，充分混合，放置一夜，室温保存，用时取上清液。

2. 染色操作

（1）组织用 4%甲醛溶液固定，常规脱水包埋，切片厚 5 μm。

（2）常规脱蜡至水。

（3）酸化高锰酸钾液氧化 5 分钟，稍水洗。

（4）2%草酸水溶液漂白 1~2 分钟，流水冲洗 2 分钟。

（5）70%乙醇稍洗。

（6）醛品红液浸染 10 分钟。

（7）70%乙醇浸洗，完全洗去醛品红液，稍水洗。

（8）橙黄 G 液染色约 1 秒，稍水洗。

（9）常规脱水透明，中性树胶封片。

3. 染色结果

乙型肝炎病毒呈紫至深紫色，背景底色呈黄色。

4. 质量控制

（1）酸化高锰酸钾液配制后容易氧化，不能长时间保存，因此应即用即配。

（2）醛品红液用乙醇配制，应用染色缸浸染并盖好染色缸，避免染液挥发，影响染色效果。

（3）醛品红液配制后到成熟需要 2~3 天，因此需提前配制。

（4）橙黄 G 液用于复染，染色不宜过深。

（5）醛品红液保存一段时间后，也会使背景着染。如果背景染色浅，不影响乙型肝炎病毒的观察，也可以省去橙黄 G 液复染。

（二）地衣红法

1. 试剂配制

（1）酸化高锰酸钾液

A 液：0.5%高锰酸钾液

高锰酸钾　0.5 g

蒸馏水　100 mL

B 液：0.5%硫酸

浓硫酸　0.5 mL

蒸馏水　99.5 mL

临用前将 A 液、B 液按 1∶1 混合，即配即用，不宜保存。

（2）2%草酸水溶液

草酸　2 g

蒸馏水　100 mL

（3）70%乙醇。

（4）地衣红液

地衣红　1 g

70%乙醇　100 mL

浓盐酸　1 mL

先用70%乙醇溶解地衣红，再加入盐酸，放置1~2天，4℃保存备用。

（5）橙黄G液

橙黄G　2 g

蒸馏水　100 mL

磷钨酸　5 g

先用蒸馏水尽量溶解橙黄G，加入磷钨酸，充分混合，放置一夜，室温保存，用时取上清液。

2. 染色操作

（1）组织用4%甲醛液固定，常规脱水包埋，切片厚4 μm。

（2）常规脱蜡至水。

（3）酸化高锰酸钾液氧化5分钟，稍水洗。

（4）2%草酸水溶液漂白1~2分钟，流水冲洗2分钟。

（5）70%乙醇稍洗。

（6）地衣红液浸染3小时。

（7）70%乙醇浸洗，完全洗去地衣红液，稍水洗。

（8）橙黄G液染色约1秒，稍水洗。

（9）常规脱水透明，中性树胶封片。

3. 染色结果

乙型肝炎病毒呈棕红色，背景底色呈黄色。

4. 质量控制

（1）切片也可以常规脱蜡至70%乙醇，但要保持70%乙醇干净，避免污染地衣红液。

（2）地衣红液用乙醇配制，应用染色缸浸染并盖好染色缸，避免染液挥发，影响染色效果。

（3）地衣红液配制后要放置1~2天染色效果才好，所以需提前配制。

（4）橙黄G液用于复染，染色不宜过深。

（姜丽花）

第三节　病理性沉着物染色技术

一、纤维素染色

纤维素（fibrin）又称纤维蛋白，它是由存在于血液内的纤维蛋白原分子聚合形成的特殊蛋白质。正常的凝血过程分三步：第一步是一系列凝血酶原激活物的形成；第二步为凝血酶原激活物催化凝血酶原转变为凝血酶；第三步为凝血酶催化纤维蛋白原转变为纤维蛋白，从而使血液凝固形成冻胶状的血凝块。

组织内出现的纤维素，可以是血管壁破裂，血液成分直接溢出；也可以是由于血管壁损伤较重，血管壁通透性增高，使血浆内的纤维蛋白原分子通过，这多见于局部的炎症反应或过敏性反应。纤维素嗜酸性，HE染色为红染的细丝，并互相连接成网状，也可相互融合。

新鲜的纤维素有嗜苏丹反应，用类脂染色法染色呈弱阳性，陈旧的纤维素呈胶原染色反应。纤维素常见于以纤维素性炎症为主的疾病，如大叶性肺炎、杆菌性痢疾、白喉、纤维素性心包炎等，病变常发生于黏膜、浆膜和肺。血栓的证明，有时也需借助于纤维素染色证明血管内有纤维素存在。在弥散性血管内凝血（DIC）时，全身许多器官的小血管内有微血栓，其主要成分是纤维素和血小板。因此，纤维素染色是证明弥散性血管内凝血颇为重要的方法。

纤维素样变（fibrinoid degeneration）是结缔组织中胶原纤维或小血管壁发生的一种变性。它具有纤维素染色反应，所以称为纤维素样变。这种物质称为纤维素样物质。纤维素样变其形态在 HE 染色为边界不清的颗粒状或小条、小块状的无结构物质，折光性强，强嗜酸性，故被染为深红色，颇像纤维素，用纤维素染色有时也呈阳性反应。不同疾病出现的纤维素样物质，其化学性质及形成机制不同。有些是由于血管壁坏死，通透性增加，渗出的纤维蛋白原转化形成纤维素样物质，如恶性高血压和胃溃疡底的动脉壁纤维素样变。有些是由于免疫变态反应引起，如急性风湿病、结节性多脉管炎等，所以还存在免疫球蛋白和纤维蛋白等成分。

显示纤维素和纤维素样变的方法有 Mallory 磷钨酸苏木精法和改良的 Gram-Weigert 法，此两法把纤维素染成蓝紫色至蓝黑色。Lendrum 等介绍的马休黄猩红蓝法（MSB）把纤维素染成红色，颜色较鲜艳。

（一）磷钨酸苏木精法

1. 试剂配制

（1）0.5%的高锰酸钾

（2）0.5%的硫酸

（3）酸化高锰酸钾液

0.5%的高锰酸钾　1 份

0.5%的硫酸　1 份

临用前混合后用，不能保存。

（4）2%的草酸

（5）磷钨酸苏木精液

苏木精　0.1 g

蒸馏水　100 mL

磷钨酸　2 g

取洁净三角烧瓶一只盛蒸馏水 30 mL，倒入苏木精，稍加温使苏木精完全溶解。另取三角烧瓶盛蒸馏水 70 mL，加入磷钨酸后轻轻摇动使其完全溶解。待苏木精液冷却后与磷钨酸液混合，加塞后置于光亮处，隔数天轻轻摇动一次，待 3~6 个月成熟后才使用。

2. 染色步骤

（1）组织固定于 4%的甲醛液中，常规脱水包埋。

（2）切片厚 4 μm，常规脱蜡至水。

（3）酸化高锰酸钾液氧化 5 分钟。

（4）稍水洗。

（5）2%的草酸漂白 1~2 分钟。

（6）流水冲洗 2 分钟，蒸馏水洗一次。

（7）磷钨酸苏木精液浸染（加盖）24~48小时。

（8）取出切片直接用95%的乙醇迅速洗去多余染液。

（9）常规脱水透明，中性树胶封固。

3. 结果

纤维素、胞核、红细胞和神经胶质纤维呈深蓝色（图3-1），横纹肌的横纹也呈深蓝色。胶原纤维、软骨基质呈棕红色，粗的弹性纤维呈紫色。

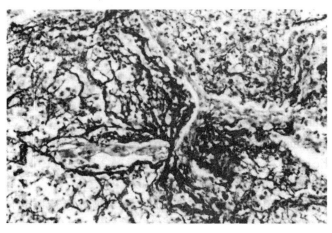

图3-1　磷钨酸苏木精法

大叶性肺炎，纤维素呈深蓝色

4. 注意事项

（1）自然成熟的磷钨酸苏木精液一般可保存2年以上。如急需成熟的磷钨酸苏木精液，可在配制后每100 mL染液中加高锰酸钾17.7 mg促其立即成熟，第2天可用。但加氧化剂的磷钨酸苏木精液不稳定，染色力容易失效。

（2）磷钨酸苏木精液成熟后，应保存于棕色小口砂塞瓶并在室温下置于暗处。在染色时若显示的纤维素蓝色深度不够，或呈红色，则说明氧化的时间不够，或可能是已过度氧化，这就需要重新配制新液。

（3）磷钨酸苏木精液染色后不要水洗，用95%的乙醇洗时也要迅速，因为水洗或乙醇洗的时间稍长，都可以洗脱磷钨酸苏木精所着染的颜色。

（4）磷钨酸苏木精液为进行性染色，因此不要过染，在染色24小时后可取出在显微镜下观察着色程度。

5. 染色机制

磷钨酸苏木精液染色的机制是较奇特的，单一染液能染出两种主要的颜色即蓝色和棕红色。有理论认为，成熟的苏木红通过钨的结合生成蓝色色淀（lake），这种色淀对所选择的组织成分能牢固结合而呈蓝色。显示棕红色的成分是由于磷钨酸的作用而呈色。染液中磷钨酸与苏木精的比率是20 ∶ 1。

6. 应用

磷钨酸苏木精液可染纤维素，如各种炎症渗出的纤维素。对弥散性血管内凝血（DIC）的切片，用磷钨酸苏木精液染色可在毛细血管内发现蓝色的纤维素细丝。

（二）苯胺蓝法

1. 试剂配制

（1）天青石蓝染液

天青石蓝 B（celestin blue B） 0.5 g

硫酸铁铵（ferric ammonium sulphate） 5 g

蒸馏水 100 mL

甘油（glycerin） 14 mL

麝香草酚（thymol） 50 mg

取一只三角烧瓶盛蒸馏水，加入硫酸铁铵，用玻璃棒搅动使其完全溶解。加入天青石蓝，继续用玻璃棒搅匀，中火煮沸 2~3 分钟，在煮沸时应用玻璃棒轻轻搅动，否则天青石蓝将沉积于瓶底呈团块状。待冷后过滤于小口砂塞瓶，再加入甘油和麝香草酚，于 4℃ 的冰箱保存，可使用一年多。临用前半小时由冰箱取出恢复至室温。为方便操作可倒入一小滴瓶内使用。

（2）Mayer 苏木精染液

苏木精（hematoxylin） 0.1 g

蒸馏水 100 mL

碘酸钠（sodium iodate） 20 mg

硫酸铝铵（aluminum ammonium sulphate） 5 g

柠檬酸（citric acid） 0.1 g

水合氯醛（chloral hydrate） 5 g

取一只 200 mL 洁净三角烧瓶盛蒸馏水，加入苏木精并轻轻摇动使完全溶解（可稍加温），再加入碘酸钠及硫酸铝铵，用玻璃棒轻轻搅动使硫酸铝铵完全溶解，最后加入柠檬酸与水合氯醛，此时溶液呈淡红紫色，过滤于小口砂塞瓶内。保存和使用同天青石蓝染液。

（3）马休黄乙醇液

马休黄（martius yellow） 0.5 g

95% 的乙醇 100 mL

磷钨酸（phosphotungstic acid） 2 g

先把马休黄溶于乙醇，再加入磷钨酸。

（4）辉煌结晶猩红液

辉煌结晶猩红 6R（brilliant crystal scarlet 6R） 1 g

蒸馏水 98 mL

冰醋酸（glacial acetic acid） 2.5 mL

（5）苯胺蓝液

苯胺蓝（aniline blue） 0.5 g

蒸馏水 99 mL

冰醋酸（glacial acetic acid） 1 mL

（6）1% 的磷钨酸（phosphotungstic acid）

（7）1% 的冰醋酸（glacial acetic acid）

2. 染色步骤

（1）组织固定于 4% 的甲醛液中，常规脱水包埋。

（2）切片厚 4 μm，常规脱蜡至水。

（3）天青石蓝液染 2~3 分钟。

（4）稍水洗。

（5）Mayer 苏木精染 2~3 分钟。

（6）稍水洗。

（7）1% 的盐酸乙醇分化。

（8）流水冲洗 10 分钟。

（9）95% 的乙醇稍洗。

（10）马休黄乙醇液染 2 分钟。

（11）蒸馏水稍洗。

（12）辉煌结晶猩红液染 10 分钟。

（13）蒸馏水稍洗。

（14）1% 的磷钨酸处理 5 分钟。

（15）蒸馏水稍洗。

（16）苯胺蓝液染 5~10 分钟。

（17）1% 的冰醋酸洗去多余染料并分化 1 分钟。

（18）不用水洗，直接用 95% 的乙醇急速洗 2 次。

（19）无水乙醇脱水。

（20）二甲苯透明，中性树胶封固。

3. 结果

纤维素呈鲜红色，肌纤维呈红色，胞核呈蓝褐色，胶原纤维呈蓝色，红细胞呈黄色。陈旧的纤维素呈紫蓝色，较早期纤维素带呈黄色。

4. 注意事项

（1）本法原推荐用甲醛氯化汞液（5% 的氯化汞 9 份，浓甲醛 1 份）固定为宜，如用 4% 的甲醛固定也可。切片如用 Bouin 液媒染后再按上法染色则效果较好。

（2）苯胺蓝染料也可改用一些大分子量的蓝色或绿色阴离子染料如甲基蓝、固绿等代替。

（3）磷钨酸处理切片，一方面是把染上红色的胶原纤维分化至接近无色；另一方面是对胶原纤维起媒染作用，使胶原纤维与苯胺蓝较牢固结合。

（4）苯胺蓝染色后经 1% 的冰醋酸液处理，可使切片鲜艳和清晰。

5. 染色机制

此法染色的机制与胶原纤维染色的丽春红酸性品红-苯胺蓝法相似，即以小分子量的马休黄选择性地着染致密度较高的红细胞。随后用中等分子量的辉煌结晶猩红 6R 把纤维素和肌纤维染成红色，最后用大分子量的苯胺蓝把结构疏松的胶原纤维染成蓝色。

6. 应用

纤维素染色用于证实组织内或血管腔内有纤维素的存在。纤维素性炎症时（例如大叶性肺炎、白喉、杆菌性痢疾、纤维素性心包炎）的纤维素性渗出物可用此法显示。区别组织内的炎症水肿液（渗出液）和漏出液也用纤维素染色法。前者可有纤维素，后者则无。纤维素染色也是证明血栓、血栓栓塞和弥散性血管内凝血的组织检查方法。风湿性肉芽肿、恶性高血压的细动脉壁、红斑性狼疮和硬皮病的病变，还有一些结缔组织病的病变，纤维素染色均呈阳性反应。

二、淀粉样蛋白染色

淀粉样蛋白（amyloid）是指用碘染色其反应像淀粉，即遇碘呈赤褐色，再加硫酸变蓝色，和淀粉的染色相同，但它本身不是淀粉而是一种蛋白质，故又称淀粉样物质。

淀粉样蛋白的化学成分90%为淀粉样原纤维蛋白，10%为糖蛋白，其化学性质比较复杂，主要有两类：一类为淀粉样轻链蛋白（AL蛋白），其来源为浆细胞所分泌的免疫球蛋白的轻链；另一类为淀粉样相随蛋白（AA蛋白），是一种来自血浆中的和免疫球蛋白毫不相关的蛋白质。由此可知，淀粉样蛋白不是一种特定的化学物质。

淀粉样蛋白常沉积于小血管壁和浸润在细胞间隙，在HE染色的切片中，淀粉样蛋白为淡红色同质化呈云朵样或片块状结构，在偏光镜下观察，淀粉样蛋白呈绿色双折光。在组织内出现淀粉样蛋白沉着的病变称为淀粉样变或称淀粉样浸润。它可沉积于身体的任何组织，最常见于脾、心、肝和肾等。淀粉样蛋白在体内沉积可分为原发性淀粉样沉积症和继发性淀粉样沉积症。前者主要累及心脏、舌、肌肉和皮肤；后者主要累及肝、脾、肾和肾上腺等，并与很多感染性疾病有关，如长期慢性化脓性疾病、骨髓瘤、霍奇金病、结核和麻风等。

在切片上显示淀粉样蛋白的方法有甲紫及其相关染料的异染法、刚果红染色法、硫酸钠爱尔新蓝染色法、氧化地衣红法、用荧光镜观察的硫代黄素T法等。甲紫法属一种异染性，染色简便省时，但染色切片难以保存；甲醇刚果红法是改良原来的Highman刚果红法而建立，该法染色快而深，染液稳定，可保存多年使用，不足之处是弹力纤维和胶原纤维也可深浅不同的着染，只要注意容易区分；硫酸钠爱尔新蓝法染色鲜艳，对比分明，是较理想的方法；硫代黄素T为一种荧光染色法，需在荧光显微镜下观察，配UV滤块为佳。淀粉样蛋白其化学成分不尽相同，其沉积的多少和新旧也有差异，染色反应有时是不恒定的，因此，在染色时同时选用两种染色更可取。

（一）甲紫法

1. 试剂配制

（1）1%的甲紫（methyl violet）。

（2）1%的冰醋酸（glacial acetic acid）。

2. 染色步骤

（1）组织固定于4%的甲醛液中，常规脱水透明。

（2）切片厚4 μm，常规脱蜡至水。

（3）1%的甲紫染3分钟。

（4）不用水洗，直接滴入1%的冰醋酸分化，至无染液脱出。

（5）稍水洗。

（6）甘油明胶封盖。

3. 结果

淀粉样蛋白呈红色至紫红色，胞核、胞质、结缔组织呈蓝色至深浅不同的蓝紫色。

4. 注意事项

（1）如无甲紫，可用结晶紫代替，同样可获得满意结果。

（2）在镜下观察异染性反应时，应把蓝色滤光片移去。

（3）甲紫染黏液也呈异染性红色，要注意鉴别。

（4）甲紫染色后，染片不能经乙醇脱水，因该染料很易溶于乙醇而脱色。

5. 染色机制

甲紫染淀粉样蛋白，属一种异染性，淀粉样蛋白存在酸性黏多糖，可与甲紫起异色反应。也有学者认为是由于染料内的不纯物与淀粉样蛋白原纤维选择性结合所致。

（二）甲醇刚果红法

1. 试剂配制

（1）甲醇刚果红液

刚果红（congo red）　0.5 g

甲醇（methyl alcohol）　70 mL

甘油（glycerin）　30 mL

（2）碱性乙醇分化液

氢氧化钾（potassium hydroxide）　0.2 g

80%的乙醇　100 mL

（3）Mayer苏木精染液

2. 染色步骤

（1）组织固定于4%的甲醛液，常规脱水包埋。

（2）切片厚4 μm，常规脱蜡至水。

（3）甲醇刚果红液染10分钟，倾去余液。

（4）碱性乙醇分化，2~5秒，水洗2次后于镜下控制至合适为度。

（5）流水冲洗5分钟。

（6）Mayer苏木精浅染胞核。

（7）流水冲洗10分钟。

（8）常规脱水透明，中性树胶封固。

3. 结果

淀粉样蛋白呈红色（图3-2），胞核呈蓝色。在偏光镜下淀粉样蛋白呈黄绿色的双折光。

4. 注意事项

（1）甲醇刚果红法为依据Highman刚果红法（用50%的乙醇配制）经实验后改用甲醇和甘油配制刚果红液，简称甲醇刚果红法，经多年实践证明，该法染色较鲜，染液稳定，能保存数年以上可用。

（2）甲醇刚果红染液最好能提前配制，因新鲜配制的染液中的甲醇成分，滴染时染液容易扩散，应采用浸入染色。

（3）凡是用刚果红染淀粉样蛋白，不管用哪种配制方法，都能把甲状腺胶质、弹力纤维染成红色，但两者在形态上有所不同；有时胶原纤维也呈淡红色，应注意区分。

（4）用碱性乙醇分化时要恰当，若分化不足，胶原纤维也着红色；若分化过度，淀粉样蛋白也可脱色。如脱色过度，可将切片水洗后由第 4 步开始重染。因此分化后在镜下观察很重要。

（5）也可用 Harris 苏木精代替 Mayer 苏木精染胞核，但染后必须用盐酸乙醇分化。

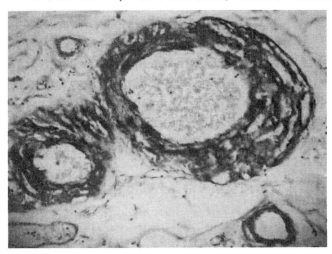

图 3-2　刚果红法

血管壁，淀粉样蛋白呈红色

5. 染色机制

淀粉样蛋白对刚果红有选择性亲和力，因此容易着染。据认为刚果红的胺基容易结合淀粉样蛋白的羟基，平行地附着在淀粉样蛋白的纤维上而显色。

（三）硫酸钠爱尔新蓝法

1. 试剂配制

（1）醋酸乙醇液

95%的乙醇　45 mL

蒸馏水　45 mL

冰醋酸（glacial acetic acid）　10 mL

（2）1%的爱尔新蓝乙醇液

爱尔新蓝 8GX（alcian blue 8GX）　1 g

95%的乙醇　100 mL

（3）1%的硫酸钠（sodium sulphate）

（4）硫酸钠爱尔新蓝液

1%的爱尔新蓝乙醇液　45 mL

1%的硫酸钠　45 mL

冰醋酸　10 mL

（5）四硼酸钠饱和乙醇液

四硼酸钠（sodium tetraborate）　约 0.5 g

80%的乙醇　100 mL

（6）天青石蓝液

（7）Mayer 苏木精液

（8）苦味酸饱和乙醇液

80%的乙醇　　100 mL

苦味酸加至饱和　　约 12 g

（9）1%的丽春红 S（ponceau red S）

（10）苦味酸饱和水溶液

苦味酸（picric acid）　　约 2 g

蒸馏水　　100 mL

取蒸馏水 100 mL，加入苦味酸约 2 g 即成苦味酸饱和液。

（11）改良 Van Gieson 染液

1%的丽春红 S　　1 mL

苦味酸饱和水溶液　　9 mL

临用前按比例混合后用，不能保存。

2. 染色步骤

（1）组织固定于 4%的甲醛液中，常规脱水包埋。

（2）切片厚 4 μm，常规脱蜡至水。

（3）醋酸乙醇液稍洗。

（4）硫酸钠爱尔新蓝液浸染 2 小时。

（5）醋酸乙醇液浸洗 1 分钟。

（6）流水稍洗。

（7）四硼酸钠饱和乙醇液处理 30 分钟。

（8）流水稍洗。

（9）天青石蓝液染 2~3 分钟。

（10）稍水洗。

（11）Mayer 苏木精液染 2~3 分钟。

（12）流水冲洗 1 分钟。

（13）苦味酸饱和乙醇液分化 10~20 秒。

（14）流水冲洗 1 分钟。

（15）改良 Van Gieson 液染约 1 分钟。

（16）迅速水洗。

（17）95%的乙醇及无水乙醇脱水。

（18）二甲苯透明，中性树胶封固。

3. 结果

淀粉样蛋白呈绿色（图 3-3），胞核呈蓝褐色，胶原纤维呈红色，肌纤维、细胞胞质及红细胞呈黄色。

4. 注意事项

（1）爱尔新蓝原用于染黏液，但与硫酸钠醋酸配合则可以染淀粉样蛋白。该染色液很快失效，不能保存。若在溶解爱尔新蓝时改用乙醇，并增加冰醋酸在染液内的浓度，就可使染液反复使用多次。

（2）硫酸钠爱尔新蓝液配制后贮于4℃冰箱，一般可保存数周，随着时间延长，其染色力也慢慢减弱。

（3）新鲜的淀粉样蛋白呈鲜绿色，肥大细胞颗粒、某些黏液和胶质也呈绿色，老化的淀粉样蛋白呈暗绿色，这些要注意区分。

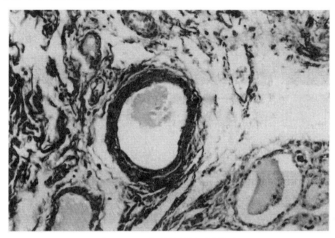

图 3-3　硫酸钠爱尔新蓝法
血管壁，淀粉样蛋白呈绿色

5. 染色机制　爱尔新蓝冰醋酸液再加入硫酸钠，能与淀粉样蛋白牢固结合而呈蓝色。经改良 Van Gieson 复染后，新鲜的淀粉样蛋白呈鲜绿色，但随着时间延长，陈旧的淀粉样蛋白呈暗绿色。

（四）硫代黄素 T 荧光色素法

1. 试剂配制

（1）Mayer 苏木精液

（2）1%的硫代黄素 T（thioflavin T）

（3）1%的冰醋酸（glacial acetic acid）

（4）甘油明胶

明胶（gelatine）　　10 g

蒸馏水　50 mL

甘油（glycerin）　　50 mL

苯酚（phenol）　　0.5 g

先将明胶溶于蒸馏水，置于37℃温箱或水浴箱中一晚使完全溶解，期间可稍摇动，然后加入甘油和苯酚结晶，再转入37℃温箱30分钟，使彻底溶解并混匀即可用。该液于室温呈冻胶状，可较长期保存，用前置入37℃温箱或温水内待溶解后即可作冷冻切片的脂肪染色封盖。

2. 染色步骤

（1）组织固定于4%的甲醛液中，常规脱水包埋。

（2）切片厚 4 μm，常规脱蜡至水。

（3）Mayer 苏木精液染 3 分钟。

（4）流水冲洗 5 分钟。

（5）硫代黄素 T 滴染 3 分钟。

（6）稍水洗。

（7）1%的冰醋酸分化 10 分钟。

（8）流水洗 1 分钟。

（9）甘油明胶封固。

3. 结果

在落射式荧光显微镜观察暗背景下的淀粉样蛋白，配以 B 激发滤块时，呈明亮的黄绿色荧光；配以 V 激发滤块时，呈青绿色荧光；若配以 UV 激发滤块时，呈明亮的天蓝色或银白色荧光；出现两种荧光可能是由于淀粉样蛋白沉积的多少或新旧的不同。

4. 注意事项

（1）用三种不同激发滤块时均可见弹性纤维和肥大细胞呈稍淡的阳性反应，应加以区分。

（2）从淀粉样蛋白的荧光强度和组织结构清晰度，以用 UV 和 V 激发滤块为佳，B 激发滤块不理想。

（3）1%的硫代黄素 T 液配制后用棕色小口瓶装载，置 4℃ 的冰箱保存，可使用 1 年以上。

（4）切片在染硫代黄素 T 之前，先用苏木精液染色，既可着染胞核，又可淬灭胞核内的荧光。

（5）1%的冰醋酸分化，可减少背景的非特异性荧光。

（6）此法的敏感度很高，但对淀粉样蛋白不是特异性，如弹力纤维和肥大细胞可呈阳性。

（7）用甘油明胶封固的染色标本，盒装存放于 4℃ 的冰箱，保存 2 年后取出，在荧光镜下仍可见原有位置的荧光。

5. 应用

淀粉样蛋白在 HE 染色中为红染同质化或云朵样结构，有时和玻璃样变难以区别。要确定其本质是否为淀粉样蛋白，需用特殊染色法来协助证明。如皮肤淀粉样蛋白多沉积在真皮乳头层内，慢性结膜炎时在透明样变的纤维组织内见到的淀粉样变，肺的淀粉样瘤、甲状腺髓样癌和胰岛细胞瘤的淀粉样蛋白沉积，全身淀粉样蛋白沉积症时的各个脏器均可用淀粉样染色来确定是否属于淀粉样蛋白。

三、尿酸盐染色

痛风（gout）是一组嘌呤代谢障碍导致血清含量增高，体内产生过多尿酸，并随之以尿酸盐在组织内沉积所致的病变。尿酸钠多沉积在跖趾关节、膝关节及手指各关节的软骨中，亦可沉积在关节的软组织、韧带和耳软骨等处，形成痛风结节（又称痛风石），在结节中有大量的尿酸盐结晶体沉积。镜下见结晶体为针状，互相平行排列，周围有肉芽组织形成及异物性巨细胞反应。尿酸盐易溶于水而不溶于乙醇；在用甲醛固定的常规制片中，结晶体全部被溶解，只看到针状的空隙。因此，显示尿酸盐时，应采用乙醇固定，选用特殊的染色方法。

六胺银法：

（一）试剂配制

（1）5%的硝酸银（silver nitrate）

（2）3%的六次甲基四胺（hexamethylenetetramine）

（3）六胺银贮备液

5%的硝酸银　5 mL

3%的六次甲基四胺　100 mL

将5%的硝酸银倾入3%的六次甲基四胺，即出现白色沉淀，此沉淀物在摇动中很快溶解，溶液变清。置于4℃的冰箱可保存约半年。

（4）5%的四硼酸钠（sodium tetraborate）

（5）六胺银工作液

六胺银贮备液　10 mL

蒸馏水　25 mL

5%的四硼酸钠　2 mL

将六胺银贮备液加入蒸馏水中混合，然后加入5%的四硼酸钠，待彻底混合后即可用，此液应于临用时配。

（6）0.1%的氯化金水溶液

（7）5%的硫代硫酸钠（sodium thiosulphate）

（8）0.5%的伊红液

伊红Y，水溶性（eosinY，water soluble）　1 g

蒸馏水　200 mL

冰醋酸　1 滴

（二）染色步骤

（1）小块组织固定于无水乙醇中16小时（过夜），再经无水乙醇3次，每次约30分钟，二甲苯2次，每次15~20分钟，浸蜡包埋。

（2）切片厚5 μm，二甲苯脱蜡至无水乙醇。

（3）浸入预热的六胺银工作液（加盖）于58~60℃的恒温箱内作用30分钟，此时如有尿酸盐存在，切片即呈黑色。

（4）蒸馏水稍洗。

（5）0.1%的氯化金处理1分钟。

（6）流水稍洗。

（7）5%的硫代硫酸钠处理5分钟。

（8）流水冲洗5分钟。

（9）0.5%的伊红液浅染30秒。

（10）稍水洗。

（11）常规脱水透明，中性树胶封固。

（三）结果

尿酸盐结晶呈黑色，背景呈淡红色。

（四）注意事项

（1）尿酸盐易溶于水，组织必须固定于无水乙醇，在固定前组织更不能用水冲洗。切片后于温热为95%的乙醇贴片后烘干。切片入六胺银工作液之前应避免与水接触。

（2）六胺银贮备液应以棕色小口砂塞瓶盛装，置于4℃的冰箱，约可保存半年，如置室温仅可保存2周。

（3）如用水浴箱代替恒温箱孵育，温度可调至48~50℃，否则作用快速，切片易变黑而难以掌握。

（4）六胺银工作液加入5%的四硼酸钠水溶液，目的是使工作液调节至pH 8.0左右。

（5）组织内若含有大团的钙盐可出现假阳性，应和针状的尿酸盐区别。也可作对照处理，即取一连续切片脱蜡后先入1%的盐酸无水乙醇处理5分钟，再用无水乙醇浸洗2次后入六胺银工作液，结果钙盐呈阴性。

（五）应用

若指（趾）关节等肿大时疑为尿酸盐沉积所致的痛风结节，可用此染色协助确诊。

四、钙盐染色

钙（calcium）在人体内大量存在，主要构成骨骼，作为支持人体的支架。它在分泌、运送、肌肉收缩、神经传导等过程中也起重要作用。钙在机体内以两种形式存在，一种是离子钙，存在血液循环内，即所谓血钙；另一种是结合钙，和蛋白、碳酸或磷酸结合而沉着在组织内。除骨骼和牙齿外，正常时钙渗透在所有组织和细胞中，一般不以固体状态出现在组织内。但在某些情况下，钙析出成固体并沉着于组织内，则为病理性钙盐沉着。沉着的钙盐主要是磷酸钙，其次为碳酸钙。

这些钙盐沉着的机制仍不清楚，可能与局部碱性磷酸酶活性升高有关。该酶能水解有机磷酸酯，使局部磷酸增多，易于形成磷酸钙沉着。有人认为这些钙盐沉着又与局部pH变动有关，即变性、坏死组织的酸性环境首先使局部钙离子浓度增高（钙盐在酸性溶液中易溶解），后来由于病变组织碱性增加，钙盐便析出沉着。

在HE染色中，钙盐和苏木精结合形成蓝紫色的色淀。钙盐在微量时，有时和细菌不易区别，但钙盐的颗粒粗细不一。用以证明钙盐的方法有两种，一种是硝酸银法，另一种是茜素红S法。

（一）硝酸银法

1. 试剂配制

（1）1%的硝酸银（silver nitrate）

（2）5%的硫代硫酸钠（sodium thiosulphate）

2. 染色步骤

（1）组织固定于4%的缓冲中性甲醛液，常规脱水包埋。

（2）切片厚5 μm，常规脱蜡至水。

（3）蒸馏水洗1分钟。

（4）切片置入 1% 的硝酸银于强阳光处照射 15~60 分钟。

（5）蒸馏水洗 1 分钟。

（6）5% 的硫代硫酸钠处理 2 分钟。

（7）流水冲洗 5 分钟。

（8）HE 染色复染。

（9）常规脱水透明，中性树胶封固。

3. 结果

钙盐呈褐黑色至深黑色（图 3-4），细胞核呈蓝色，背景呈红色。

4. 注意事项

（1）钙盐的固定应使用缓冲中性甲醛液为佳，不可使用酸性固定剂如 Bouin 液等，因酸可溶解部分钙盐，也不要使用甲醛钙液作固定。如用常规的 4% 甲醛液固定，组织在固定 4~6 小时后即进行脱水包埋（因组织在甲醛液储存过久，甲醛液过酸，可慢慢溶解钙盐）。McGee-Russell 建议对小量钙盐的显示，用乙醇固定组织比用甲醛液为佳。

（2）硝酸银液的浓度一般为 0.5%~5%，通常采用 1% 的浓度，作用时间主要取决于阳光照射时光的亮度和时间，若暴露于强阳光下，15 分钟已足够，也可暴露于紫外灯光下约 10 分钟。

（3）如不用 HE 复染，则可用改良 Van Gieson 液复染，这样，如有骨样组织可染成鲜红色，对比很清楚。也可用核固红复染胞核。

（4）必要时可做一对照片，即取另一张连续切片脱蜡至水后，置入 0.2 mol/L 的柠檬酸盐缓冲液（约 pH 3.5）处理切片 20 分钟，流水冲洗 5 分钟，然后经上述第 3 步同原来切片一起浸入 1% 的硝酸银于阳光下作用，结果应为阴性。

（5）此法对尿酸盐也呈黑色，但钙盐不溶于碳酸锂水溶液，尿酸盐则易溶。因此，切片经碳酸锂水溶液处理后，置入硝酸银液于阳光照射，呈阴性者为尿酸盐。

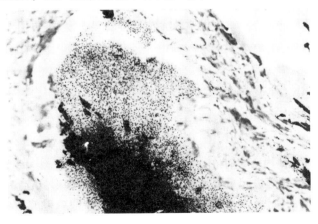

图 3-4 硝酸银法

钙化上皮瘤，钙盐呈黑色

5. 染色机制

这是一种金属置换法，硝酸银溶液作用于含有不溶性钙盐的切片时，钙被银所置换，银盐在光的作用下，被还原为黑色的金属银。

（二）茜素红 S 法

1. 试剂配制

（1）10%的氢氧化铵（ammonium hydroxide）

（2）茜素红 S 液

茜素红 S（alizarin red S）　　2 g

蒸馏水　　100 mL

轻轻搅拌至茜素红 S 完全溶解后，用 10%的氢氧化铵水溶液调整其 pH 至 4.1~4.3（每 100 mL 茜素红 S 液，约加 10%的氢氧化铵 10 滴）。若用量不多，可配其半量。

（3）Mayer 苏木精染液

苏木精（hematoxylin）　　0.1 g

蒸馏水　　100 mL

碘酸钠（sodium iodate）　　20 mg

硫酸铝铵（aluminum ammonium sulphate）　　5 g

柠檬酸（citric acid）　　0.1 g

水合氯醛（chloral hydrate）　　5 g

取一只 200 mL 洁净三角烧瓶盛蒸馏水，加入苏木精并轻轻摇动使完全溶解（可稍加温至 50℃），再加入碘酸钠及硫酸铝铵，用玻璃棒轻轻搅动使硫酸铝铵完全溶解，最后加入柠檬酸与水合氯醛，此时溶液呈淡红紫色，过滤于小口砂塞瓶内。

2. 染色步骤

（1）组织固定于 4%的缓冲中性甲醛液中，常规脱水包埋。

（2）切片厚 5 μm，常规脱蜡至水。

（3）茜素红 S 液滴染 1~5 分钟。

（4）稍水洗。

（5）0.1%的盐酸乙醇迅速分化。

（6）流水冲洗 5 分钟。

（7）Mayer 苏木精浅染胞核。

（8）流水冲洗 10 分钟。

（9）常规脱水透明，中性树胶封固。

3. 结果

钙盐呈橙红色，胞核呈蓝色。

4. 注意事项

（1）茜素红 S 液染色要根据钙盐的含量，切片在滴入茜素红 S 液后，应立即在显微镜下观察，见钙盐呈较深的橙红色即取出水洗。一般染色 1~2 分钟，时间过长就出现弥散现象。

（2）此方法适用于含量较少的钙盐，因其显示橙红色易于观察。

（3）染料要选用茜素红 S 为妥，如无 S 者染色不佳。

5. 染色机制

茜素红 S 属一种蒽醌类衍生物，是茜素磺酸钠盐，它能与碳酸钙或磷酸钙中的钙盐螯合形成橙红色复合物。

6. 应用

主要是证明组织中钙盐的存在。病理性钙化是相当常见的一种病理变化，例如结核干酪样坏死灶的钙化，主动脉粥样硬化时病变动脉壁的钙化，死的寄生虫卵和其他异物钙化，灶性脂肪坏死的钙化等。钙化上皮瘤（现称毛母质瘤）及一些肿瘤（如脑膜瘤、甲状腺乳头状癌、卵巢浆液性囊腺瘤）的砂粒体内也有钙盐沉着。此外，在甲状旁腺功能亢进时血钙增高的情况下，肾及胃还可发生转移性钙化。钙盐的沉着对某些疾病的诊断可提供一定的帮助。

五、铜染色

铜是人体必需的微量元素之一，它是体内许多氧化酶的必要成分，特别是细胞色素氧化酶和 DOPA 氧化酶的重要组成成分。正常人体内铜的总量平均为 75 mg，但如超过一定的量，铜就会对机体产生毒性。肝豆状核变性（又称 Wilson 病），就是一种由过量铜沉积于组织中造成毒性而致病的一种常染色体隐性遗传疾病。在一般情况下，用组化方法不能显示出组织中所含微量的铜，但当组织中堆积过量的铜后，就可用组化方法显示出来。铜最常堆积于肝、脑、肾和角膜，通常是切取肝组织行病理切片检查。

显示铜的方法有红氨酸法、若丹明法和二苯硫卡巴腙法等，红氨酸法较敏感，也是传统的染色法。

红氨酸法：

（一）试剂配制

（1）0.1%的红氨酸乙醇液

红氨酸（rubeanic acid）　10 mg

无水乙醇　10 mL

（2）10%的醋酸钠（sodium acetate）

（3）红氨酸乙醇醋酸钠液

0.1%的红氨酸乙醇液　2 mL

10%的醋酸钠　40 mL

（4）醇溶性伊红液

伊红 Y，醇溶性（eosin Y，alcohol soluble）　0.25~0.5 g

80%的乙醇　100 mL

（二）染色步骤

（1）组织固定于4%的甲醛液中，常规脱水包埋。

（2）切片厚 6 μm，常规脱蜡至水。

（3）浸入红氨酸乙醇醋酸钠液（加盖）于 37℃ 的恒温箱内处理 12~24 小时。

（4）70%的乙醇浸洗 2 次，每次 10 分钟。

（5）无水乙醇浸洗 2 次，每次 3 小时。

（6）醇溶性伊红液浅染 1 秒。

（7）无水乙醇稍洗。

（8）常规脱水透明，中性树胶封固。

（三）结果

在淡红色背景下，铜呈深绿黑色小颗粒。

（四）注意事项

（1）组织应选用甲醛液固定，Zenker液或B-5液因含铬盐或汞盐，故不宜采用。

（2）红氨酸其学名为二硫代乙二酰胺（dithiooxamide），在习惯上称红氨酸，它溶于乙醇，微溶于水。故先用无水乙醇溶解后，再与10%的醋酸钠水溶液混合即可。

（3）醋酸钠应选用分析纯或保证试剂，因其内的重金属含量较低，可避免污染。

（4）乙醇性伊红作为复染，必须淡染，也可省略不复染。

（5）此法在操作上有时难以掌握，可用乙醇性肝硬化的阳性对照片与Wilson病的组织同时染色，必要时也可用铜喂饲的小鼠肝作对照。

（五）染色机制

切片用红氨酸乙醇醋酸钠液处理后，若有过量的铜离子存在时，铜与红氨酸结合形成深绿黑色的红氨酸铜盐沉淀。镍和钴经红氨酸乙醇处理后也生成红氨酸盐沉淀，但红氨酸乙醇在有醋酸盐存在时可阻断镍和钴与红氨酸结合而不形成沉淀。

（六）应用

在肝切片中用红氨酸法染色，如有深绿黑色颗粒出现，结合临床即可考虑为Wilson病或乙醇性肝硬化。

（唐乙丹）

第四节　色素染色技术

一、黑色素染色

黑色素由黑色素细胞产生，是存在于正常组织如皮肤、毛发内的有色物质。未经染色的黑色素呈棕褐色或深褐色的颗粒，量多时干扰观察，特别是干扰免疫组化染色，因此往往需要进行脱黑色素处理。

（一）硫酸亚铁法

1. 试剂配制

（1）硫酸亚铁水溶液

硫酸亚铁　2.5 g

蒸馏水　100 mL

即配即用，不能保存。

（2）铁氰化钾水溶液

铁氰化钾　1 g

蒸馏水　99 mL

冰醋酸　1 mL

即配即用，不能保存。

（3）1%冰醋酸水溶液

冰醋酸 1 mL

蒸馏水 99 mL

（4）核固红染液：见第一节网状纤维染色（一）改良 Gordon-Sweets 银氨法。

2. 染色操作

（1）组织用 4%甲醛液固定，常规脱水包埋，切片厚 4 μm。

（2）常规脱蜡至水，蒸馏水稍洗。

（3）硫酸亚铁水溶液浸染 1 小时，蒸馏水洗 3 次，每次 1 分钟。

（4）铁氰化钾水溶液浸染 30 分钟，蒸馏水洗 3 次，每次 1 分钟。

（5）1%醋酸水溶液稍洗，蒸馏水稍洗。

（6）核固红复染 5~10 分钟，蒸馏水洗。

（7）常规脱水透明，中性树胶封片。

3. 染色结果

黑色素呈绿色至墨绿色，细胞核呈红色。

4. 质量控制

（1）该染色主要是离子反应，因此硫酸亚铁水溶液和铁氰化钾水溶液试剂要用分析纯级，配制试剂的瓶子要经酸洗干净，避免其他离子的干扰而影响染色结果。

（2）复染除了用核固红外，也可以用 V. G. 染液，背景的胶原纤维呈红色，肌纤维呈黄色，颜色鲜艳，对比清晰。

（二）银氨液法

1. 试剂配制

（1）10%硝酸银水溶液

硝酸银 10 g

蒸馏水 100 mL

（2）浓氢氧化铵

（3）银氨液

缓慢滴入浓氢氧化铵到 10 mL 10%硝酸银水溶液内，边滴边摇匀，开始产生沉淀后，继续滴加氢氧化铵后生成的沉淀又被溶解，再次滴入 10%硝酸银水溶液数滴至出现轻微混浊，加入蒸馏水 20 mL，过滤后暗处 4℃保存。

（4）0.1%氯化金水溶液

氯化金 0.1 g

蒸馏水 100 mL

（5）5%硫代硫酸钠水溶液

硫代硫酸钠 5 g

蒸馏水 100 mL

（6）核固红染液：见第一节网状纤维染色（一）改良 Gordon-Sweets 银氨法。

2. 染色操作

（1）组织用 4%甲醛溶液固定，常规脱水包埋，切片厚 5 μm。

（2）常规脱蜡至水。

（3）用银氨液于暗处浸染 1 夜（约 16 小时），蒸馏水稍洗。

（4）0.1%氯化金水溶液处理 1 分钟，蒸馏水稍洗。

（5）5%硫代硫酸钠水溶液处理 2 分钟，蒸馏水稍洗。

（6）核固红复染 5~10 分钟，流水冲洗去染液。

（7）常规脱水透明，中性树胶封片。

3. 染色结果

黑色素呈绿色至墨绿色，细胞核呈红色。

4. 质量控制

（1）该染色主要是银离子反应，因此配制试剂的瓶子要经酸洗干净，避免其他离子的干扰而影响染色结果。

（2）银氨液宜提前 1 天配制，4℃暗处保存，用前取出回复至室温。一般能保存 1~2 周，如果出现沉淀或黑色颗粒，则不能再用。

（3）复染除了用核固红外，也可以用 V. G. 染液，背景的胶原纤维呈红色，肌纤维呈黄色，颜色鲜艳，对比清晰。

（三）脱黑色素法

1. 试剂配制

（1）酸化高锰酸钾液：见第一节网状纤维染色（一）改良 Gordon-Sweets 银氨法。

（2）2%草酸水溶液：见第一节网状纤维染色（一）改良 Gordon-Sweets 银氨法。

2. 染色操作

（1）组织常规脱水包埋，切片厚 4 μm。

（2）常规脱蜡至水。

（3）酸化高锰酸钾液氧化 1~4 小时，稍水洗。

（4）2%草酸水溶液漂白 1~2 分钟，稍水洗，镜下观察。

（5）按常规作 HE 染色或免疫组化染色。

3. 染色结果

经上述操作处理后，被脱色的色素为黑色素。

4. 质量控制

（1）酸化高锰酸钾液配制后容易氧化，不能长时间保存，因此应即用即配。

（2）酸化高锰酸钾液氧化的时间，应根据切片上色素量的多少来决定，氧化 1~2 小时，草酸漂白后在镜下观察，如果还没有完全将色素脱去，则切片蒸馏水稍洗后继续氧化。

二、含铁血黄素染色

含铁血黄素是血红蛋白中的 3 价铁离子与蛋白质形成的铁蛋白颗粒，呈金黄色或棕黄色。常见于肝、脾和骨髓等组织。慢性肺淤血的肺泡腔内可见含有大量含铁血黄素的心力衰竭细胞。

亚铁氰化钾法：

（一）试剂配制

（1）2%亚铁氰化钾水溶液

亚铁氰化钾　2 g

蒸馏水　100 mL

（2）2%盐酸水溶液

盐酸　2 mL

蒸馏水　98 mL

（3）亚铁氰化钾工作液

2%亚铁氰化钾水溶液　1份

2%亚铁氰化钾水溶液　1份

即配即用，不能保存。

（4）核固红染液。见第一节网状纤维染色（一）改良 Gordon-Sweets 银氨法。

（二）染色操作

（1）组织用 4%甲醛溶液固定，常规脱水包埋，切片厚 4 μm。

（2）常规脱蜡至水，蒸馏水稍洗。

（3）亚铁氰化钾工作液处理 15~20 分钟，蒸馏水稍洗，流水冲洗 2 分钟。

（4）核固红染液复染 5~10 分钟，流水冲洗去染液。

（5）常规脱水透明，中性树胶封片。

（三）染色结果

含铁血黄素呈蓝色，细胞核呈红色。

（四）质量控制

（1）该染色主要是离子反应，因此所用的试剂选用分析纯级，配制试剂的容器要经酸洗干净，避免其他离子的干扰而影响染色结果。

（2）亚铁氰化钾工作液宜即配即用，用后弃去，不能保存。

三、脂褐素染色

脂褐素是一种内含脂质呈黄褐色的病理性色素，常沉积在肝脏、心肌和神经等组织，位于细胞核周围或两端。因脂褐素常见于老年人，故又称为老年性色素。

（一）醛品红法

1. 试剂配制

见第一节弹性纤维染色（一）醛品红法。

（1）酸化高锰酸钾液

（2）2%草酸水溶液

（3）醛品红液

（4）橙黄 G 液

2. 染色操作

（1）组织用 4% 甲醛液固定，常规脱水包埋，切片厚 4 μm。

（2）常规脱蜡至水。

（3）酸化高锰酸钾液氧化 5 分钟，稍水洗。

（4）2% 草酸水溶液漂白 1~2 分钟，流水冲洗 2 分钟，70% 乙醇稍洗。

（5）醛品红液浸染 5~10 分钟。

（6）70% 乙醇浸洗，完全洗去醛品红液，稍水洗。

（7）橙黄 G 液染色约 1 秒，稍水洗。

（8）常规脱水透明，中性树胶封片。

3. 染色结果

脂褐素呈紫至深紫色，背景底色呈黄色。

4. 质量控制

（1）酸化高锰酸钾液配制后容易氧化，不能长时间保存，因此应即用即配。

（2）醛品红液用乙醇配制，应用染色缸浸染并盖好染色缸，避免染液挥发，影响染色效果。

（3）醛品红液配制后到成熟需要 2~3 天，因此需提前配制。

（4）橙黄 G 液用于复染，染色不宜过深。

（二）三氯化铁铁氰化钾法

1. 试剂配制

（1）1% 三氯化铁水溶液

三氯化铁　1 g

蒸馏水　100 mL

（2）1% 铁氰化钾水溶液

铁氰化钾　1 g

蒸馏水　100 mL

（3）高铁化物液

1% 三氯化铁水溶液　30 mL

1% 铁氰化钾水溶液　4 mL

蒸馏水　6 mL

即配即用，不能保存。

（4）核固红染液：见第一节网状纤维染色（一）改良 Gordon-Sweets 银氨法。

2. 染色操作

（1）组织用 4% 甲醛液固定，常规脱水包埋，切片厚 4 μm。

（2）常规脱蜡至水，蒸馏水稍洗。

（3）高铁化物液作用 2~3 分钟，蒸馏水洗去高铁化物液，流水冲洗 2 分钟，蒸馏水稍洗。

（4）核固红液复染细胞核 5~10 分钟，蒸馏水洗去染液。

（5）常规脱水透明，中性树胶封片。

3. 染色结果

脂褐素呈蓝黑色，细胞核呈红色。

4. 质量控制

（1）高铁化物液要临用前配制，用后不能保存再使用。

（2）高铁化物液作用时间不宜过长，否则背景染色会加深，影响脂褐素的观察。

（3）该法染色除了可以显示脂褐素外，黑色素、亲银细胞颗粒和嗜铬细胞颗粒也会着色，因此，需要和其他方法如醛品红法做对照。

（唐乙丹）

第四章

肿瘤病理诊断技术

第一节 肿瘤病理学概论

一、概述

（一）肿瘤的概念

肿瘤是机体细胞在内外致瘤因素长期协同作用下导致其基因水平的突变，失去了对其生长的正常调控，从而促使细胞持续过度增殖并导致发生转化而形成的新生物。

（二）肿瘤组织的特点

肿瘤组织一般具有以下 3 个特点：

（1）肿瘤是机体变异细胞的过度增生，与生理状态下的增生以及炎症和修复时的增生有着本质上的区别。

（2）肿瘤组织的生长与机体不协调，往往不受机体的正常调控，具有相对的自主性。

（3）肿瘤组织生长旺盛，即使在致瘤因素去除以后，仍具有无限制性生长的能力。

二、肿瘤的发展阶段

恶性肿瘤的发生和发展往往需要经历漫长的演变过程，当调节细胞生长、增殖、分化和凋亡等基因发生突变、缺失或扩增时，将导致基因表达调控失常，细胞的形态和功能发生改变，转化为肿瘤细胞。

肿瘤的发展可分为 4 个阶段。

1. 癌前病变

是指一类可能发展为恶性肿瘤的前驱阶段病变，如不治疗即可能转变为癌；常见的消化系统肿瘤癌前病变有慢性萎缩性胃炎、结肠多发性腺瘤性息肉病、结节性肝硬化等。

2. 上皮内瘤变

包含各类上皮的非典型增生性病变，组织学表现为上皮内细胞不同程度的异型增生。上皮内瘤变分为轻度、中度和重度（即高级别：high grade）3 级。以食管鳞状上皮为例，轻度的异型增生指异型增生的鳞状细胞限于食管黏膜上皮的下 1/3，中度异型增生扩展到上皮的中下 2/3，重度异型增生则扩展到上皮的中下 2/3 以上，累及整个上皮但尚未突破基底膜时，称为原位癌。高级别上皮内瘤变提示为癌前病变，包括以往描述的上皮重度不典型增生和原位癌，病变具有高癌变危险性和不可逆转性。

3. 早期浸润癌

癌细胞突破表皮或黏膜的基底膜或黏膜肌层达真皮或黏膜下，但侵犯周围组织局限在一定范围内，称为早期浸润癌。早期浸润癌的诊断标准一般以浸润深度为准，但不同器官或部位不完全一致；早期胃癌为癌组织局限于黏膜层和黏膜下层，而不论有无淋巴结转移，腺癌限于黏膜层，可分为小黏膜癌（直径<4 cm）和浅表性癌（直径>4 cm）两种，当黏膜下层广泛浸润时，称为穿透性变型（penetrating variant）；早期大肠癌为癌组织局限于黏膜层和黏膜下层，一般无淋巴结转移。早期肝癌为单个癌结节或相邻两个癌结节直径之和<3 cm。WHO 工作小组明确指出，诊断结直肠癌时必须存在通过黏膜肌层浸润到黏膜下层的特点，否则不能诊断为癌。同时，进一步指出具有腺癌形态特点的病变限于上皮或只侵犯固有膜而缺乏通过黏膜肌层浸润到黏膜下层，实际上无转移的危险。因此，工作小组认为"高级别上皮内瘤变"比"原位腺癌"恰当，"黏膜内瘤变"比"黏膜内腺癌"恰当。

4. 浸润性癌

癌浸润周围组织的范围超过早期浸润性癌。

三、肿瘤的分类

（一）根据肿瘤的生物学行为

肿瘤分为以下 3 种类型：

1. 良性肿瘤

肿瘤通常生长缓慢，限于局部，呈膨胀性或外生性生长，边界清楚，常有包膜。肿瘤分化较成熟，色泽和质地接近相应的正常组织，组织和细胞形态变异较小，核分裂象不易见到。一般情况下，肿瘤不复发，也不转移。

2. 恶性肿瘤

肿瘤通常生长迅速，呈浸润性或破坏性生长，边界不清，无包膜或仅为纤维性假包膜，常伴有出血和坏死。肿瘤分化差，色泽和质地不同于相应的正常组织，组织和细胞形态变异大，显示异型性，核分裂象增多，并可见病理性核分裂。肿瘤常复发，容易转移。

3. 交界性肿瘤

指介于良性肿瘤和恶性肿瘤之间的肿瘤，也称为中间性肿瘤。

（二）根据肿瘤的组织学和遗传学特征

大致可分为以下几大类：

1. 上皮组织肿瘤

起自外胚层（如皮肤）、内胚层（如胃肠道）或中胚层（如泌尿生殖道）。按功能可分为被覆上皮和腺上皮两种，前者包括表皮和被覆空（管）腔壁黏膜上皮，后者包括腺管和腺泡。

2. 间叶组织肿瘤

起自于软组织（包括纤维组织、脂肪组织、肌组织、脉管、滑膜和间皮）、骨和软骨。

3. 淋巴造血组织肿瘤

多发生于淋巴结、骨髓、脾脏、胸腺和各部位的淋巴组织。

4. 神经组织肿瘤

起自于中枢和周围神经。

5. 神经外胚层肿瘤

起自神经外胚层，如神经母细胞瘤、原始神经外胚层瘤和骨外尤文肉瘤。

6. 性索和生殖细胞肿瘤

如卵黄囊瘤和胚胎性癌。

7. 胚胎残余及器官胚基肿瘤

前者如脊索瘤、颅咽管瘤和中肾管残余组织形成的肿瘤，后者如视网膜母细胞瘤、肝母细胞瘤、肺母细胞瘤和肾母细胞瘤。

8. 神经内分泌肿瘤

瘤细胞具神经内分泌细胞性分化，如胰岛细胞瘤和副神经节瘤。

9. 细胞分化未定的肿瘤

如滑膜肉瘤和上皮样肉瘤。

10. 混合性肿瘤

如畸胎瘤和癌肉瘤。

四、肿瘤的命名

（一）一般命名法

主要依据肿瘤的生物学行为来命名，肿瘤分为：

1. 良性肿瘤

按部位+组织分化类型+瘤，如腮腺混合瘤、卵巢浆液性乳头状囊腺瘤和颈部神经鞘瘤等。

2. 交界性肿瘤

按部位+交界性或非典型性或侵袭性+组织分化类型+瘤，如卵巢交界性浆液性乳头状囊腺瘤。

3. 恶性肿瘤

向上皮组织分化的恶性肿瘤，按部位+上皮组织分化类型+癌，如食管鳞状细胞癌、直肠腺癌；向间叶组织分化的恶性肿瘤，按部位+间叶组织分化类型+肉瘤，如腹膜后平滑肌肉瘤；向胚胎组织分化的肿瘤，按部位+母细胞瘤，多数为恶性，如肝母细胞瘤、胰母细胞瘤等；肿瘤内同时含有上皮和肉瘤成分时，按部位+癌或腺+肉瘤；肿瘤内含有两种或两种以上胚层成分时，按部位+畸胎瘤或未成熟畸胎瘤，如卵巢成熟性囊性畸胎瘤等。

（二）特殊命名法

有以下几种方式：

1. 按人名

肿瘤命名为 Hodgkin 淋巴瘤、Ewing 肉瘤、Wilms 瘤、Askin 瘤、Paget 病、Krukenberg 瘤等。

2. 按肿瘤的形态学特点

如海绵状血管瘤、多囊性间皮瘤。

3. 按解剖部位

如颈动脉体瘤等。

4. 按传统习惯

如白血病和蕈样肉芽肿等。

五、肿瘤的分级和分期

（一）分级

肿瘤的组织学分级（grading）依据肿瘤细胞的分化程度、异型性、核分裂象和有无坏死来确定，一般用于恶性肿瘤。对于上皮性肿瘤，国际上普遍采用的是三级法，即Ⅰ级为高分化，属低度恶性，Ⅱ级为中分化，属中度恶性，Ⅲ级为低分化，属高度恶性。如食管或肺的鳞状细胞癌可分为Ⅰ级、Ⅱ级和Ⅲ级。胃或大肠癌可分为分化好、分化中等和分化差，或分为低度恶性（low grade，包括分化好和中分化）和高度恶性（high grade，包括差分化和未分化）。分化好的管状腺癌主要由单个腺管组成，很少有复合腺管，细胞核极性容易辨认，细胞核大小一致，很像腺瘤的上皮，中度分化由单个的、复合的或稍不规则的腺管组成，细胞核极性不易辨认或消失，分化差的癌腺管高度不规则或失去腺管分化，细胞核极性也消失，分化差的部分占肿瘤50%或以上。

（二）分期

国际抗癌联盟（UICC）制订了一套 TNM 分期（staging）系统，其目的在于帮助临床医师制订治疗计划；提供预后指标；协助评价治疗效果和便于肿瘤学家之间交流信息。针对每一系统，设立了两种分期方法，即临床分期和病理分期。

六、肿瘤的生长与扩散

（一）肿瘤的生长方式

1. 膨胀性生长

是大多数良性肿瘤的生长方式。

2. 外生性生长

多见于位于体表、体腔或管腔表面的良性或恶性肿瘤，恶性肿瘤常发生坏死、脱落或形成溃疡。

3. 浸润性生长

是大多数恶性肿瘤的生长方式，肿瘤呈蟹足样、树根样或放射状浸润和破坏周围组织。

（二）肿瘤的侵袭

肿瘤沿组织间隙、淋巴管、血管和黏膜面或浆膜面侵袭周围组织。

（三）肿瘤的转移

肿瘤的转移方式主要有以下 3 种。

1. 淋巴管转移

是上皮性肿瘤常见的转移方式。

2. 血管转移

瘤细胞侵入血管后随血流到达远隔部位继续生长，形成转移灶。

3. 种植性转移

位于体腔内器官的肿瘤可浸润至脏器浆膜面，侵破浆膜时瘤细胞脱落，如播种样种植在体腔其他脏器表面，形成多灶性的转移瘤。如 Krukenberg 瘤即由胃癌种植至卵巢所致。

（杜向青）

第二节 肿瘤的一般形态和结构

一、肿瘤的肉眼形态

肿瘤的肉眼形态多种多样，并可在一定程度上反映肿瘤的良、恶性程度。

1. 肿瘤的数目和大小

肿瘤的数目不一，通常为一个，称为单发瘤（single tumor）。也可为多个，称为多发瘤（multiple tumors）。肿瘤的大小可以差别很大。小者只有几毫米，很难发现，如甲状腺的隐匿癌（occult carcinoma）。有的甚至在显微镜下才能发现，如原位癌。大者直径可达数十厘米，重达数千克乃至数十千克，如卵巢的浆液性囊腺瘤。一般来说，肿瘤的大小与肿瘤的性质（良、恶性），生长时间和发生部位有一定关系。生长于体表或大的体腔（如腹腔）内的肿瘤有时可长得很大；生长于密闭的狭小腔道（如颅腔、椎管）内的肿瘤则一般较小。肿瘤极大者通常生长缓慢，生长时间较长，且多为良性。恶性肿瘤一般生长迅速，很快可引起转移和患者死亡，常长不大，一般不会超过 1 kg。出现多个肿瘤要考虑是否为恶性肿瘤转移，也可为某些特殊的遗传性良性肿瘤，如神经纤维瘤病（neurofibromatosis），或者为不同来源的多发性肿瘤。

2. 肿瘤的形状

肿瘤的形状多种多样，有乳头状（papillary）、菜花状（cauliflower），绒毛状（villiform）、蕈状（fungating）、息肉状（polypous）、结节状（nodular）、分叶状（lobulated）、浸润性团块（infiltrating mass）、弥漫肥厚状（diffuse thickening）、溃疡性（ulcerated）和囊状（cystic）等。肿瘤形状上的差异一般与其发生部位、组织来源、生长方式和肿瘤的良、恶性密切相关。

3. 肿瘤的颜色和质地（consistency）

肿瘤的颜色和质地一般接近其来源的正常组织，如脂肪瘤呈黄色，切面有油腻感。恶性肿瘤的切面多呈灰白或灰红色，但可因其含血量的多寡以及有无变性、坏死、出血，是否含有色素等而呈现各种不同的颜色。就质地而言，癌的切面一般较干燥，多数肉瘤切面湿润，质嫩，呈鱼肉状。有时可从肿瘤的色泽和质地大致推测其为何种肿瘤，如血管瘤多呈红色或暗红色，脂肪瘤呈黄色，黑色素瘤呈黑色，绿色瘤呈绿色等。

4. 肿瘤的硬度

肿瘤的硬度一般较周围的正常组织大，并且与肿瘤的种类、肿瘤实质与间质的比例以及有无变性、坏死等有关。如骨瘤很硬，脂肪瘤质软；实质多于间质的肿瘤一般较软，反之则较硬；瘤组织发生坏死时变软，有钙盐沉着（钙化）或骨质形成（骨化）时则变硬。

5. 肿瘤的包膜

一般来说，良性肿瘤常有完整的包膜，与周围组织分界清楚，因而手术时容易分离和完整切除；恶性肿瘤一般无包膜，常常侵入周围组织，以致边界不清，手术时应扩大切除范围。生长迅速的恶性肿瘤可压迫周围正常组织，形成"假包膜"，需与良性肿瘤的真性包膜鉴别。

二、肿瘤显微镜下组织结构

各种肿瘤的镜下形态改变虽然多种多样，但任何一个肿瘤在镜下都可分为实质和间质两部分。

1. 肿瘤的实质（parenchyma）

肿瘤实质是肿瘤的主要成分，克隆性增生的肿瘤细胞的总称。肿瘤的生物学特点以及每种肿瘤的特殊性主要由肿瘤的实质决定。由于身体内几乎所有的器官和组织都可发生肿瘤，故而肿瘤实质的形态也多种多样。病理医生在显微镜下通过识别各种肿瘤实质细胞的形态确定其组织来源（histogenesis），对其进行分类、命名和组织学诊断，并根据其分化程度和异型性大小确定肿瘤的良恶性程度。

2. 肿瘤的间质（mesenchyma 或 stroma）

肿瘤的间质一般由结缔组织和血管构成，还有数量不等的巨噬细胞和淋巴细胞等。虽然肿瘤的生物学行为主要取决于实质，但间质成分起着支持和营养肿瘤实质的作用，而且构成的微环境以及间质成分与肿瘤实质的相互作用往往对肿瘤的生长和分化起决定性的作用。间质，尤其是纤维组织的多少也决定肿瘤的硬度。间质缺乏的肿瘤比较软，呈鱼肉样，如肉瘤；而间质丰富的肿瘤则较硬，如乳腺的硬癌。

（杜向青）

第三节 肿瘤的病理诊断概述

一、肿瘤病理诊断的意义

正确的肿瘤诊断是临床确定合理的治疗方案、提高疗效和推断预后的基本条件，至关重要。恶性肿瘤治疗前一般都必须有明确的病理组织学或细胞学诊断。随着医学科学的迅猛发展，医学新技术的不断涌现，肿瘤的诊断依据也在不断变化，日益趋向更精确和更可靠。目前把诊断依据分为5级。①临床诊断：仅根据临床症状、体征及疾病发展规律，在排除其他非肿瘤性疾病后所做出的诊断。临床诊断一般不能作为治疗依据；②专一性检查诊断：指在临床诊断符合肿瘤特征的基础上，结合具有一定特异性检查的各种阳性结果而做出的诊断。这些检查包括实验室生化检查和影像学（X线、CT、MRI、超声、放射性核素显像等）检查。例如，肝癌的甲胎蛋白检测、消化道肿瘤的钡餐造影、钡灌肠造影和气钡双重造影等；③手术诊断：外科手术探查或通过各种内镜检查时，通过肉眼观察新生物而做出的诊断；④细胞病理学诊断：包括各种脱落细胞学和（或）穿刺细胞学检查；⑤组织病理学诊断：

包括各种内镜活检和各种肿瘤切取或切除后制成切片进行组织学检查，以及造血组织肿瘤骨髓针穿刺活检检查等。

近年来，随着肿瘤检查技术的不断发展，诸如内镜、针吸活检的广泛开展，电镜和免疫组织化学等新技术的应用和推广，极大地丰富和扩大了肿瘤病理诊断及研究工作的内容和范围，加深人们对肿瘤本质及其发生发展规律的认识，大大提高了肿瘤早期诊断率和治愈率。准确的肿瘤病理诊断有着重要意义。

（1）判断肿瘤的良、恶性：肿瘤病理检查的最主要作用是判断肿瘤是良性还是恶性。

（2）肿瘤的分类：通过病理检查可以对恶性肿瘤进行分类。

（3）肿瘤分级、分期：通过病理观察肿瘤细胞的分化程度和结构，可以判断恶性肿瘤的分级。另外，通过病理检查观察肿瘤细胞的侵袭范围和淋巴结转移情况，也可为临床肿瘤分期提供依据。

（4）正确选择治疗方案：肿瘤病理检查为临床选择治疗方案提供重要依据，如为良性肿瘤可行肿块单纯切除，恶性肿瘤则要行扩大切除。肿瘤的分级能为以后的化疗药物和剂量的选择提供依据。

（5）判断预后及疗效。

二、肿瘤组织病理学

（一）肿瘤组织病理学检验的一般程序

1. 标本验收

标本应用缓冲中性甲醛溶液固定（pH 7.0~7.4），以保证切片质量。接受标本时应先核对标本与病理申请单相符与否，检查固定液是否足够。

2. 肉眼观察

检查前应先核对标本号、姓名、标本名与申请单是否相符，再详细阅读病理申请单的病史和临床诊断。观察组织时要注意其大小、形状、颜色、质地和块数，必要时须称重。

3. 选取组织块

在肉眼观察的同时，应选择合适的部位取组织块，以便包埋制片后镜下观察。选材必须有代表性和诊断价值，一般最好选择病变与正常组织交界处。

4. 显微镜检查

镜检前先核对病理号与切片数，包埋块数与记录单是否相符。先用低倍镜观察一般结构，再用高倍镜观察细微结构。

5. 病理诊断报告

应实事求是根据病理材料客观诊断。

（二）常见的病理检查方法

1. 常规石蜡切片

是病理学中最常用的制片方法，取材可以广泛而全面，制片质量比较稳定，阅片符合习惯。各种标本经4%中性甲醛溶液固定后，通过取材、脱水、浸蜡、包埋、切片、染色和封片后在光学显微镜下观察。常规制片一般在接收组织块后36小时之内完成，病理诊断报告一般在5个工作日内发出。

2. 快速石蜡切片

是将上述过程简化的制片方法，可适用于各种标本的快速诊断，尤其是软组织肿瘤或子宫颈锥形切除标本，整个过程仅需 20 分钟左右，半小时内可做出病理诊断。此法的优点是设备简单，制片快速，缺点是耗费人力，制片质量不易掌握，现多已被冷冻切片取代。

3. 冷冻切片

对手术治疗有极大的帮助和指导意义。

术中冷冻切片病理会诊的目的是：①确定病变性质，是否为肿瘤或非肿瘤学病变，若为肿瘤则进一步确定良性、恶性或交界性；②了解肿瘤播散情况，尤其是确定区域淋巴结有无肿瘤转移或邻近脏器有无肿瘤浸润；③明确手术切缘情况，是否有肿瘤组织累及或残留；④手术中帮助辨认组织，为临床医师决定术中治疗方案提供参考性意见。

但由于术中及冷冻制片取材局限，时间短，同时取材组织因低温冷冻使组织和细胞变异性较大，致使冷冻切片诊断的准确性不及石蜡切片，有一定的误诊率和延迟诊断率。因此，临床医师必须清楚冷冻切片病理报告仅作为临床手术治疗的参考，不能作为最终病理诊断，最后的病理诊断必需根据石蜡切片做出。上述情况，临床主管医师必须在术前向患者本人或家属交待清楚，并在"术中快速冷冻切片病理检查患者知情同意书"得到患者本人或其家属签名后才能执行。

冷冻切片主要有以下方法：

（1）氯乙烷法：设备简单，适合于基层医院和术中会诊，但容易受到周围环境气温的影响。

（2）二氧化碳法：此法已逐渐淘汰，目前已很少应用。

（3）半导体法：取材较大、制片较快和比二氧化碳法容易掌握，但易受到周围环境气温的影响，已逐渐被恒冰切片机代替。

（4）恒冰切片机法：是目前最先进的冷冻切片机，整个过程在 -20℃ 左右的条件下进行，制片质量稳定良好，出片速度快，一般在 30 分钟内可作出诊断报告，但价格昂贵。

4. 印片和刮片

此法一般属应急措施，其确诊率要低于冷冻切片，可与其他方法联合使用。

（三）组织病理诊断报告

大多数肿瘤的病理诊断，依靠常规石蜡切片，结合必要的临床资料，即可做出正确的病理诊断，少数分化低的肿瘤则需要采用特殊染色、免疫组织化学染色和超微结构观察等技术，才能做出恰当的病理诊断。常规病理诊断：要详细了解病史，包括年龄、性别、病程、症状，肿瘤的部位、大小、形状、硬度、化验检查和 X 线片所见，仔细检查大体标本，全面、细致地观察切片病变，分析各种病变的性质，抓住病变特征，作出诊断。病理诊断报告是肿瘤诊断最可靠的定性诊断依据，病理诊断的书写格式应参照有关的规范，一般应包括以下内容：①送检标本的类型；②肿瘤所处的部位；③肿瘤的大体形态；④肿瘤的组织学类型或亚型；⑤肿瘤的病理分级；⑥肿瘤的大小，浸润深度和范围；⑦脉管和神经累犯情况；⑧切缘组织有无肿瘤浸润或残留；⑨各组淋巴结有无肿瘤转移，淋巴结包膜外有无肿瘤浸润；⑩运送组织情况。

报告格式书写举例如下：

（1）全胃切除标本。

（2）胃小弯胃角处浸润溃疡型印戒细胞癌，癌肿大小 6 cm×5 cm×4 cm，浸润胃壁全层至浆膜外脂肪组织，黏膜下和浆膜下多个淋巴管内见癌栓，肌间神经束见癌侵犯，标本上、下切缘（分别距癌肿 5 cm 和 4 cm）及另送上、下切缘均未见癌浸润。

（3）胃周淋巴结见癌转移（14/30），详如下：贲门旁（0/4），胃左动脉旁（0/1），小弯侧（12/14），大弯侧（0/4），幽门上（2/5），幽门下（0/2）。

三、肿瘤细胞病理学

临床细胞学是根据脱落细胞的形态改变，诊断肿瘤和认识疾病的一门科学。随着肿瘤检查手段的不断发展，癌细胞形态学的深入研究和细胞染色体技术的改进，近 50 年来，细胞学诊断逐渐发展成为早期发现肿瘤的普查手段和肿瘤诊断的重要组成部分。

（一）肿瘤细胞学诊断的应用

由于癌细胞比正常细胞容易脱落，细胞涂片操作简单，容易推广和重复检查等特点，应用广泛，例如：

1. 防癌普查

如食管脱落细胞学检查。

2. 早期诊断肿瘤

对人体消化系统的肿瘤，细胞学诊断有很高的阳性率。如食管癌细胞学诊断阳性在 90% 以上。胃癌采用胃冲洗法或内镜的新技术，阳性率可在 80% 以上。

3. 鉴定疗效和推测预后

临床利用细胞学观察放射治疗、化学药物治疗的反应，评价疗效和推测预后。近年来，细胞学逐渐成为协助制定某些肿瘤化学药物治疗、中医中药治疗和手术治疗等治疗方案的重要参考指标。

（二）肿瘤细胞学

肿瘤细胞学包括上皮组织来源的恶性肿瘤——癌和非上皮组织来源的恶性肿瘤——肉瘤，以及其他类型的恶性肿瘤。非上皮组织来源的恶性肿瘤仅占恶性肿瘤总数的 10% 左右，其表面被覆一层正常上皮组织，瘤细胞不易脱落。脱落后瘤细胞基本上具有癌细胞的一般特征。

肿瘤细胞学诊断需要的依据如下：

1. 癌细胞的形态特征

（1）细胞外形改变：包括细胞增大、大小不一和多形性。

（2）细胞核改变：包括核大，核浆比例增大，核大小不一，形态异常，核仁肥大，数目增多，核膜增厚和核分裂活跃。

（3）细胞浆改变。

（4）变性坏死：癌细胞变性坏死，胞浆破坏形成裸核。

2. 癌细胞相互间关系的改变

（1）排列紊乱，失去正常极向。

（2）特殊排列，各种腺癌常可见到癌细胞呈菊团状或管腔状排列，鳞癌可见到成层排列的纤维形癌细胞或成珠的癌细胞团。

3. 涂片的背景

恶性肿瘤细胞特征是综合性的，不能凭某一特征作为诊断恶性肿瘤的依据。因为某些恶性细胞的形状特征有时也出现在一些良性病变的细胞中。各种特征所在部位、数量上的改变及涂片背景等，对诊断癌瘤、分辨早晚及类型均有很大参考价值。

（三）肿瘤细胞病理学方法

1. 标本收集

（1）脱落细胞学：不仅指从体表、体腔或与体表相通的管道内自然脱落的细胞，也包括经一定器械作用脱落的浅表细胞。常见标本如食管拉网、纤维食管胃镜引导下的刷片和冲洗液沉渣涂片，腹腔积液等。

（2）穿刺细胞学：现代细胞病理学中指细针吸取（fine needle aspiration，FNA）细胞检查的方法，包括体表和深部肿块穿刺。体表穿刺适用于淋巴结、皮肤和软组织肿块等可触及的肿块，如食管癌。深部肿块穿刺是指体表难以触及的肿块可在影像学技术如 B 超、X 线、CT 及内镜等的引导下定位穿刺，适用于肝、胰、消化道管壁深层肿块及其他深部肿块。

2. 制片方法

（1）直接涂片：脱落细胞学和穿刺细胞学标本都适用。将取材所得尽快涂布于载玻片上，涂片动作宜轻快，忌刮擦，避免细胞的机械损伤，注意保持涂片厚薄均一。一般脱落细胞学涂片为 1~4 张，各种内镜刷片和鼻咽活检组织涂片等取材相对有限的标本涂片数不宜过多，以免影响每张涂片中的细胞数量及细胞保存质量。待做 HE 或巴氏染色等湿固定的涂片切记及时固定，避免涂片干燥引起细胞蜕变。

（2）印片：将组织学活检或手术切除的新鲜标本在固定前轻触玻片可制成印片，以做出相对快速的细胞学诊断。然而将组织学标本做压片细胞学检查不被提倡，因为会挤压破坏组织，影响后续的组织学检查。印片完毕后同样要注意及时固定。

（3）离心涂片：将液体标本离心后，弃上清，取沉渣涂片。适用于腹腔积液等各种体腔积液，以及术中盆腔冲洗液等脱落细胞学标本。同样可应用于细针穿刺标本，如囊性病变针吸所得液体，以及穿刺针头残留物洗液。

（4）细胞块（cell block）切片：是组织学制片方法在细胞学中的应用。将促凝物质如 4%中性甲醛溶液加入液体标本的离心沉渣，使之凝固，石蜡包埋后切片。与涂片比较其优点在于可能保留更多的组织学结构。另外，细胞块切片有助于免疫组化等辅助检查在细胞学中的应用。

3. 固定

（1）湿固定：一般采用 95%乙醇或 50%乙醚乙醇溶液固定。湿固定必须及时，应在涂片干燥前，可避免由此引起的细胞蜕变，从而更好地保留细胞核的形态。染色方法为苏木精-伊红（HE）和巴氏（Papanicolaou）染色。乙醇固定比组织学常用的 4%甲醛溶液固定液更易导致细胞收缩。加入乙醚后有所改善，尤其适用于 HE 染色。

（2）干固定：即经空气干燥。细胞因干燥而更紧密地黏附于玻片上，不似湿固定易于脱片，因而避免了取材的损失。但干固定后细胞因蜕变以及表面张力而变扁平，面积大于湿固定者，细胞核形态保存欠佳，不适用 HE 和巴氏染色，而配以着重胞浆和间质着色的 Romanovsky 类染色。

4. 染色

（1）HE 染色：为组织病理学常规染色方法。核浆对比鲜明，核形态包括染色质和核仁等清晰。染液渗透力强，能用于较厚的涂片及含大量液化坏死物质的涂片。操作步骤简单，省时，质量稳定。

（2）巴氏染色：染色特点和 HE 相似，着重核形态，优点在于可通过将胞浆角蛋白染为橙色来识别角化，从而作为鳞状分化的依据来鉴别低分化鳞癌。但细胞蜕变包括非鳞状细胞的蜕变，也可导致胞浆橙染。染色成分较多，步骤繁复，耗时长。

5. 辅助检查

组织化学、免疫组化、电镜、共聚焦显微镜、流式细胞和细胞图像分析、细胞遗传学及各种分子生物学技术都可使用细胞学标本。而且由于细胞学标本为新鲜组织，更能满足这些研究的需要。如穿刺标本用于电镜检查，由于新鲜组织立即固定，细胞器保存质量极佳。免疫组化技术在细胞学中的应用已趋成熟，可用于 Crytospin 涂片和细胞块切片，也可用于直接涂片。后者若能保持涂片中有足量具诊断意义的细胞，减少血液和炎症坏死成分的稀释和干扰作用，推片薄而均匀，也能得到可靠的结果。

（四）肿瘤细胞病理学应用

细胞病理学已被广泛应用于肿瘤与非肿瘤，以及良性与恶性肿瘤的诊断和鉴别诊断，肿瘤诊断阳性率可在80%以上，经形态学或结合免疫组化等检查后可明确大部分肿瘤的组织学类型。

1. 脱落细胞学

脱落细胞学检查经济、安全、简便、几无损伤且诊断灵敏度高，特异性强。食管脱落细胞学检查是用于食管癌防癌普查的主要手段，在我国高发区域广为开展。取材方法的不同，使脱落细胞学检查成为组织学活检的有益补充。如内镜刷片由于取材面积远大于组织学活检，而且恶性细胞黏附性差更易脱落刷取，因而能在活检阴性时得到阳性结果，两者合用可提高诊断准确率。消化道癌症的内镜组织学活检诊断准确率为80%～85%，与细胞学合用后，可达90%甚至100%。然而食管癌患者可因食管狭窄，未能将食管球吞咽至病变段而拉网结果阴性。因此阴性报告不能排除肿瘤存在。此外，食管拉网因不能直视病变而无法对肿瘤精确定位。

2. 穿刺细胞学

FNA 具有简单易行、快速、准确、安全、经济的特点，但亦有其并发症，并且其发生率随穿刺针径增粗和穿刺部位深入而上升。FNA 的主要并发症是：出血、感染、气胸、肿瘤播散、穿刺后组织学改变、其他如胰腺穿刺引起的血淀粉酶升高和胰腺炎等。

（五）细胞病理诊断报告

细胞病理学报告应包括标本类型、取材部位、肉眼所见、镜下观察描述性文字及诊断性名称，对诊断不明者必要时注明鉴别诊断及进一步检查的建议，以供临床参考。数字式分级诊断曾广泛应用于细胞学报告，但现已很少使用。如著名的子宫颈涂片巴氏5级诊断，将未见异形细胞到浸润性癌之间分为Ⅰ～Ⅴ级。然而该5级的判断标准未能与现代子宫颈上皮性病变的组织学名称相联系，缺乏客观性和可重复性，不同使用者间存在歧义，形成命名学上的紊乱，已不能满足诊断和治疗的要求。为此1988年美国国立癌症中心（NCI）制定了一个新的子宫颈涂片诊断系统——The Bethesda 系统（TBS），既统一了命名，又兼顾了宫颈癌发病机制的研究成果，达到更好地指导治疗的作用。其中重大改变之一为应用了低度鳞状上皮内病变（low-grade squamous intraepithelial lesion，LSIL，包括轻度不典型增生/CIN1 和 HPV 感染）和高度鳞状上皮内病变（high-grade squamous intraepithelial lesion，HSIL，包括中、重度不典型增生和原位癌/CIN2、3）等诊断性名称以替代过去数字式的分级诊断，既与组织学诊断间有很好的可比性，分级又达到临床治疗方法区分要求，同时提高了诊断的可重复性。因此世界卫生组织认为数字式分级诊断已不适用于细胞病理学报告，应以诊断性名称取而代之。另外，无论脱落细胞学还是穿刺细胞学，受取材方法局限，细胞病理学检查都存在抽样性的特点，阴性结果不能推论至病变全部，即不能完全排除肿瘤存在的可能。这是理解细胞学报告不可忽视的要点。

四、细胞病理学与临床的联系

虽然细胞病理学为病理学的一个分支，但与临床密不可分。尤其穿刺细胞学的开展使细胞学人员必须掌握良好的临床诊断技能。体表肿块的正确判断依赖触诊和牢靠的解剖学基础。为尽量避免 FNA 抽样性质导致的"假阴性"结果，一名优秀的细胞病理学者应善于从临床角度分析，识别肿块的"可疑"程度，判断穿刺内容物的代表性，决定对"阴性"肿块是否重复穿刺。脱落细胞学也存在对标本代表性的认识问题。因此，对临床医师而言，同样应了解细胞学诊断的这一局限性，除提供详尽临床资料外，判断细胞学报告的可靠性必须结合临床及其他辅助检查，如有不符，各方应及时沟通。这种良好的合作是提高细胞学诊断准确率、使之更好为临床服务的前提。

（杜向青）

第四节　免疫组织化学在肿瘤病理诊断中的应用

一、原理

免疫组织化学标记是根据抗原-抗体特异性结合的原理，应用特异性抗体与细胞和组织中所需检测的抗原结合，并通过在结合部位显色观察以达到抗原定位诊断的目的。免疫组织化学标记、光镜观察、分子病理学检测已成为现代肿瘤病理学诊断中不可缺少的三大基本技术。

二、常用的免疫组化标记物

肿瘤组织可产生多种异质性抗原，这些抗原对肿瘤组织具有相对特异性，是识别各种肿瘤的标记物，是肿瘤免疫组织化学诊断的基础。肿瘤组织产生的抗原可分为以下几大类：

1. 细胞骨架抗原

包括微管、微丝和中间丝，在细胞内起支持、运动作用。常用的抗体为细胞角蛋白、波形蛋白、结蛋白、神经细丝和胶质纤维酸性蛋白。

2. 细胞功能蛋白

细胞特殊功能相关的酶和细胞功能产物，如激素、生长因子和免疫球蛋白。常用的抗体为神经元特异性烯醇化酶、前列腺酸性磷酸酶、胰岛素、胰高血糖素、甲状腺球蛋白和免疫球蛋白系列。

3. 细胞表面标记物

属细胞膜抗原，常见的抗体为上皮膜抗原、白细胞共同抗原和淋巴细胞亚群表面标记物。

4. 胚胎性抗原

为出现在胚胎组织的抗原，正常组织内含量极少。常用的抗体为甲胎蛋白和癌胚抗原。

5. 肿瘤组织相对特异性抗原

如前列腺特异性抗原、胃癌和肺癌的单克隆抗体等。

三、免疫组织化学在肿瘤病理诊断中的应用

近年来，免疫组织化学建立了过氧化物酶-抗过氧化物酶法（PAP 法）和亲和素-生物素-过氧化生物酶复合物法（ABC 法）高灵敏的非标记染色法和高度特异性的单克隆抗体，常规石蜡切片可用于免疫组织化学染色，开辟了免疫组织化学技术在外科病理学领域广泛应用的新途径。使肿瘤病理诊断有可能建立在肿瘤特异性标记抗体上。

肿瘤的超微结构诊断：肿瘤病理诊断中约有 10% 分化不良或异型性大的肿瘤，光镜难以确定其组织类型，需要借助电镜诊断。电镜具有高分辨率，可观察肿瘤内微细结构及细胞间的关系，有助于判断肿瘤的组织类型及分化程度，可补充光镜诊断。

肿瘤可发生在机体的各种组织，形成肿瘤后，无论肿瘤分化高低，超微结构上仍不同程度保持与起源组织相类似的特征。如鳞状细胞癌胞质内可见到张力原纤维和细胞间桥。平滑肌肿瘤胞质内伴有致密体的细丝。某些肿瘤细胞还具有特征性的超微结构形态，如血管内皮细胞肿瘤，具有棒形多管小体（Weibal Palade 小体）。APUD 瘤细胞质内含有神经分泌颗粒。根据肿瘤的超微结构特点，对一些分化低的肿瘤，电镜可做出较光镜更准确的超微结构判断。

（周　楠）

第五节　肿瘤的组织、细胞病理学诊断

一、肿瘤的组织病理学诊断

（一）常用方法

1. 标本的获取

（1）针芯穿刺活检（core needle biopsy）：又称针切活检（cutting needle biopsy）或钻取活检（drill biopsy）。用带针芯的粗针穿入病变部位，抽取所获得的组织比细针穿刺的大，制成的病理组织切片有较完整的组织结构，可供组织病理学诊断，如乳腺肿瘤的针芯穿刺活检。

（2）咬取活检（bite biopsy）：用活检钳通过内镜或其他器械，咬取或钳取病变组织作组织病理学诊断，如鼻咽部，胃和宫颈等处的活组织检查。

（3）切开活检（incisional biopsy）：切取小块病变组织，如可能，包括邻近正常表现的

组织供组织病理学诊断。此法常用于病变太大，手术无法完全切除或手术切除可引起功能障碍或毁容时，为进一步治疗提供确切的依据。

（4）切除活检（excisional biopsy）：将整个病变全部切除后供组织病理学诊断。此法本身能达到对良性肿瘤或某些体积较大的早期恶性肿瘤（如乳腺癌、甲状腺癌）的外科治疗目的。切除活检可仅为肿块本身或包括肿块边缘正常组织和区域淋巴结的各种类型广泛切除术和根治术标本。

2. 大体标本的处理

针芯穿刺、咬取和切开活检小标本的处理较简单，切除活检标本，尤其恶性肿瘤根治标本需按各类标本的要求做出恰当的处理。

在大体标本处理前，病理医师必须了解临床病史、实验室检查和影像学检查等结果，以确定如何取材，是否需要做特殊研究。外科医师应对标本作适当标记，以提供病变解剖方向、切缘等信息，并记载于病理申请单上。

活检标本送达病理科时，通常已固定在4%甲醛（10%福尔马林）或其他固定液中，此时已不宜再做一些特殊研究（如细菌培养、某些免疫组织化学染色、理想的电镜检查和遗传学检测），病理医师应在术前会诊，确定是否需留取新鲜组织供特殊研究，避免标本处理不当而再次活检。小块组织活检的目的常用于确定病变的良、恶性，如为恶性肿瘤，则可等待根治性切除标本后再做其他检查。

大体标本，尤其根治性标本应详细描述肿瘤的外形、大小、切面、颜色、质地、病变距切缘最近的距离，所有淋巴结都应分组，并注明部位。恶性肿瘤标本的表面应涂布专用墨水，以便于在光镜下正确判断肿瘤是否累及切缘。所有病变及可疑处、切缘和淋巴均应取材镜检。

3. 制片的类型

（1）常规石蜡切片（routine paraffin section）：是病理学中最常用的制片方法。各种病理标本固定后，经取材、脱水、浸蜡、包埋、切片、染色和封片后光镜下观察。全部制片过程一般1天左右可完成，3天内就可发出病理诊断报告。石蜡切片的优点是取材广泛而全面，制片质量较稳定，组织结构清晰，便于阅片。适用于针芯穿刺、咬取、切取和切除等各种标本的组织学检查。有时还可根据诊断或研究工作的需要，做成大切片，把部分或整个病变的切面制成一张切片，长达2~5 cm或更大，以观察病变的全貌。

（2）快速石蜡切片（rapid paraffin section）：将上述常规制片过程简化，在加温下进行，依次用甲醛溶液固定，丙酮脱水和软石蜡浸蜡后包埋、切片和染色。整个制片过程需20分钟左右，约30分钟即可做出病理诊断。此法优点是设备简单，制片快速，只要有石蜡切片机的基层医院均可进行。切片质量近似常规石蜡切片，可适用于各种标本的快速诊断，尤其适用于宫颈锥形切除和软组织肿瘤标本。本法的缺点是耗费人力和试剂较多，取材不宜过大，制片质量有时不易掌握，现多已被冷冻切片取代。

（3）冷冻切片（frozen section）：过去用氯乙烷法、二氧化碳法和半导体制冷法制片，由于易受工作环境气温的影响，制片技术要求较高，制片质量欠稳定，现除一些基层医院还在使用外，已被恒冷切片机制作的冷冻切片代替。恒冷切片机在制作切片时，整个切片过程均在恒冷箱内进行，制片质量良好且稳定，接近于常规石蜡切片，出片速度快，从组织冷冻、切片到观察，仅需15分钟左右即可做出病理诊断。此法还可用于不适宜固定、脱水和浸蜡等方法处理的某些组织化学和免疫组织化学检查的制片。恒冷切片机制作冷冻切片的成本较高，使用年限通常 8~10 年。

（4）印片：将巨检所见可疑组织与玻片接触，制成印片染色后观察，做出快速诊断，此法虽属细胞学诊断，但常与冷冻切片同时应用，以提高术中诊断的确诊率，也可作为无法进行冷冻切片时的应急措施。

（二）应用范围

1. 常规组织病理学检查

所有活组织标本均应送病理学检查，绝对不允许把标本随意丢弃，以致延误病情而影响诊治。如本院或本地无病理科时，应将标本及时送到邻近有条件的病理科（室）作病理学检查。在病理学检查中，约 80%~90%病例应用常规石蜡切片，HE 染色后作病理学诊断。

2. 手术中快速组织病理学检查

这是临床医师在实施手术中请求病理医师进行紧急会诊的一种快速组织病理学检查，病理医师要在很短的时间内（通常 15~30 分钟），向手术医师提供参考性病理学诊断意见。现大多采用快速冷冻切片技术，少数情况采用快速石蜡切片技术。

与常规石蜡切片的病理学诊断相比，快速冷冻切片会诊具有更多的局限性和误诊的可能性。因此，临床各科如需要做冷冻切片协助诊断，应事先向病理科提出申请，手术前一天向病理科递交快速活检申请单，填写患者的病史以及重要的影像学、实验室检查等资料，还有提请病理医师特别关注的问题，尽可能不要在手术进行过程中临时申请。负责冷冻切片诊断的主检病理医师应了解患者的相关临床情况，必要的术前检查和既往有关的病理学检查情况等。

（1）冷冻切片指征：由于冷冻切片耗费人力，有一定的局限性和低确诊率，事后仍需用常规石蜡切片对照方能做出最后诊断，故冷冻切片主要用于手术中病理会诊，必须严格掌握应用的指征。

1）需要确定病变性质，如肿瘤或非肿瘤，若为肿瘤，需确定为良性、恶性或交界性，以决定手术方案。

2）了解恶性肿瘤的播散情况，包括肿瘤是否侵犯邻近组织、有无区域淋巴结转移。

3）确定手术切缘情况，有无肿瘤浸润，以判断手术范围是否合适。

4）帮助识别手术中某些意想不到的发现以及确定可疑的微小组织，如甲状旁腺、输卵管、输精管或交感神经节等。

5）取新鲜组织供特殊研究需要，如组织化学和免疫组织化学检测、电镜取材、微生物培养、细胞或分子遗传学分析以及肿瘤药物敏感试验等。

（2）确诊率：冷冻切片诊断由于取材少而局限、时间紧迫、技术要求高，确诊率比常规石蜡切片低，有一定的误诊率和延迟诊断率。冷冻切片的确诊率一般为 92%~97%，误诊率为 1%~2%，延迟诊断率为 2%~6%。

冷冻切片诊断对手术治疗有重大帮助和指导意义，Ackerman（1959）指出"冷冻切片的唯一目的在于做出治疗上的决策"。由于冷冻切片诊断有一定的局限性，有较高的误诊率和延迟诊断率，因此，除在手术前外科医师需与病理医师沟通外，在手术中如遇到疑难问题，病理医师应及时与手术医师联系或亲临手术室了解术中情况和取材部位。当冷冻切片诊断与临床不符或手术医师对冷冻诊断有疑问时，应立即与病理医师联系，共同商讨处理办法。对需截肢或手术范围广泛的根治性切除之前，冷冻切片诊断一般应有两位高年资病理医师共同确诊才可签发报告。

（三）诊断报告书

1. 基本内容

（1）患者基本情况：包括病理号、姓名、性别、年龄、送检医院或科室、住院号、门诊号、送检和收验日期。

（2）巨检和镜检要点描述：包括标本类型、大体表现、肿瘤的组织学类型、亚型或变型、病理分级（分化程度）、浸润深度、脉管和神经浸润情况、淋巴结转移情况、切除标本的切缘有无肿瘤浸润以及有无继发性病变或伴发性病变等。对于罕见或特殊的肿瘤、交界性肿瘤或生物学行为不明确的肿瘤，应在备注栏内注明意见或参考文献，以供临床参考。

（3）与病理学诊断相关特殊检查：包括免疫组织化学、电镜、细胞和分子遗传学等特殊检查的结果和解释。

（4）提供恶性肿瘤的预后和进一步治疗选择的指标：病理学报告还可提供恶性肿瘤的预后指标（癌基因、抑癌基因和增殖活性等）以及进一步治疗选择的指标（如雌、孕激素受体、CD20、CD117 和 c-erbB2 表达情况）。

2. 诊断表述基本类型

（1）Ⅰ类：检材部位、疾病名称、病变性质明确和基本明确的病理学诊断。

（2）Ⅱ类：不能完全肯定疾病名称、病变性质，或是对于拟诊的疾病名称、病变性质有所保留的病理学诊断意向，可在拟诊疾病/病变名称之前冠以诸如病变"符合为""考虑为""倾向为""提示为""可能为""疑为""不能排除（除外）"之类词语。

（3）Ⅲ类：检材切片所显示的病变不足以诊断为某种疾病（即不能做出Ⅰ类或Ⅱ类病理学诊断），只能进行病变的形态描述。

（4）Ⅳ类：因送检标本过于细小、破碎、固定不当、自溶、严重受挤压（变形）、被烧灼、干涸等，无法做出病理诊断。

对于Ⅱ、Ⅲ类病理学诊断的病例，可酌情就病理学诊断及其相关问题附加建议、注释和讨论。Ⅳ类病理学诊断的病例，通常要求临床医师重取活组织检查。

（四）病理会诊

病理会诊是病理科常规工作之一，其目的是征询第二种或更多种意见，以提高病理学诊断的质量。由于用于病理学诊断的组织学切片可以永久保存，同时能够让一个或多个病理医师在相同或不同时间进行评价，这对疑难或有争议的病例进行会诊提供了可能。

我国现有的大多数医院病理科几乎每天都要面对涉及全身各部位的不同疾病作出病理学诊断，而病理医师由于自身经验、知识累积和工作条件所限，任何一位病理医师都不可能通晓所有疾病的诊断。临床医学的发展，各学科的分支越来越细，仅外科学就已分成神经外科、胸外科、普外科、泌尿科、矫形外科、小儿外科、肿瘤外科等十几个亚专科，对病理学诊断的要求也越来越高。综合性医院的病理科医师对专科疾病（如血液病理学、肾脏病理学、肝脏病理学、神经病理学和皮肤病理学等）的诊断标准较难于掌握，而专科医院的病理科医师一般也不熟悉本专科以外疾病的病理诊断和鉴别诊断。所以，对病理医师而言，需要病理会诊（pathological consultation）来解决一些疑难病例和少见病例的病理学诊断。

病理会诊可在病理诊断报告书签发前或后。病理诊断报告书签发前的病理会诊常因病例疑难或少见，主检病理医师难以作出明确诊断，递交科内或院外会诊。

病理诊断报告书签发后的病理会诊原因较复杂。第一种情况是原诊治医院受医疗技术限制，无法治疗或无法进一步治疗而需要转院，收治医院的临床医师为确保在准确诊断前提下进行治疗，提出病理会诊；第二种情况是原诊治医院的临床医师认为病理学诊断结果与临床不符，与病理医师沟通后仍不能达成一致意见，提出院外会诊；第三种情况是患者及其家属对原诊治医院病理学诊断的报告存有疑虑而要求院外会诊，此时往往由患者或其家属到一家或多家医院要求会诊；第四种情况是基层医院病理科条件所限，不能进行一些特殊检查如用免疫组织化学、电镜等检查，要求上一级有条件医院会诊；第五种情况是原诊治医院与患者发生医疗纠纷，患者及其家属提出法律诉讼，法院要求上一级医院予以会诊。

病理会诊可由申请方（医院或患方）将病理切片直接带至会诊方会诊，这称为直接会诊。申请方如通过图像传送系统要求会诊方进行远程切片会诊，称为间接会诊。无论何种情况，会诊方如接受会诊，应提出会诊意见。病理会诊报告是会诊方组织有关病理专家个人或集体阅片后的咨询意见。会诊意见书上应写明："病理医师个人会诊咨询意见，仅供原病理学诊断的病理医师参考。"原病理学诊断的病理医师应自行决定是否采纳病理会诊的咨询意见和采纳的程度。

二、肿瘤的细胞病理学诊断

（一）常用方法

正确采集肿瘤细胞是细胞病理学诊断的先决条件，也是提高确诊率的关键。采集样本要尽可能从病变处直接取样方能代表主要病变。采集方法应安全、简便，患者不适感小，且要防止引起严重并发症或促使肿瘤播散。

1. 脱落细胞学检查（exfoliative cytological examination）

对体表、体腔或与体表相通的管腔内肿瘤，利用肿瘤细胞易于脱落的特点，取其自然脱落或分泌排出物，或用特殊器具吸取、刮取、刷取表面细胞进行涂片检查，亦可在冲洗后取冲洗液或抽取胸、腹腔积液离心沉淀物进行涂片检查。

适用于脱落细胞学检查的标本有痰液、尿液、乳头排液、阴道液涂片；宫颈刮片、鼻咽涂片、食管拉网涂片、各种内镜刷片；抽取胸腔积液、腹腔积液、心包积液和胸脊液离心涂片；支气管冲洗液沉淀涂片。

2. 穿刺细胞学检查（aspiration cytology）

用直径<1 mm的细针刺入实体瘤内吸取细胞进行涂片检查。对浅表肿瘤可用手固定肿块后直接穿刺，对深部肿瘤则需在B超、X线或CT引导下进行穿刺。

3. 涂片制作

取材后应立即涂片，操作应轻巧，避免损伤细胞，涂片须厚薄均匀。涂片后应在干燥前立即置于95%乙醇或乙醇乙醚（各半）混合液固定15分钟，以保持良好的细胞形态，避免自溶。常用的染色方法有苏木精-伊红（HE）法、巴氏（Papanicolaou）法、吉姆萨（Giemsa）法和瑞氏（Wright）法等。

传统的涂片用手推，近年来应用一项在取材、涂片和固定等多个环节上均有革新的细胞学技术——液基细胞学（liquid based cytology）。此项技术最早用于宫颈细胞学检查，现已广泛应用于非妇科细胞学标本。该技术利用细胞保存液，将各类标本及时固定，并转化为液态标本，然后采用密度梯度离心或滤膜过滤等不同的核心技术，去除标本中可能掩盖有诊断意义细胞的物质，如红细胞、炎症细胞、黏液或坏死碎屑等，进而利用自动机械装置涂片，使细胞均匀薄层分布于直径 1~2 cm 的较小区域内进行阅片。该技术可获得背景清晰的高质量涂片，可大大减少阅片时间，提高阳性诊断率。此外，细胞保存液延长了标本保存期，便于标本转运，并可重复制片，还能保护细胞中的 RNA、DNA 和蛋白质免受降解，有利于分子生物学和遗传学等技术的开展。除此之外，薄层涂片技术使计算机自动细胞图像分析筛选成为可能。

（二）应用范围

1. 脱落细胞学检查

（1）阴道脱落细胞学：吸取或刮取子宫颈或阴道穹隆的细胞制备涂片，通常用巴氏或 HE 染色。最常用于子宫颈鳞状细胞癌的诊断和普查，诊断正确率可在 90% 以上。此外，还可用来观察女性内分泌激素水平的变化。

（2）痰涂片和支气管刷片细胞学：可用于肺癌的诊断和组织学分型，如鳞状细胞癌、小细胞癌或腺癌。

（3）胸、腹腔积液脱落细胞学：抽取胸、腹腔积液，经离心后吸取沉淀物制备涂片，可用于肺癌、胃肠道癌、卵巢癌和恶性间皮瘤等诊断和鉴别诊断。

（4）尿液脱落细胞学：收集尿液，经离心后吸取沉淀物制备涂片，常用于膀胱肿瘤的诊断。

（5）乳房乳头溢液细胞学：可用于诊断乳腺炎症性疾病、导管上皮细胞增生、非典型增生和乳腺癌。

（6）其他：食管拉网涂片检查常用于食管鳞状细胞癌和其他病变的诊断；胃灌洗液涂片可用于胃腺癌的诊断；脑脊液和心包积液抽取后离心沉淀，制备涂片，分别用于神经系统炎症和肿瘤以及心包转移性肿瘤和恶性间皮瘤的诊断。

2. 穿刺细胞学检查

某些器官或组织既无自然脱落细胞，内镜又不能达到，需用穿刺细胞学检查。最常用于浅表可触及的肿块，如淋巴结、乳腺、唾液腺、甲状腺、前列腺和体表软组织，也可在超声引导、X 线或 CT 定位下穿刺深部组织的肿块，如肝、肺、胰腺、肾脏、卵巢、腹膜后、软组织和骨等。

（1）淋巴结：是穿刺细胞学最常见的部位，可用于诊断淋巴结转移性癌，也可用于区分恶性淋巴瘤和反应性增生，结合免疫组化技术还可对某些类型恶性淋巴瘤进行组织学分型，对疑为恶性淋巴瘤者，为确保正确分型，最好作组织病理学检查。

（2）乳腺：穿刺细胞学检查有助于术前确定乳腺肿块的性质，便于制订治疗计划和决定手术方式，诊断正确率在 80%~90%。穿刺涂片还可行雌、孕激素测定，以利于术前化疗药物的选择。

（3）唾液腺：主要用于大唾液腺（腮腺、颌下腺和舌下腺）的穿刺细胞学检查，以确定肿块性质和肿瘤的良、恶性。诊断的正确性较低，一般在 70%~80%。由于唾液腺肿瘤的上皮和间质成分变化多端，而良性肿瘤大多有包膜，有些学者认为应谨慎应用。

（4）甲状腺：穿刺细胞学检查对甲状腺炎、结节性甲状腺肿、乳头状癌、髓样癌和间变性癌有帮助，但不能用于滤泡性腺瘤和癌的诊断和鉴别诊断。

（5）胸、腹腔脏器：在超声、X线或CT引导下的细针穿刺细胞学检查可用于肝、肺、胰腺、肾脏和卵巢等实质脏器肿块的诊断，诊断正确率在80%~90%。

（6）其他：纵隔、腹膜后、软组织和骨等部位也可用细针穿刺做细胞学检查，但诊断较困难，常难以正确区分肿瘤的良恶性或做出明确的组织学分型。

（三）诊断报告书

1. 基本内容

填写患者基本情况同组织病理学诊断报告书，包括病理号、姓名、性别、年龄、送检医院或科室、住院号、门诊号、送检日期和收验日期。

2. 诊断表述基本类型

（1）直接表述性诊断：适用于穿刺细胞学标本的诊断报告。根据形态学观察的实际情况，对于某种疾病或病变做出肯定性（Ⅰ类）、不同程度意向性（Ⅱ类）细胞学诊断，或是提供形态描述性（Ⅲ类）细胞学诊断，或是告知无法做出（Ⅳ类）细胞学诊断。

（2）间接分级性诊断：用于查找恶性肿瘤细胞的细胞学诊断。

1）三级法：分阳性、可疑和阴性。阳性为找见肯定的恶性细胞，临床医师可依据细胞学诊断报告行手术切除、化学治疗或放射治疗；可疑为找见难以确诊的异型细胞，临床医师应重复细胞学检查或做活组织检查，如临床和影像学等检查强烈提示恶性，也可进行治疗；阴性为仅找见正常或炎症变性细胞。

2）四级法：分为阳性、可疑、非典型性和阴性。非典型性细胞属于狭义的癌前病变中见到的细胞，还可能包括异型显著的炎症变性细胞，甚或数量很少而形态不典型的癌细胞。非典型细胞的临床意义不明确，需进一步检查，不能单独依据此结果进行治疗。

3）五级法：Ⅰ级为无异型或不正常细胞；Ⅱ级为细胞学有异型（核异质细胞），但无恶性证据；Ⅲ级为细胞学怀疑为恶性；Ⅳ级为细胞学高度怀疑为恶性；Ⅴ级为细胞学确定恶性。

4）Bethesda系统分级法：用于宫颈和阴道涂片细胞学检查，采用巴氏染色法。为两级法，即低级别鳞状上皮内病变（LGSIL）和高级别鳞状上皮内病变（HGSIL）。

世界卫生组织（WHO）不推荐用数字式分级诊断，建议细胞学报告应采用诊断性名称，如有可能还应说明类型（鳞状细胞癌、腺癌、小细胞癌等）。

（四）优点和局限性

1. 优点

细胞学检查取材方便，所需设备较简单，操作、制片和检查过程快速，给患者造成的痛苦很小，易于推广和重复检查，是一种较理想的肿瘤诊断方法。细胞学检查还适用于宫颈癌和食管癌等肿瘤的普查。

2. 局限性

细胞学检查有较高的假阴性率，一般为10%左右。因此，阴性结果并不能否定恶性肿瘤的存在；深部肿瘤如肝癌、肺癌、胰腺癌和肾癌等，常难以取得较理想的标本；早期食管癌、贲门癌和肺癌，尽管拉网或痰液细胞学检查为阳性，影像学检查往往不能显示出肿瘤的确切部位，难以精确定位而影响治疗，还需进一步做内镜检查来确定肿瘤的部位。细胞学检查结果如与临床不符或有争议的病例，应设法取活组织作组织病理学检查，明确诊断。

（赵婷婷）

第六节　肿瘤病理学诊断特殊技术

一、特殊染色和组织化学技术

目前实验室常用的特殊染色和组织化学技术主要有以下几种。

（一）PAS 染色（过碘酸–希夫法）

可以显示糖原和中性黏液物质、基膜、大多数真菌和寄生虫，还可以显示腺泡状软组织肉瘤瘤细胞胞质内结晶，阳性反应呈红色。

（二）网状纤维染色

显示网状纤维和基膜物质。网状纤维主要由Ⅲ型胶原纤维组成，基膜则主要由Ⅳ型胶原和层粘连蛋白（laminin）构成。网状纤维和基膜吸附银并呈 PAS 阳性染色是由于其表面被覆蛋白多糖或糖蛋白。常规工作中，以银为基础的网状纤维染色主要用于区分：①上皮性和非上皮性肿瘤；②各种间叶性肿瘤；③原位癌和浸润性癌。

显示网状纤维染色的方法很多，常用方法有 Gomori 和 Gorden-Sweets 氢氧化银氨液浸染法，结果显示网状纤维呈黑色，胶原纤维呈黄棕色，胞核呈灰褐色或红色（核固红复染）。

（三）三色染色

为结缔组织多色染色法，是用 3 种颜色显示多种结缔组织成分，如胶原、肌肉、淀粉样物质、黏液物质、纤维素、软骨、神经胶质和血细胞成分等，主要用于显示或区分各种纤维成分。由 3 种染料成分所显示的 3 种组织结构分别是细胞核、胞质和细胞外纤维。如 Masson 三色染色法结果为胶原纤维、黏液、软骨呈蓝色，胞质、肌肉、纤维素、神经胶质呈红色，胞核呈黑色。

（四）淀粉样物染色

淀粉样物质是一种病理性细胞外蛋白质，因其与淀粉在碘液中呈相同染色反应而得名。常规 HE 染色、淀粉样物质为无细胞均一、淡嗜伊红色物质，其化学成分约 90% 为原纤维性蛋白，10% 为 P 成分（一种糖蛋白）。淀粉样原纤维性蛋白主要有两大类：一类是淀粉样轻链（AL）蛋白，由浆细胞分泌，含免疫球蛋白轻链；另一类是淀粉样相关（AA）蛋白，由肝细胞合成的非免疫球蛋白物质。淀粉样物沉着可见于肿瘤、慢性感染和某些遗传性疾病等多种疾病。在骨髓瘤、重链病、Waldenstrom 巨球蛋白血症、甲状腺髓样癌、胰岛细胞瘤、肺小细胞癌等肿瘤中存在淀粉样物质。

刚果红染色显示淀粉样物质在常规光镜下呈红色，胞核呈蓝色，在荧光显微镜下呈橘黄色或红色，在偏振光显微镜下呈苹果绿双折光性。甲基紫染色显示淀粉样物质呈紫红色或红色，胞核呈蓝色。

（五）亲银和嗜银细胞染色

分布在全身各处的神经内分泌组织和细胞具有亲银或嗜银特性。亲银细胞具有将银溶液直接还原成不溶性黑色金属银的能力，而嗜银细胞则需加入还原剂后才能将银溶液还原成金属银。肾上腺嗜铬细胞瘤、少数类癌（起源于后肠）亲银细胞染色阳性，大多数类癌嗜银细胞染色阳性，甲状腺髓样癌、垂体腺瘤、胰岛细胞瘤、皮肤 Merkel 细胞癌全身各处神经内分泌癌等可呈亲银或嗜银细胞染色阳性。

常用的亲银细胞染色是 Masson-Fontana 银染色法，亲银细胞颗粒呈棕黑色，黑色素也呈黑色，胞核呈红色。常用的嗜银细胞染色是 Grimelius 硝酸银染色法，此法最好采用 Bouin 液固定组织，嗜银细胞颗粒呈棕黑色，背景呈黄色或浅棕色。

（六）中性脂肪染色

脂质在组织化学上可以分为单纯脂质、复合脂质和衍生脂质 3 类。中性脂肪（属于单纯脂质）通常采用脂溶性色素染色法，脂溶性色素主要有苏丹Ⅲ、苏丹Ⅳ、油红 O 等，这些色素既能溶于有机溶剂又能溶于脂质内，故不能用于石蜡包埋的材料，只能在新鲜组织冷冻切片上进行染色。目前，肿瘤病理诊断上主要用于皮脂腺肿瘤和脂肪肉瘤的诊断，卵巢纤维瘤与卵泡膜纤维瘤的鉴别诊断，有时也可用于恶性纤维组织细胞瘤、黄色瘤和肾上腺皮质肿瘤的诊断和鉴别诊断。苏丹Ⅳ（猩红）和油红 O 染色法都能将脂质染成红色，但油红 O 染色反应最强，且能显示细小脂滴。

（七）色素染色

许多色素在一般常规 HE 染色切片上很相似而不易区分，通常需要采用不同的特殊染色方法显示，来确定色素的性质。肿瘤病理学诊断工作中使用比较多的是含铁血黄素和黑色素染色。

显示含铁血黄素的常用方法是 Perls 染色法，含铁血黄素呈蓝色，其他组织呈红色。显示黑色素的常用方法是 Masson-Fontana 银染色法，黑色素呈黑色，其他组织呈复染的颜色，可用于恶性黑色素瘤的诊断，也可为一些含黑色素的病变如色素痣、蓝痣，含黑色素的肿瘤如色素性神经鞘瘤、透明细胞肉瘤等的诊断和鉴别诊断提供依据。

（八）黏液染色

黏液可分为中性和酸性黏液两大类。中性黏液由氨基己糖和游离己糖组成，不含酸性反应基（游离酸根或硫酸酯）。酸性黏液较复杂，可分为硫酸化结缔组织黏液（包括涎酸的羧基化黏液）和透明质酸。

中性黏液对 PAS 染色呈阳性反应，不能被淀粉酶消化。酸性黏液因其成分不同，对奥辛蓝（AB）、甲苯胺蓝、胶体铁、高铁二胺（HID）以及硼氢化物/氢氧化钾/过碘酸希夫（PB/KOH/PAS）染色呈不同染色反应。

胃型胃癌、黏液表皮样癌、某些黏液腺癌、脊索瘤和滑膜肉瘤含中性黏液，PAS 染色阳性。肠型胃癌和结直肠癌含酸性黏液，AB 染色呈蓝色，HID 染色则可将硫酸化酸性黏液染成棕黑色，而羧基化（涎酸）酸性黏液染成蓝色。

含黏液的间叶性肿瘤如黏液脂肪肉瘤和黏液纤维肉瘤中的黏液为透明质酸，在 AB 染色前先用透明质酸酶消化则可使染色反应消失，黏液软骨肉瘤 AB 染色阳性，但不能用此法取消 AB 的蓝色反应。

二、电子显微镜技术

电子显微镜（电镜）是病理形态诊断和研究中的一个重要工具。电镜分辨率高，最大分辨率可达 0.2 nm，是光镜（0.2 μm）的一千倍，能清楚显示细胞的微细结构（亚细胞结构），可用于肿瘤病理诊断和鉴别诊断的辅助检查手段之一，也可用于肿瘤的病因和发病机制的研究。电镜有数种类型，包括透射电镜、扫描电镜、超高压电镜和分析电镜等。本项仅叙述肿瘤病理诊断中最常用的透射电镜。

（一）应用

1. 区别分化差的鳞癌和腺癌

鳞癌有发育良好的细胞间桥粒和胞质中张力微丝；腺癌有微绒毛，连接复合体，胞质内黏液颗粒或酶原颗粒。

2. 区别分化差的癌和肉瘤

癌有细胞连接和基膜；肉瘤通常无细胞连接，也无基膜，但可有外板。

3. 区别腺癌和恶性间皮瘤

腺癌的微绒毛少、短而钝，中间微丝和糖原颗粒少，含黏液颗粒或酶原颗粒；恶性间皮瘤的微绒毛多、细长，中间微丝和糖原颗粒较丰富，不含黏液颗粒和酶原颗粒。

4. 无色素性黑色素瘤

胞质内存在不同成熟阶段的前黑色素小体和黑色素小体。

5. 神经内分泌肿瘤

胞质内含有神经分泌颗粒，依据颗粒的大小、形状、电子致密度和空晕的有无和宽度等特征还可进一步区分不同类型的神经内分泌肿瘤。

6. 小圆细胞恶性肿瘤

小细胞癌的细胞器发育差，偶见桥粒、张力微丝和原始细胞连接，有时在胞质内含神经分泌颗粒；胚胎性横纹肌肉瘤有肌动蛋白和肌球蛋白微丝以及 Z 带物质；Ewing 肉瘤的细胞器很少，但有丰富的糖原颗粒；成神经细胞瘤的胞质内含微管和致密核心颗粒，胞膜有许多细长的树突状突起。

7. 确定某些软组织肿瘤的起源或分化

平滑肌肉瘤有伴致密体的肌微丝，质膜下微饮空泡和外板；血管肉瘤的胞质内可找见特征性 Weibel-Palade 小体；腺泡状软组织肉瘤有类晶体和大量线粒体；透明细胞肉瘤有黑色素小体。

8. 其他

Langerhans 组织细胞增生症中能见到呈杆状的 Birbeck 颗粒，精原细胞瘤的胞核中可见显著的核仁丝。

（二）注意事项

（1）电镜检查在肿瘤病理诊断中仍起着一定的作用，与其他辅助方法如特殊染色或免疫组织化学技术一样，电镜结果的解释必须结合临床资料、大体形态、常规光镜检查和其他辅助方法一起做出。

（2）组织离体后必须迅速取材和固定，超过 1 小时未固定的组织不宜做电镜检查。电镜观察范围很小，应结合光镜先在 1 mm 薄切片定位后再做超薄切片观察。

（3）检查者必须了解自溶和坏死等人工伪像的超微结构形态特点，必须熟悉各种肿瘤电镜表现的特点和变化范围。

（4）电镜确定肿瘤的细胞起源时，通常需证实假定细胞的一组超微结构特征。例如，要确定为平滑肌细胞，在电镜下应观察到有伴致密体的肌微丝、质膜下微饮空泡和外板。肌成纤维细胞也可以见到伴致密体的微丝束，但无其他平滑肌的超微结构特征，而有胞质内发育良好的粗面内质网和细胞间的纤维连接。

（5）肿瘤电镜诊断时，超微结构特点一般无法用于区别肿瘤的良、恶性。在分化差的恶性肿瘤中，不是每个肿瘤都有特征性超微结构特点。

（6）电镜诊断报告书应单独做出，并附于病理诊断报告书中。

三、免疫组织化学技术

（一）概述

免疫组织化学（immunohistochemistry，IHC）技术是用已知抗体或抗原在组织切片上检测组织和细胞中相应未知抗原或抗体的一种特殊组织化学技术。IHC 方法特异性强，敏感性高，将形态、功能和物质代谢密切结合一起，已成为现代诊断病理学上最重要的、必不可少的常规技术。

当前 IHC 所用的抗体多达上千种，可分为多克隆抗体和单克隆抗体两大类。多克隆抗体的优点是制备方便，敏感性高，可用于石蜡切片，部分多克隆抗体有较好抗原特异性，缺点是非特异性交叉反应较多，抗血清效价不太稳定。单克隆抗体的优点是抗原特异性强，质量和效价稳定，可根据需要随时批量生产，非特异性交叉反应少，缺点是敏感性较低，有些单克隆抗体只能在冷冻切片上染色。最近研制的兔源性单克隆抗体的敏感性增高，且大多数常用的抗体都能在石蜡切片上标记。

IHC 检测方法很多，目前应用得最多的方法是过氧化物酶-抗过氧化物酶法（PAP 法）和亲和素-生物素-过氧化生物酶复合物法（ABC 法），其他可选择的方法有生物素-链霉亲和素标记免疫技术（B-SA 法），碱性磷酸酶-抗碱性磷酸酶法（APAAP 法）和多聚体标记二步法（如 En Vision 法）等。

（二）常用标记物

1. 上皮性标记物

最常用的是角蛋白和上皮膜抗原，其他标记物包括桥粒蛋白（desmoplakin）和包壳蛋白（involucrin）等。

（1）角蛋白（keratin，K）：又称细胞角蛋白（cytokeratin，CK），是一组分子量 40~68 kD 的中间微丝（直径 8~10 nm）蛋白，为细胞骨架蛋白的一部分，存在于上皮细胞内和复层鳞状上皮的无细胞角质层内。在凝胶电泳上至少可以区分出 20 种不同类型角蛋白，按等电点不同分为碱性和酸性两大组，在上皮细胞内常成对表达。正常的复层上皮和导管上皮主要表达高分子量角蛋白，单层上皮和腺上皮则主要表达低分子量角蛋白。

抗角蛋白抗体种类很多，但没有一种抗体能识别所有亚型角蛋白。主要识别高分子量角蛋白的抗体有 AE3 和 34βE12，主要识别低分子量角蛋白的抗体有 AE1、35βH11 和 CAM5.2。将 AE1 和 AE3 混合或 34βE12 和 35βH11 混合，则可同时识别高分子量和低分子量角蛋白。角蛋白阳性的肿瘤有癌、恶性间皮瘤和生殖细胞肿瘤（精原细胞瘤除外），阳性反应定位在细胞质中；角蛋白阴性的肿瘤则有大多数肉瘤、恶性淋巴瘤和恶性黑色素瘤。要进一步区分鳞癌和腺癌或特殊组织和器官来源的癌时，则可用针对不同分子量角蛋白抗体

（如 CK5、CK10、CK7、CK20 等）和其他标记物。有些间叶来源的肿瘤可表达角蛋白，通常为 CK8 和 CK18，而不表达 CK7、CK19 和其他角蛋白。

（2）上皮膜抗原（epithelial membrane antigen，EMA）：一种人乳脂肪小球膜上的跨膜糖蛋白，存在于正常乳腺组织肿瘤中，也存在于许多其他上皮性肿瘤中，EMA 定位于正常乳腺上皮细胞膜的顶端，但在肿瘤细胞上定位于整个细胞膜上。EMA 的敏感性不如角蛋白，肝细胞癌、基底细胞癌、胚胎性癌、垂体腺瘤、甲状腺髓样癌和肾上腺皮质腺癌不表达 EMA。EMA 的特异性也不如角蛋白，浆细胞瘤、间变性大细胞淋巴瘤、霍奇金淋巴瘤和某些间叶性肿瘤可表达 EMA。EMA 与角蛋白一起应用能作为上皮细胞的补充标记物。

2. 非上皮性标记物

与上皮性标记物相对，包括间叶组织标记物波形蛋白和肌组织、内皮、组织细胞和细胞外间质等各种标记物。

（1）波形蛋白（vimentin，Vim）：一种分子量 57 kD 的中间微丝蛋白，存在于成纤维细胞、肌细胞、内皮细胞、淋巴细胞、施万细胞、室管膜细胞和黑色素细胞中，也可出现在各种间叶源性肿瘤中。由于波形蛋白缺乏细胞类型特异性，对诊断帮助不大，但可作为有用的"对照标记物"，阳性反应定位在细胞质中。

（2）肌动蛋白（actin）：一种具有收缩功能的细微丝蛋白（直径 5~6 nm），广泛存在于各种不同类型细胞。

（3）结蛋白（desmin，Des）：一种分子量 53 kD 的中间微丝蛋白，存在于大多数肌细胞（骨骼肌、平滑肌和心肌）及其相应肿瘤中，阳性反应定位在细胞质中。

（4）肌源性转录因子 D 家族（myoD 家族）：两种核内蛋白 myoD1 和成肌蛋白（myogenin）能特异性定位在向横纹肌分化肿瘤的核内。

（5）钙调结合蛋白（caldesmon）和钙调宁蛋白（calponin）：存在于平滑肌、肌成纤维细胞和肌上皮细胞及其相应肿瘤的细胞质中。

（6）CD31、CD34 和第 8 因子相关抗原（factorⅧ-related antigen，F8）：存在于内皮细胞、血管瘤和血管肉瘤中，是血管内皮细胞标记物，其中 CD31 的特异性较高。

（7）D2-40：淋巴管内皮细胞和淋巴管肿瘤的标记物，阳性反应定位于细胞膜上，正常血管内皮不表达 D2-40。D2-40 还可在恶性间皮瘤、精原细胞瘤、卵巢浆液性肿瘤和胃肠道间质瘤等肿瘤中表达。

（8）CD68、CD163、溶质酶（lysozyme，Lys）和第ⅩⅢa 因子：这些组织细胞或所谓纤维组织细胞标记证物中，除 CD163 的特异性较强外，其他标记物可在许多其他肿瘤中表达，特异性差，阳性反应均定位在细胞质中。

（9）纤维连接蛋白（fibronectin，FN）、层粘连蛋白（laminin）和骨连接蛋白（osteonectin，ON）：这些细胞外间质标记物可出现在成纤维细胞、骨母细胞和基底膜中，可用于肿瘤诊断和肿瘤浸润的研究。

3. 淋巴造血组织标记物

淋巴造血组织，尤其淋巴细胞在其发育和分化过程中能形成许多分化性抗原，应用相应的抗体能区分出免疫表型不同的细胞系，同一细胞系的不同亚型和不同分化阶段的细胞群。这些标记物在现代淋巴瘤和白血病的诊断和分型中必不可少。

（1）白细胞共同抗原（leucocyte common antigen，LCA，也称 CD45）：一种存在于所有

造血细胞、分子量 220 kD 的抗原，它不存在于非造血组织中。抗 LCA 抗体是区别造血组织与非造血组织的良好标记物，特异性高达 100%，敏感性 96%，至今未发现假阳性反应，故广泛应用于淋巴瘤的诊断和鉴别诊断。阳性反应定位在细胞膜上。

（2）免疫球蛋白（immunoglobulin，Ig）：免疫球蛋白重链有五类（μ、γ、α、δ 和 ε），而轻链仅两类（κ 和 λ）。Ig 是 B 淋巴细胞和 B 细胞淋巴瘤可靠的标记物，几乎所有不同分化阶段的 B 细胞及其相应肿瘤都可在细胞表面和（或）胞质内表达 Ig。病理诊断中最常用 Igκ 和 Igλ 是否克隆性表达来鉴别反应性滤泡增生还是滤泡性淋巴瘤，有时也可用 IgH 来区别某些类型的 B 细胞淋巴瘤。

（3）全 B 细胞标记物：最常用的是 CD20 和 CD79α，其他标记物有 CD19、CD22、Oct-2 和 Bob-1。约 90% 以上 B 细胞淋巴瘤和结节性淋巴细胞为主的霍奇金淋巴瘤表达上述抗体。除 CD79α 为胞质染色、Oct-2 和 Bob-1 为胞核染色外，其余均为胞膜染色。

（4）全 T 细胞标记物：常用的有 CD3、CD45RO，其他标记物有 CD2、CD5 和 CD7。T 淋巴细胞和 T 细胞淋巴瘤能表达上述抗体，阳性反应定位在细胞膜上。

（5）NK 细胞相关标记物：CD56 和 CD57，在 NK 细胞、NK 细胞淋巴瘤和 NK 样 T 细胞淋巴瘤中表达，定位在细胞膜上。

（6）组织细胞、树突状细胞和髓细胞相关标记物：CD68 和 CD163 用于标记组织细胞肉瘤，定位于胞质，呈颗粒性。S-100 蛋白、CD1a 和 Langerin 用于标记 Langerhans 组织细胞增生症，S-100 蛋白定位于胞核，其余两种定位于胞质，如单独 S-100 蛋白阳性，见于胶质树突细胞肿瘤。CD21、CD35 和 clusterin 用于标记滤泡树突细胞肿瘤，定位于胞质。MPO 是粒细胞和髓细胞肿瘤相关标记物，定位于胞质，颗粒性。

（7）淋巴细胞不同分化阶段或亚群相关标记物：TdT 是 B、T 或 NK 细胞系的淋巴母细胞肿瘤标记物，定位于胞核。CD10 和 bcl-6 可用于确定滤泡中心细胞来源的肿瘤，而 MUM-1 则用于确定活化 B 细胞来源的肿瘤（包括浆细胞肿瘤），其中 CD10 定位于胞质，bcl-6 和 MUM-1 定位于胞核。CD38 和 CD138 用于标记浆细胞、浆母细胞和某些免疫母细胞肿瘤，阳性反应定位于细胞膜上。

（8）其他：CD15 和 CD30 用于诊断霍奇金淋巴瘤，阳性反应定位在 Golgi 区和细胞膜。cylinD1 用于诊断套细胞淋巴瘤，定位在胞核。CD30 和 ALK 用于诊断间变性大细胞淋巴瘤，ALK 定位在胞核或胞质。bcl-2 可用于鉴别反应性滤泡增生和滤泡性淋巴瘤，前者阴性，后者阳性，定位在胞质。TIA-1、粒酶 B 和穿孔素用于 NK 细胞肿瘤或 NK 样 T 细胞淋巴瘤的辅助诊断，定位在胞质，颗粒性。Ki-67 是反映肿瘤活性的标记物，定位在胞核。

4. 神经组织标记物

（1）胶质纤维酸性蛋白（glial fibrillary acidic protein，GFAP）：一种分子量 51 kD 的中间微丝蛋白，它是星形胶质细胞的主要成分，也存在于室管膜细胞，胶质瘤和室管膜瘤中。髓母细胞瘤和含胶质细胞或向胶质细胞分化肿瘤内可局灶性存在 GFAP 阳性细胞，阳性反应定位在胞质和胞质突起中。

（2）神经微丝蛋白（neurofilament proteins，NF）：一种由 68 kD、150 kD 和 220 kD 不同分子量亚单位组成的三联体，是神经元特异性中间微丝。NF 存在于神经元、神经节细胞、肾上腺髓质嗜铬细胞、神经内分泌细胞以及相应的肿瘤中。阳性反应定位在胞质中。

（3）神经元特异性烯醇化酶（neuron specific enolase，NSE）：由两个 γ 亚单位组成的烯醇化酶，存在于神经元、神经内分泌细胞以及相应的肿瘤中。商用 NSE 多克隆抗体的特异性很低，需与其他抗体一起使用，结果解释时也应小心。阳性反应定位在胞核。

（4）微管相关蛋白（microtubule associated proteins）：包括 MAP-2 和 MAP-Tau，为神经元骨架蛋白，表达于神经元、神经元肿瘤和混合性神经元-胶质瘤（如中央性神经细胞瘤、副神经瘤、神经节细胞瘤、节细胞胶质瘤和乳头状胶质神经元瘤等），阳性反应定位在胞质内。

（5）S-100 蛋白：一种含 α 和 β 两条多肽链的可溶性酸性蛋白，分子量 20~55 kD，因其能溶于 100% 硫酸铵而得名。在神经系统中，S-100 蛋白存在于胶质细胞、神经元、施万细胞、脑膜上皮细胞以及这些细胞相应肿瘤中。阳性反应定位在胞核或胞核和胞质中。

（6）其他：神经元相关蛋白 NeuN 定位在神经元肿瘤的胞核上。髓磷脂碱性蛋白（MBP）是髓鞘结构蛋白的主要成分，是少突胶质细胞、施万细胞以及相应肿瘤的特异性标记物，定位于胞质。CD57（Leu7）也能在少突胶质细胞、施万细胞以及相应肿瘤中表达，定位在细胞膜上。同时应用 S-100 蛋白、MBP 和 CD57 标记可提高少突胶质细胞瘤和恶性神经鞘膜瘤的阳性检出率。

5. 内分泌和神经内分泌系统标记物

机体内除垂体、甲状腺、甲状旁腺、松果体、肾上腺和性腺等内分泌器官和组织外，还有一些分散在许多器官中的细胞能表达神经元和典型内分泌细胞的生物合成功能，称为神经内分泌细胞。它们能表达一般性神经内分泌标记物外，还能表达产生激素及其相关产物的标记物。

（1）神经内分泌细胞一般性标记物：包括 NSE、嗜铬颗粒蛋白 A（chromogranin A，CgA）、突触囊泡蛋白（synaptophysin，Syn）、CD56、蛋白基因产物 9.5（protein gene product 9.5，PGP9.5）和组胺酶等。这些标记物可用来确定被检测细胞的神经内分泌性质，也可用于神经内分泌肿瘤的诊断和鉴别诊断。除 NSE 定位于胞核外，其余标记物均定位于胞质。

（2）激素及其相关产物标记物：包括垂体激素（ACTH、GH、LTH、TSH、FSH、LH）、胰岛细胞、胃肠道和呼吸道细胞激素（胰岛素、胰高血糖素、胰多肽、生长抑素、促胃液素、血管活性肠多肽、促胃液素释放肽、P 物质、5-羟色胺）和其他激素（肾上腺素、去甲肾上腺素、甲状腺素、甲状旁腺激素、性激素和 hCG 等）。这些标记物均定位于胞质中，能用来确定被检测细胞和相应肿瘤的类型和功能。

6. 器官或组织特异型性抗原标记物

原发部位不明的转移性肿瘤中，约 80% 为上皮性恶性肿瘤，一些器官或组织特异性抗原有助于确定肿瘤的起源部位。

（1）前列腺特异性抗原（prostate specific antigen，PAS）、前列腺酸性磷酸酶（prostatic acid phosphatase，PAP）和前列腺特异性膜抗原（prostate specific membrane antigen，PSMA）：这几种标记物对转移性前列腺癌具有较高的特异性和敏感性，阳性反应定位在胞质中。

（2）甲状腺球蛋白（thyroglobulin，TGB）：甲状腺滤泡上皮起源的肿瘤都能表达 TGB，但其敏感性随肿瘤分化程度而异，可用于证实转移性甲状腺癌，阳性反应定位于胞质。

（3）甲状腺转录因子-1（thyroid transcription factor-1，TTF-1）：一种细胞核的组织特

异性蛋白转录因子，见于甲状腺滤泡上皮及其肿瘤，定位于胞核。TTF-1 比 TGB 敏感，但特异性比 TGB 低，TTF-1 还能在呼吸性和肺泡上皮细胞及其相应肿瘤中表达。

（4）表面活性脱辅基蛋白 A（surfactant apoprotein A，SP-A）：肺泡上皮细胞和 60%~70% 肺腺癌表达 SP-A，其敏感性不如 TTF-1，但特异性高，阳性反应定位在胞质。

（5）巨囊病液体蛋白-15（gross cystic disease fluid protein-15，GCDFP-15）和乳珠蛋白 A（mammaglobin A）：这两种标记物对乳腺癌有较高特异性和敏感性，可用于证实转移性乳腺癌，阳性反应定位在胞质。GCDFP-15 还存在于顶泌汗腺肿瘤中。

（6）胰淀粉酶（pancreatic amylase）和 α_1-抗胰蛋白酶（AAT）：对外分泌胰腺以及相应肿瘤有一定特异性，但特异性很低，目前很少应用。

（7）CDX2：肠上皮细胞发育所必需的转录蛋白因子，该标记物在十二指肠至结直肠腺癌中均表达，阳性反应定位于胞核。CDX2 也可在胃、胰腺、胆囊癌和卵巢黏液性癌中表达。

（8）Hep Par1：一种由肝细胞产生功能未明的蛋白，能在石蜡切片上标记的单克隆抗体，能用于肝细胞癌的诊断和鉴别诊断，有较高的特异性和敏感性。阳性反应定位在胞质，呈颗粒性。

（9）胎盘碱性磷酸酶（placental alkaline phosphatase，PLAP）和 OCT-4：PLAP 表达于各种生殖细胞肿瘤，包括精原细胞瘤、无性细胞瘤、胚胎性癌和卵黄囊瘤，阳性反应定位在细胞膜上。OCT-4 是生殖细胞的一个核转录因子，除卵黄囊瘤外，能表达于其他生殖细胞肿瘤中，特异性和敏感性均比 PLAP 高，也可作为检测原位生殖细胞肿瘤的极好标记物，阳性反应定位于胞核。

7. 肿瘤相关抗原标记物

这类标记物种类很多，但只有少数几种抗体在肿瘤诊断中有应用价值。

（1）癌胚抗原（carcinoembryonic antigen，CEA）：一种分子量 180 kD 的糖蛋白。最初认为对结肠癌具有特异性，之后发现也存在于胎儿结肠黏膜和少量存在于成人结肠黏膜中，起源于内胚层的上皮性肿瘤（结肠、胃、胰腺、胆管和肺等）均可表达 CEA。此外，乳腺、汗腺、膀胱和宫颈癌等偶也可表达 CEA。阳性反应定位在胞质或胞膜上。

（2）α-甲胎蛋白（α-fetoprotein，AFP）：肝细胞癌和卵黄囊瘤表达 AFP，胚胎性癌中可存在少数 AFP 阳性细胞，定位在胞质。

（3）CA-125：卵巢浆液性肿瘤和内膜腺癌表达 CA-125，但卵巢黏液性肿瘤不表达此抗原。阳性反应定位在胞质或胞膜上。CA-125 也可在部分胆管和胰腺癌中表达。

（4）CA19-9：大多数胰腺癌和胃癌，部分膀胱癌、肺腺癌、乳腺癌和胆囊癌中表达 CA19-9，定位在胞质。

（5）BCL-125：乳腺癌相关糖蛋白，存在于大多数乳腺癌中，也可在宫颈癌和肺鳞癌中表达。

（6）SM-1：一种与肺小细胞癌反应的单克隆抗体。

（7）RC38：一种与肾细胞癌反应的单克隆抗体。

（8）HMB45、melan-A 和 NK1/C3：这几种黑色素瘤相关抗原的单克隆抗体对恶性黑色素瘤具有较高特异性，但也可以在其他黑色素细胞病变和少数其他肿瘤中表达，阳性反应定位在胞质。

8. 其他标记物

（1）雌激素和孕激素受体（ER、PR）：乳腺、子宫和性腺组织存在 ER 和 PR，大多数乳腺癌和子宫内膜样癌表达 ER 和 PR，定位在胞核。ER 和 PR 阳性肿瘤对内分泌治疗有效，预后好，故检测 ER 和 PR 有助于乳腺癌等激素依赖性肿瘤的治疗选择和预后估计。

（2）病毒抗原：人乳头状瘤病毒、单纯疱疹病毒、EB 病毒和乙型肝炎病毒等的检测有助于某些肿瘤（如宫颈癌、鼻咽癌、恶性淋巴瘤和肝癌等）的病因学研究和诊断。

（3）细胞增殖活性标记物：最常用的是 Ki-67（MIB-1）和 PCNA，阳性反应定位于胞核。由于 Ki-67 标记更为可靠，故现已很少用 PCNA 来检测细胞增殖活性。

（4）癌基因和抗癌基因标记物：这些基因蛋白产物的抗体可用来检测某些肿瘤中有无异常表达，可间接了解这些基因功能状态和有无突变，为治疗选择和预后判断提供依据。较常用的有 p53、Rb、c-erbB2、ras 和 bc12 等。

（5）生长因子及其受体标记物：如 EGF、EGFR、FGF 和 FGFR 等。

（6）细胞因子标记物：如干扰素和白细胞介素等。

（7）多药耐药基因及其相关基因标记物：如 p170、拓扑异构酶（topoisomerase）和谷胱甘肽 S-转移酶 π（GST-π）等。

（三）应用

1. 分化差恶性肿瘤的诊断和鉴别诊断

应用角蛋白、波形蛋白、白细胞共同抗原和 S-100 蛋白可大致将癌、肉瘤、恶性淋巴瘤和恶性黑色素瘤区分开来。

2. 确定转移性恶性肿瘤的原发部位

如淋巴结转移性癌表达 TGB 和 TTF-1 提示肿瘤来自甲状腺，骨转移性癌表达 PSA 和 PAP 提示肿瘤来自前列腺。

3. 恶性淋巴瘤和白血病的诊断和分型

如瘤细胞表达 CD20 和 CD79α，提示为 B 细胞淋巴瘤，进一步标记如 cyclin D1 阳性则提示为套细胞淋巴瘤。又如瘤细胞表达 CD3 和 CD45RO，提示为 T 细胞淋巴瘤，如还表达 CD30 和 ALK 则提示为间变性大细胞淋巴瘤。典型霍奇金淋巴瘤表达 CD15 和 CD30。

4. 激素及其相关蛋白检测

用以诊断和分类（神经）内分泌肿瘤或确定非内分泌系统肿瘤异常激素分泌功能。

5. 确定由两种或多种成分组成肿瘤内的各种成分

如 Triton 瘤（"蝾螈"瘤）由施万细胞和横纹肌细胞两种成分组成，可分别用 S-100 蛋白和结蛋白予以证实。

6. 研究组织起源不明肿瘤

如软组织颗粒细胞瘤曾被认为起自肌母细胞，免疫组织化学显示瘤细胞表达 S-100 蛋白，结合电镜显示神经膜细胞（施万细胞）分化证据，现已知为周围神经良性肿瘤。

7. 研究某些病原体与肿瘤发生的关系

如某些类型乳头状瘤病毒（HPV16 和 HPV18）与宫颈癌发生关系密切；EB 病毒与鼻咽癌、Burkitt 淋巴瘤、霍奇金淋巴瘤和 NK/T 细胞淋巴瘤发生关系密切。

8. 研究和寻找癌前病变的标记物

如凝集素 PNA、SJA 和 UEA-1 在结直肠腺瘤、腺瘤癌变和腺癌中呈逐渐递增的改变。

9. 确定肿瘤良恶性或估计恶性肿瘤生物学行为

如用免疫球蛋白轻链 κ 和 λ 来鉴别反应性滤泡增生（κ⁺/λ⁺）还是滤泡性淋巴瘤（κ⁺/λ⁻或 κ⁺/λ⁺）。应用细胞增生活性标记物（如 Ki-67）或癌基因蛋白产物（c-erbB2、p53）可估计恶性肿瘤生物学行为，提供肿瘤预后指标。

10. 为临床提供治疗方案的选择

乳腺癌 ER 和（或）PR 阳性患者应用内分泌治疗（如他莫昔芬、来曲唑）可获得长期缓解，存活期延长。多药耐药基因蛋白产物 p170 表达则提示该肿瘤对化疗药物有耐药性。最近，肿瘤药物靶向治疗要求检测相应靶点，用于提供治疗的选择。例如，B 细胞淋巴瘤表达 CD20，可应用利妥昔单抗治疗；胃肠道间质瘤表达 CD117，可应用伊马替尼治疗；乳腺癌强表达 c-erbB2，则可应用曲妥珠单抗治疗。

四、流式细胞术

（一）概述

流式细胞术（flow cytometry）是一种应用流式细胞仪（flow cytometer，FCM）进行细胞定量分析和细胞分类研究的新技术。FCM 又称为荧光激活细胞分类仪（fluorescent activated cell sorter，FACS）。

FCM 能以高达 5 000~10 000 个细胞/秒的速度分类细胞，精确性和灵敏性高，纯度达 90%~99%，且可同时测定 6~8 个参数。由于 FCM 只能检测单个分散细胞，故必须使用细胞悬液。对实体瘤则必须先将组织剪碎，加蛋白酶消化使之分散为单个细胞后才能检测，最好使用新鲜未固定组织制备细胞悬液。

（二）应用

（1）肿瘤细胞增殖周期分析、染色体倍体测定、S 期比率和染色体核型分析等，有助于估计肿瘤的生物学行为。

（2）单克隆抗体间接荧光染色法鉴定不易区分的正常和克隆性原始幼稚的血细胞，进行白血病和恶性淋巴瘤的分型诊断。

（3）肿瘤相关基因（如 p53）定量分析，为预后判断提供依据。

（4）多药耐药基因（mdr1）产物的定量，为化疗药物的选择提供依据。

（5）肿瘤疗效监测，残存肿瘤细胞检测以及肿瘤有无复发的判断等。

五、图像分析技术

（一）概述

病理学和组织学研究主要依据形态学观察和描述，为解决在显微镜下客观地测量组织特征，图像分析仪（image autoanalyzer，IAA）已用于病理学的诊断和研究。IAA 是应用数学方法将观察到的组织和细胞二维平面图像推导出三维立体定量资料，包括组织和细胞内各组分的体积、表面积、长度、平均厚度、大小、分布和数目等，称为图像分析技术，又称为形态计量术（morphometry）。近年来应用光学、电子学和计算机研制成的自动图像分析仪，能更精确计量和分析各种图像的参数。

（二）应用

（1）观察和测量肿瘤细胞的面积、周长、最大长径和横径、核的形态、核浆比例、实质细胞和血管的多少等参数，为进一步研究肿瘤浸润和转移等生物学行为提供精确的定量数据。

（2）Feulgen 染色法将细胞核内 DNA 染成紫红色后，可用图像分析技术精确测量肿瘤细胞中 DNA 含量和作染色体的倍体分析。

（3）其他：von Kossa 染色未脱钙骨组织后，用于诊断代谢性骨病（如骨软化症、骨质疏松症），并能精确定量骨和骨样组织的含量，以估计疾病的严重程度。ATP 酶和 NADH 染色肌肉，测定Ⅰ型和Ⅱ型肌纤维的各种形状因子和比例，用于肌病的诊断和研究。此外，还可用于测定小肠绒毛的面积来估计吸收功能；测定内分泌细胞的形状因子以判断内分泌功能等。

六、细胞遗传学和分子生物学技术

（一）染色体分析

1. 概述

染色体分析（chromosome analysis）又称为核型分析（karyotype analysis），是用形态学方法研究正常和变异性状遗传物质，即染色体的一种常规细胞遗传学分析方法。将新鲜组织经处理后使细胞分散，经培养后用秋水仙碱处理，使分裂细胞终止在分裂中期，然后用显带技术来显示染色体结构和数目。研究证实，几乎所有肿瘤细胞都有染色体异常，其结构变化和数目增减往往不是随机的，因此，这种细胞遗传学分析可作为肿瘤诊断的一种辅助方法。在实体瘤中，许多恶性淋巴瘤、软组织和骨肿瘤有频发性、非随机性染色体异常。最常表现为染色体易位（translocation），其他异常包括缺失（deletion）、倒位（inversion）、重复（duplication）、等臂染色体（isochromosome）、环状染色体（ring chromosome）、三体（trisomy）和单体（monosomy）等。

2. 应用

（1）淋巴瘤和白血病：如 92% 慢性粒细胞性白血病患者存在 Ph 染色体，即 t（9；22）（q34；q11）易位；70%~95% 滤泡性淋巴瘤 t（14；18）（q32；q21）易位；70%~80% 间变性大细胞淋巴瘤 t（2；5）（p23；q35）易位。这些频发性、非随机性染色体易位可用于诊断和鉴别诊断。又如 B 慢性淋巴细胞白血病/小淋巴细胞淋巴瘤常存在 del（13q14）、少数存在 del（11q22~23）、del（17p13）和 +12，这些染色体异常并非完全特异，在肿瘤诊断中帮助不大，但对预后判断有价值。其中 -13q 是预后良好的指标；-11q 常见于淋巴结广泛转移，生存期短；-17p 见于晚期患者，预后不良；+12 不是原发性遗传学改变的指标，可能与疾病进展相关，最近研究表明 +12 与预后无关。

（2）软组织和骨肿瘤：如 90% 以上滑膜肉瘤患者存在特征性染色体易位 t（x；18）（p11；q11）；约 85%Ewing 肉瘤 t（11；22）（q24；q12），这在分化差的滑膜肉瘤和小圆细胞恶性肿瘤的诊断和鉴别诊断中非常有用。又如成神经细胞瘤患者中 30%~40% 存在 del（1p36），30%~50% 存在 del（11q23），约 25% 存在双微染色体（double minute chromosome，DM）或均一染色区（homogeneously staining region，HSR）。DM 或 HSR 提示位于染色体

2p24 上的 MYCN 基因扩增，这些 MYCN 扩增的成神经细胞瘤分化差或未分化，临床上进展迅速，预后差。

（3）其他肿瘤：肾细胞癌的细胞遗传学分型使这些肿瘤的诊断性形态学特点更明确。约 90%透明细胞癌 del（3p）；乳头状肾细胞癌有 7、17 和 20 号染色体的三体，无 del（3p）；嫌色细胞癌则有 1、2、4、10、13、17 和 20 号染色体杂合子丢失的低二倍体。最近还发现一种与 Xp11.2 易位导致 TFE3 基因融合相关的肾癌，肿瘤好发于儿童和青少年，瘤细胞的胞浆透明或嗜伊红色，可有乳头状结构，常伴有大量砂粒体，临床分期常为 Ⅲ~Ⅳ 期，但临床经过较缓慢。

睾丸生殖细胞肿瘤（尤其精原细胞瘤）常存在 12 号染色体结构异常，即等臂染色体 i（12p）；约 50%髓母细胞瘤 i（17q）；脑膜瘤最常见的染色体异常为 22 号染色体单体。

（二）荧光原位杂交

1. 概述

荧光原位杂交（fluorescent in situ hybridization，FISH）是应用荧光素标记 DNA 的特定探针与组织切片上的肿瘤组织杂交，在荧光显微镜下能显示与其相应的染色体某个区段或整条染色体。这些探针通常含 $1 \times 10^4 \sim 1 \times 10^6$ 碱基的核苷酸序列，可应用于分裂中期细胞和间期细胞分析。而且，FISH 不仅能用新鲜组织检测，还能在石蜡切片上进行分析。该法比标准的染色体分析技术省时、价格相对低廉，不需要新鲜组织，但需要荧光显微镜观察，且组织切片上荧光染色易淬灭，不能长期保存。

2. 应用

FISH 能有效地检测染色体结构和数目异常，尤其适用于染色体易位、缺失和扩增。由于应用的探针较大，故不能识别大多数点突变。

成神经细胞瘤中 2p24 上的 MYCN 基因扩增用 FISH 法检测，能提高检测阳性率。乳腺癌中 17q11~q12 上的 HER2 基因扩增可用 FISH 法或 IHC 法检测，但 FISH 法检测更为准确，是选择靶向药物，曲妥珠单抗（trastuzumab）治疗乳腺癌的标准检测方法。

（三）基因座特异性原位杂交

基因座特异性原位杂交（locus specific in situ hybridization，LISH）也能应用于组织切片，能在保持肿瘤的结构和细胞学特点下分析染色体的改变。该法用酶代替荧光检测，又称为比色原位杂交（colorimetric in situ hybridization，CISH），其敏感性虽不如 FISH 法，但不需要荧光显微镜、照相设备和分析软件，且价格更低廉，组织切片能长期保存。CISH 最常用于基因扩增，如乳腺癌中的 HER-2/NEU 基因的扩增。

（四）比较基因组杂交

比较基因组杂交（comparative genomic hybridization，CGH）是在分别提取肿瘤细胞和正常淋巴细胞中 DNA 后，用不同荧光染料染色并进行杂交，然后确定肿瘤细胞所有染色体上整个基因组是否存在某些染色体区段或整条染色体的增加或减少的遗传学分析方法。与标准细胞遗传学分析不同的是，CGH 仅依赖于可得到的基因组肿瘤 DNA，不需要肿瘤分裂中期细胞或特异性 DNA 探针。CGH 可从新鲜组织、细胞或石蜡包埋组织中提取的 DNA 进行检测。

CGH 主要用于检测染色体的缺失和重复，即染色体丢失，获得以及基因扩增。例如，不同类型肾细胞癌有其特征性染色体的获得或丢失，CGH 能将所有染色体数目异常检测出来。故 CGH 是发现基因组失平衡的一个有用的检测方法，但不能用于检测染色体易位、倒位、倍体改变和点突变。

（五）Southern 印迹杂交

Southern 印迹杂交（Southern blot hybridization）是将肿瘤细胞中提取的 DNA 用限制性核酸内切酶消化，经琼脂糖凝胶电泳按分子量大小分离酶切 DNA 片段，再使其变性，形成单链 DNA 片段，然后吸印在硝酸纤维素滤膜上，再用已知标记的 DNA 探针杂交，检测是否存在被探针杂交的 DNA 片段。

Southern 印迹杂交是检测因抗原受体重排产生克隆性淋巴细胞的最有用方法，可通过分析 IgH 有无重排用于诊断 B 细胞淋巴瘤或白血病，也可通过分析 TCRB 或 TCRγ 基因有无重排来诊断 T 细胞淋巴瘤或白血病。Southern 印迹杂交还可用于染色体易位的检测，但检测的断裂点 DNA 区段需在 15~20 kb。本法最大优点是能检测抗原受体基因所有的重排，但操作复杂，费时，限制了在病理诊断中的应用。

（六）聚合酶链反应（PCR）

聚合酶链反应是另一种扩增特定 DNA 区段的高效方法，能扩增约 1×10^3 bp 的 DNA 区段。PCR 技术以单链 DNA 为模板，用寡核苷酸或长度 20~40bp 小片段 DNA 为引物，利用 DNA 聚合酶，在 DNA 自动合成仪中合成 DNA。肿瘤细胞中提取的特定 DNA 区段可通过此法检测出来，如果提取肿瘤细胞中 mRNA，经反转录酶作用，合成 cDNA，再以此为模板进行聚合酶链反应，称为反转录 PCR（reverse transcription-PCR，RT-PCR）。

PCR 和 RT-PCR 常用于检测恶性淋巴瘤中 IgH 和 TCR 基因重排，该法比 Southern 印迹杂交技术操作简便、快速、敏感性高，故已作为常规分子生物学检测的方法。PCR 和 RT-PCR 还能用于检测染色体易位，核苷酸序列的微卫星重复或短串联重复的改变。由于 PCR 技术的敏感性非常高，1 000 个细胞中只要有一个异常细胞即能被检出，因此能用于检测微小的残留肿瘤细胞。

（七）其他分子生物学技术

1. DNA 测序（DNA sequencing）技术

DNA 测序仪能可靠地检测出各个 DNA 核苷酸是否发生点突变。为了避免 PCR 扩增产物反应本身出现碱基配对差错，应选用高保真的 TagDNA 聚合酶，并进行正反双向测序。

2. DNA 单链构象多态性（single strand conformation polymorphism，SSCP）技术

单链 DNA 分子中碱基的变异可导致构象的改变，其泳动速度也随之改变。SSCP 技术是在复性凝胶电泳的 PCR 扩增序列上检测点突变，这是因为大多数含有突变的 DNA 片段在复性凝胶电泳上有异常迁移。依据有突变碱基的 DNA 迁移率与正常对照 DNA 迁移率不同而出现不同 DNA 条带，用于肿瘤诊断和研究。

3. 微阵列（micro array）技术

又称为生物芯片（biochip）技术，用微量点样方法将大量核酸片段，多肽分子或细胞等生物样品有序列地固定于支持物（玻片、硅片、聚丙烯酰胺凝胶和尼龙膜等载体）的表面，然后与标记的待测样品中靶分子杂交，再通过特定的仪器对杂交信号的强度进行快速、高效地分析，从而判断样本中靶分子的数量改变。依据生物芯片上样品所储存的不同类型信

息，可分为基因芯片、蛋白芯片、细胞芯片和组织芯片等。这一技术的标记物并不针对DNA 的突变或改变，而是针对全部基因在转录的 RNA 水平上的差异。生物体中细胞和组织的所有特点最终取决于基因表达的产物，因此，基因表达的详尽描述可为肿瘤的分类提供极为准确的方法，且可预测对治疗的反应和确认干预治疗的生物学途径。

应用肿瘤的基因表达谱（gene expression profile，GEP）可对形态学上难以进一步分型的肿瘤进行分子分型。例如，按 GEP 能将弥漫性大 B 细胞淋巴瘤至少分为发生中心 B 细胞样和活化 B 细胞样两大类，前者对 CHOP 方案治疗反应好，5 年生存率明显高于后者。又如乳腺癌的 GEP 分析可证实存在临床上不同的 5 种亚型，即腔 A 型、腔 B 型、ERBB2 过表达型、基底样型和正常乳腺样型，不同分子亚型的预后不同；GEP 分析还证实了预测乳腺癌无转移生存率和总生存率的基因表达印记。滤泡性淋巴瘤的 GEP 分析发现影响未治疗患者生存期的预测基因表达印记不是来自肿瘤细胞，而是来自肿瘤浸润免疫细胞。

（孔祥麟）

第五章

呼吸系统疾病

呼吸系统包括鼻、咽、喉、气管、支气管和肺。以喉环状软骨为界将呼吸道分为上、下两部分。由于呼吸道与外界直接相通，外界的各种病原微生物、有害气体、粉尘等均可随空气进入呼吸系统引起病变。但正常呼吸系统具有免疫功能，只有在这种功能降低或遭受破坏时，疾病才容易发生。

第一节　肺炎

肺炎（pneumonia）通常是指肺的急性渗出性炎性疾病，是呼吸系统的常见病、多发病。它可以是原发的独立性疾病，也可以是其他疾病的并发症。由于病因和机体的免疫状态不同，肺炎病变的性质与累及范围也常各不相同，从而形成各种不同的肺炎。由各种生物因子引起的肺炎，可分为细菌性肺炎、病毒性肺炎、支原体肺炎、真菌性肺炎和寄生虫性肺炎等；由理化因子引起的肺炎，可分为放射性肺炎、类脂性肺炎和吸入性肺炎或过敏性肺炎等；根据炎症发生部位，分为肺泡性肺炎、间质性肺炎；根据病变累及的范围分为大叶性肺炎、小叶性肺炎和节段性肺炎（图5-1）；按炎症性质可分为浆液性、纤维素性、化脓性、出血性、干酪性及肉芽肿性肺炎等。

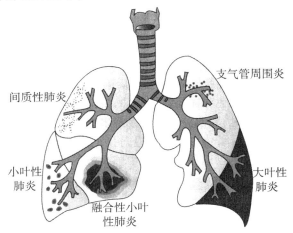

图5-1　按肺炎累及的范围分类

一、细菌性肺炎

(一)大叶性肺炎

大叶性肺炎(lobar pneumonia)是主要由肺炎链球菌引起的以肺泡内纤维素渗出为主的炎症性疾病,病变常累及肺大叶的全部或大部。临床起病急骤,常以寒战、高热开始,继而出现胸痛、咳嗽、咳铁锈色痰、呼吸困难,并常伴有肺实变体征及外周血白细胞增多等症状。一般病程为5~10天,退热后,症状和体征消退。多见于青壮年,冬、春季节多见。

1. 病因和发病机制

本病90%以上由肺炎链球菌引起,以1、3、7和2型多见,其中以3型毒力最强。少数由肺炎杆菌、金黄色葡萄球菌、流感嗜血杆菌及溶血性链球菌等引起。本病主要经呼吸道感染,传染源为患者及健康带菌者。当感冒、受寒、醉酒、疲劳和麻醉时呼吸道防御功能减弱,机体抵抗力降低,易致细菌侵入肺泡而发病。进入肺泡的病原菌迅速繁殖并引发肺组织的超敏反应,使肺泡-毛细血管膜发生炎症反应与微循环障碍,出现肺泡间隔毛细血管扩张,通透性升高,浆液和纤维蛋白原大量渗出。细菌和炎性渗出物沿肺泡间孔或呼吸性细支气管向邻近肺组织蔓延,从而波及肺组织整个大叶或部分大叶。

2. 病理变化和临床病理联系

大叶性肺炎的主要病理变化是肺泡腔内的纤维素性炎症。常见于单侧肺,以左肺或右肺下叶多见,也可同时或先后发生于两个或多个肺叶。典型的自然发展过程大致可分为四期。

(1)充血水肿期(发病第1~2天):病变肺叶肿胀,重量增加,呈暗红色,切面湿润并可挤出多量血性浆液。

镜下见肺泡间隔内毛细血管扩张充血,肺泡腔内有较多浆液渗出及少量红细胞、中性粒细胞和巨噬细胞。渗出物中可检出肺炎链球菌。

临床有因毒血症而引起的寒战、高热、外周血液中白细胞升高等症状。由于肺泡腔内有渗出液,听诊可闻及湿啰音。X线检查显示肺纹理增多和淡薄而均匀的片块状阴影。

(2)红色肝样变期(发病后第3~4天):病变肺叶肿胀,重量增加,色暗红,质地变实如肝,故称为"红色肝样变"。相应部位的胸膜面有纤维素渗出物覆盖(纤维素性胸膜炎)。

镜下见肺泡壁毛细血管仍扩张充血,肺泡腔内充满大量连接呈网状的纤维素和红细胞,并有一定数量中性粒细胞和少量吞噬细胞。有的纤维素穿过肺泡孔与相邻肺泡中的纤维素网相连接。纤维素网的大量形成既防止了细菌的扩散和减少毒素的吸收,又为巨噬细胞提供了更多表面,促进了吞噬作用。但大量渗出物充塞肺泡腔,使肺泡发生实变,换气和通气功能障碍,并致肺动脉血不能进行气体交换而直接进入左心,形成静脉血掺杂,造成动脉血氧分压降低,并出现发绀等缺氧症状。肺泡腔内的红细胞被巨噬细胞吞噬,崩解后形成含铁血黄素,使咳出的痰呈铁锈色;由于病变波及胸膜,常有胸痛,并随呼吸和咳嗽而加重;由于病变肺组织发生实变,病变区叩诊呈浊音,听诊可闻及支气管呼吸音。X线可见大片致密阴影,常波及一个肺段或大叶。

(3)灰色肝样变期(发病后第5~6天):病变肺叶仍肿胀,但充血消退,病变区由暗红转为灰白色,质实如肝,故称"灰色肝样变"(图5-2)。

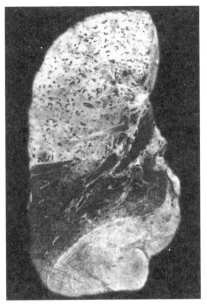

图 5-2　大叶性肺炎灰色肝样变期

右肺上叶实变，呈灰白色

　　镜下见，肺泡腔内纤维素渗出继续增多，红细胞逐渐被巨噬细胞吞噬而消失，但腔内仍充满纤维素和大量中性粒细胞。纤维素通过肺泡间孔相连接的现象更明显。胸膜扩张充血，表面仍有纤维素渗出。此期机体特异性抗体已形成，渗出物中肺炎链球菌大多数已被消灭，故不易检出细菌（图 5-3）。

　　临床上病变区叩诊呈浊音，听诊可闻及支气管呼吸音。X 线可见大片致密阴影，患者咳出的痰液由铁锈色逐渐转变成黏液脓性痰。此期虽然病变区肺泡仍无气体，但因流经该部的血流大为减少，静脉血掺杂现象也因此而减少，缺氧状况得以改善。

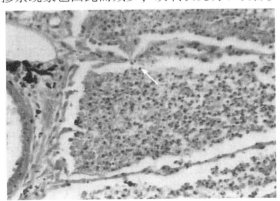

图 5-3　大叶性肺炎灰色肝样变期

肺泡腔内充满大量纤维素和中性粒细胞，纤维素穿过肺泡孔（箭头所示）

　　（4）溶解消散期（发病后第 7~9 天进入此期）：此时机体防御功能显著增强。病变肺组织质地变软，切面颗粒状外观逐渐消失，加压时有脓样混浊液体流出。

　　镜下见，肺泡腔内中性粒细胞大多变性崩解，并释放大量蛋白水解酶将渗出物中的纤维素溶解，由淋巴管吸收或经呼吸道咳出，肺内实变病灶消失，肺组织逐渐恢复正常的结构和功能。胸膜渗出物亦被吸收或机化。患者体温下降，临床症状和体征逐渐减轻、消失，X线检查显示病变区阴影密度逐渐降低，透光度增加，功能恢复。

　　上述各期病变的发展是连续的，彼此之间并无绝对界限，同一肺叶的不同部位可出现不同阶段病变，尤其是病变早期使用抗生素后，常干预疾病的自然经过，故临床已很少见到典型四期病变过程，常表现为节段性肺炎，病程也明显缩短（图5-4、图5-5）。

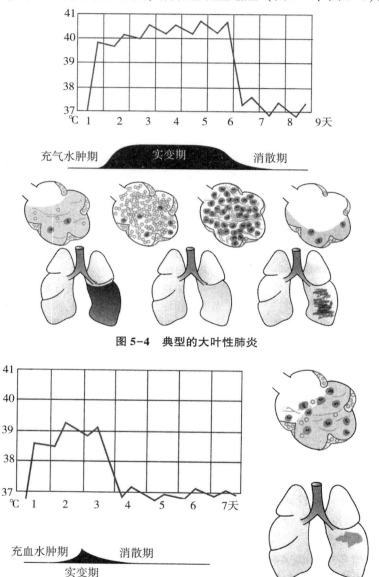

图 5-4　典型的大叶性肺炎

图 5-5　不典型的大叶性肺炎

3. 结局和并发症

　　绝大多数患者经及时治疗均可痊愈，如延误诊断或治疗不及时则可发生以下并发症。

（1）中毒性休克：见于重症病例，是最危重的并发症。可引起严重全身中毒症状和微循环衰竭，故称中毒性或休克性肺炎，临床较易见到，死亡率较高。

（2）肺脓肿及脓胸：见于病原菌毒力强或机体抵抗力低下时。由金黄葡萄球菌和肺炎链球菌混合感染者，易并发肺脓肿，并常伴有脓胸。

（3）肺肉质变：也称机化性肺炎。由于肺内渗出中性粒细胞过少，释放的蛋白酶不足，致肺泡内纤维素性渗出物不能完全溶解吸收而由肉芽组织取代并机化，病变肺组织呈褐色肉样外观，故称肺肉质变。

（4）胸膜增厚和粘连：大多数大叶性肺炎伴有纤维素性胸膜炎，但一般均随肺炎病变的消散而消散，若胸膜及胸腔内纤维素不能被完全溶解吸收，则可发生机化，并导致胸膜增厚或粘连。

（5）败血症或脓毒败血症：少见，发生在严重感染时，细菌侵入血液大量繁殖并产生毒素所致，如发生全身迁徙性感染，则称脓毒败血症。

（二）小叶性肺炎

小叶性肺炎（lobular pneumonia）是以肺小叶为病变单位的急性渗出性炎症，其中绝大多数为化脓性炎症。由于病变是以细支气管为中心向周围肺组织扩展，故也称支气管肺炎。临床上有发热、咳嗽、咳痰等症状，肺部听诊可闻及散在湿啰音。多见于小儿、老年体弱或久病卧床的患者。

1. 病因和发病机制

小叶性肺炎大多由细菌感染引起。常见的致病菌为致病力较弱的 4、6、10 型肺炎链球菌、葡萄球菌、嗜血流感杆菌、肺炎克雷伯杆菌、链球菌、铜绿假单胞菌及大肠杆菌等。这些病原菌多系正常人口腔及上呼吸道内的常驻菌，当患传染病（如麻疹、百日咳、流感、白喉等）或处于营养不良、受寒、醉酒、麻醉、昏迷、恶病质和手术后等状况下，由于机体抵抗力降低，呼吸系统防御功能受损，上述呼吸道常驻细菌就可侵入细支气管与末梢肺组织生长繁殖，引起小叶性肺炎。因此，小叶性肺炎常是某些疾病的并发症。故临床上根据继发原因把某些小叶性肺炎又称为麻疹后肺炎、吸入性肺炎、坠积性肺炎等。

2. 病理变化

小叶性肺炎的病变特征是以细支气管为中心的肺组织化脓性炎症。

肉眼观：双肺表面和切面可见散在分布的灰黄色或暗红色实性病灶，以下叶背侧多见，病灶大小不一，直径多在 0.5~1.0cm（相当于 1 个小叶范围），形态不规则，病灶中央常可见细支气管的横断面，挤压时有脓性液体溢出。在严重病例中，病灶可互相融合甚或累及整个大叶，称融合性小叶性肺炎（图5-6）。但一般胸膜不受累及。

镜下见：病灶中央或周边常有一些病变的细支气管，管壁充血、水肿并有大量中性粒细胞浸润，管腔内充满中性粒细胞及脱落崩解的黏膜上皮，病变细支气管周围肺泡腔内也充满中性粒细胞、少量红细胞和脱落肺泡上皮细胞。病灶周围肺组织充血，有浆液渗出，部分肺泡过度扩张（代偿性气肿）（图5-7）。由于病变发展阶段不同，各病灶的病变程度不一，严重的病例可引起支气管和肺组织结构破坏。

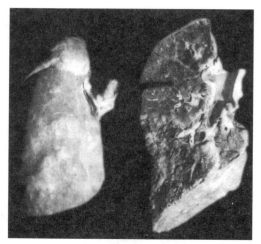

图 5-6 小叶性肺炎（1）
肺表面和切面可见散在分布的小的实变病灶

3. 临床病理联系

由于小叶性肺炎常为其他疾病的并发症，其临床症状常被原发疾病所掩盖，而其中发热、咳嗽、咳痰症状仍是通常最常见的症状。支气管黏膜由于炎性渗出物刺激及黏液分泌增多可引起咳嗽、咳痰，痰液往往为黏液脓性或脓性。由于病变细支气管及肺泡腔内有炎性渗出物，听诊可闻及湿啰音。由于病灶呈散在小灶分布，一般无实变体征，但融合性病变范围达到 3 cm 以上时，也可出现实变。X 线检查可见散在不规则小片状或斑点状阴影。

4. 结局及并发症

本病大多数经及时有效治疗可以痊愈。但幼儿、老人，特别是并发其他严重疾病者，预后较差。小叶性肺炎的并发症较严重，甚至可危及生命，常见的有呼吸功能不全、心功能不全、脓毒败血症、肺脓肿和脓胸等。

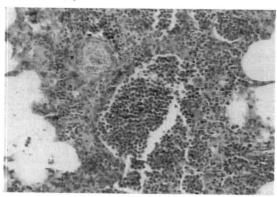

图 5-7 小叶性肺炎（2）
以支气管为中心周围肺泡脓性渗出物，最外边肺泡代偿性肺气肿

二、病毒性肺炎

病毒性肺炎（virus pneumonia）常因上呼吸道病毒感染向下蔓延所致。常见的病毒是流

感病毒，其次为呼吸道合胞病毒、腺病毒、副流感病毒、麻疹病毒、单纯疱疹病毒及巨细胞病毒等。除流感病毒、副流感病毒外，其余的病毒性肺炎多见于儿童。此类肺炎的发病可由某一种病毒感染，也可由多种病毒混合感染或继发于细菌感染引起。临床症状、病变特点及其严重程度可因病毒类型和患者状态而异，但一般除有发热和全身中毒症状外，主要表现为剧烈咳嗽、气急和发绀等缺氧症状。

病理变化：病变主要表现为间质性肺炎，炎症从支气管、细支气管开始沿间质伸展。肉眼观，肺组织因充血水肿而轻度肿大，无明显实变。镜下常表现为肺泡间隔明显增宽，其内血管扩张充血，间质水肿，淋巴细胞和单核细胞浸润，肺泡腔内一般无渗出物或仅有少量浆液（图5-8）。

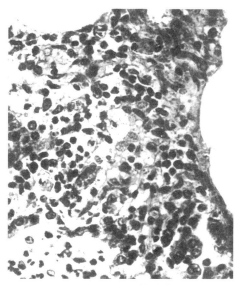

图5-8　间质性肺炎
肺泡间隔增宽，血管充血，间质水肿，伴淋巴细胞和单核细胞浸润

严重病例，肺泡腔内有巨噬细胞和多少不等浆液与红细胞渗出，甚至出现肺组织坏死。由流感病毒、麻疹病毒和腺病毒引起的肺炎，其肺泡腔内渗出的浆液性渗出物常可浓缩成一薄层膜样物贴附在肺泡内表面，即透明膜形成。此外，细支气管和肺泡上皮可明显增生并形成多核巨细胞。如麻疹性肺炎时出现的巨细胞就较多，故又称巨细胞肺炎。在增生的支气管和肺泡上皮细胞内可见病毒包涵体。病毒包涵体呈圆形或卵圆形、约红细胞大小、嗜酸或嗜碱，周围有薄而不均匀的透明晕。其在细胞内的位置可因病毒不同而异，腺病毒、单纯疱疹病毒和巨细胞病毒感染时，病毒包涵体出现在上皮细胞核内并呈嗜碱性；呼吸道合胞病毒感染时，胞质呈嗜酸性；麻疹病毒感染时，胞质和胞核均可见到。检出病毒包涵体是诊断病毒性肺炎的重要依据。

病毒性肺炎若为两种病毒并发感染或继发细菌感染，则病变将更严重和复杂。如麻疹肺炎并发腺病毒感染时病灶可呈小叶性、节段性和大叶性分布，且支气管和肺组织可出现坏死、出血（坏死性支气管炎和坏死性支气管肺炎）。继发细菌感染时，常混杂有化脓性病变，可掩盖病毒性肺炎的病变特征。

三、严重急性呼吸综合征

严重急性呼吸综合征（severe acute respiratory syndrome，SARS）是新近由世界卫生组织命名的以呼吸道传播为主的急性传染病，曾称"非典型性肺炎"。本病有极强传染性，现已确定本病的病原体是一种新型病毒。SARS病毒以近距离空气飞沫传播为主，直接接触患者血液、尿液及粪便也可被感染，故医务人员为高发人群，发病有家庭和医院聚集现象。发病机制尚未阐明，可能与病毒直接损伤呼吸系统和免疫器官有关。SARS起病急，常以发热为首发症状，体温一般高于38℃，偶有畏寒，可伴有头痛、关节和肌肉酸痛、乏力、腹泻、干咳、少痰，偶有血丝痰，严重者出现呼吸困难、气促，进而引发呼吸衰竭。外周血白细胞数不高或降低，常有淋巴细胞计数减少。X线检查显示，两肺呈大片云絮状、片状阴影，但密度比一般间质性肺炎要高，病变分布也更广泛。

病理变化：部分SARS死亡病例尸检报告显示病变主要集中在肺和免疫系统；心、肝、肾、肾上腺等实质器官有不同程度累及。

1. 肺部病变

肉眼观双肺呈斑块状实变，重症患者双肺完全性水肿实变，表面呈暗红色，切面可见肺出血灶及出血性梗死灶（图5-9）。镜下见病变以弥漫性肺泡损伤为主，肺组织重度充血、出血和肺水肿。肺泡腔内充满大量脱落和增生的肺泡上皮细胞及渗出的单核细胞、淋巴细胞和浆细胞。部分肺泡上皮细胞胞质内可见典型病毒包涵体，电镜证实是病毒颗粒。大部分肺泡腔及肺泡管内有透明膜形成（图5-10）。部分病例肺泡腔内渗出物出现机化呈肾小球样机化性肺炎改变（图5-11）。肺小血管呈血管炎改变，部分管壁可见纤维素样坏死伴血栓形成，微血管内有纤维素性血栓形成。

2. 脾和淋巴结病变

脾体积略有缩小，质软。镜下，脾小体明显萎缩，脾中央动脉周围淋巴鞘内淋巴细胞减少，红髓内淋巴细胞稀疏。白髓和被膜下淋巴组织大片或灶性出血坏死。肺门及腹腔淋巴结皮髓质分界不清，皮质区淋巴细胞数明显减少，并常出现淋巴组织灶性坏死。

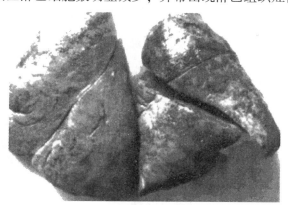

图 5-9 SARS 肺脏大体病变
外观呈苍白色，肺脏明显膨胀，体积增大，重量明显增加，肺表面有散在出血灶

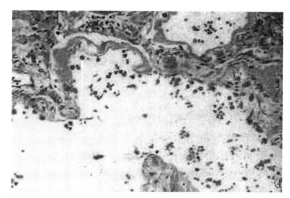

图 5-10　SARS 肺组织病变（1）
大部分肺泡腔及肺泡管内透明膜（↑）形成

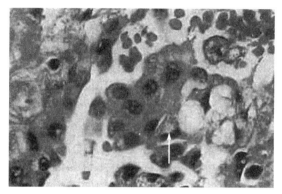

图 5-11　SARS 肺组织病变（2）
立方形的 II 型上皮细胞增生，部分呈腺样结构（假性肾小球样病变）
（↑），少数区域呈乳头状增生

3. 心、肝、肾、肾上腺等器官

除小血管炎症病变外，均有不同程度变性、坏死和出血。

本病过程凶险，但如能及时发现并积极有效治疗，大多数可以治愈；有 5% 左右严重病例可死于呼吸衰竭。

四、支原体肺炎

支原体肺炎（mycoplasmal pneumonia）是由肺炎支原体引起的一种间质性肺炎。在未发现肺炎支原体前曾称为原发性非典型肺炎。支原体种类很多，但仅有肺炎支原体对人体呼吸道致病。多见于青少年，主要经飞沫感染，常为散发，偶见流行。临床上起病较急，多有发热、头痛、咽喉痛和咳嗽、气促与胸痛，咳痰常不显著。肺部可闻及干、湿啰音，X 线显示节段性纹理增强及网状或片状阴影。外周血白细胞计数轻度增多，淋巴细胞和单核细胞增多。本病在临床上不易与病毒性肺炎相鉴别，可通过对患者痰、鼻分泌物和喉拭培养检出肺炎支原体确诊。本病一般预后良好，死亡率在 1% 以下。

病理变化：病变可以波及整个呼吸道，引起气管炎、支气管炎和肺炎。常累及一叶肺组织，呈节段性分布，下叶多见，也偶尔波及双肺。病变主要发生在肺间质，故实变不明显，可伴有急性支气管炎和细支气管炎。肉眼观呈暗红色，切面有少量红色泡沫液体溢出，支气管和细支气管腔内有黏液性渗出物，胸膜一般不累及。镜下见病变区肺泡间隔明显增宽，血管扩张、充血，并有大量淋巴细胞、浆细胞和单核细胞浸润。肺泡腔内无渗出物或仅有少量浆液与单核细胞。小细支气管壁及其周围组织间质充血水肿，并有淋巴细胞和单核细胞浸润，如伴细菌感染时可有中性粒细胞浸润。严重病例支气管黏膜上皮和肺组织可发生明显坏死、出血。

（马素珍）

第二节　慢性阻塞性肺疾病和肺源性心脏病

一、慢性阻塞性肺疾病

慢性阻塞性肺疾病（chronic obstructive pulmonary disease，COPD）是一组慢性呼吸道阻塞性疾病的统称。主要包括慢性支气管炎、支气管扩张症、支气管哮喘和肺气肿等慢性肺损伤疾病。其共同特点为肺实质和小呼吸道受损，导致慢性呼吸道阻塞、呼吸阻力增加和肺功能不全。

（一）慢性支气管炎

慢性支气管炎（chronic bronchitis）是发生在支气管黏膜及其周围组织的慢性非特异性炎性疾病，是一种常见病、多发病，中老年人群中发病率高达 15%～20%。主要临床特征为咳嗽反复发作、咳痰或伴有喘息症状，且上述症状每年持续发病 3 个月，连续 2 年以上。常在冬春季节加重，夏季缓解。由于病程长、反复发作，部分患者晚期可发展为肺气肿和慢性肺源性心脏病。

1. 病因和发病机制

慢性支气管炎常由体内、体外多种因素长期综合作用引起发病。致病因素有：①反复病毒感染和继发细菌感染与本病的发生发展密切相关，凡能引起上呼吸道感染的病毒和细菌均在病变发展过程中起重要作用；②吸烟、空气污染、长期接触刺激性烟尘和粉尘可加重本病的进展。尤其是吸烟，烟雾中含有焦油、尼古丁和镉等有害物质，能损伤呼吸道黏膜，降低局部抵抗力，烟雾还可刺激小呼吸道产生痉挛，从而增加呼吸道的阻力；③机体内在因素，如机体抵抗力降低、呼吸系统防御功能受损、内分泌功能失调以及机体过敏状态等，也与本病的发生发展密切相关。

2. 病理变化

慢性支气管炎的病变可累及各级支气管，病变早期，常起始于较大的支气管，随着病程进展，病变可沿支气管向纵深发展，引起小支气管与细支气管炎。受累的细支气管管壁增厚、黏膜增生、表面粗糙、管腔狭窄，致呼吸道阻力增高（图5-12），肺组织受损的程度也随之严重。镜下主要病变表现如下：①黏膜上皮纤毛粘连、倒伏甚至脱落，上皮细胞呈空泡变性、坏死脱落，再生的杯状细胞增多，并可发生鳞状上皮化生（图5-13）；②黏膜下腺体增生、肥大，甚至浆液腺上皮发生黏液腺化生，导致分泌过多黏液潴留在支气管腔内，形成黏液栓，使呼吸道发生完全或不完全性阻塞；③支气管壁充血、水肿，淋巴细胞、浆细胞浸润；④由于反复感染和发作，炎症可累及支气管壁全层，引起管壁平滑肌束萎缩、断裂，软骨可发生变性、纤维化、钙化和骨化。

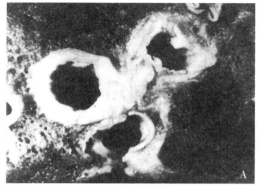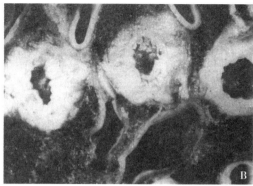

图 5-12　慢性支气管炎（1）

A. 为正常支气管；B. 为慢性支气管炎，支气管，管壁增厚、管腔狭窄，黏膜表面粗糙呈颗粒状外观

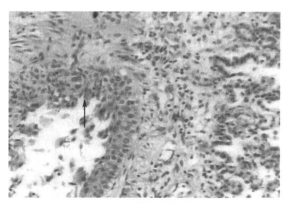

图 5-13　慢性支气管炎（2）

支气管上皮鳞状上皮化生（箭头所示），管壁周围有慢性炎细胞浸润

　　上述病变反复发作逐级向纵深发展蔓延，累及细支气管及肺泡，导致细支气管周围炎及闭塞性细支气管炎，进而引起慢性阻塞性肺气肿。由此可见，细支气管炎及细支气管周围炎是引起慢性阻塞性肺气肿的病变基础。

　　3. 临床病理联系

　　由于炎症刺激支气管黏膜和黏液腺增生、功能亢进，临床上可出现咳嗽、咳痰症状。咳嗽的严重程度与炎症程度和痰量多少有关。痰一般为白色泡沫状，并发细菌感染时，咳脓性痰。因支气管黏膜炎性肿胀及黏稠渗出物附着，可导致呼吸道狭窄并在气流通过时产生干啰音。如小呼吸道内有稀薄渗出液，则气流通过时可产生湿啰音。喘息型支气管炎患者可因支气管壁平滑肌痉挛而出现哮鸣音及呼吸急促、不能平卧。病变导致小呼吸道狭窄及阻塞时，可引起阻塞性通气障碍，出现呼气困难为主的呼吸困难。久之，使肺过度充气。

　　4. 结局及并发症

　　患者如能做好病因学预防，同时又能及时有效治疗细菌感染，增强机体抵抗力，慢性支气管炎可以逐渐痊愈。但如致病因素继续存在，防治又不及时、不彻底，病变可加重并导致以下并发症。

（1）慢性阻塞性肺气肿：由于慢性支气管炎导致小呼吸道狭窄和阻塞，引起呼气阻力大于吸气阻力，末梢小呼吸道和肺泡因内压增高而过度充气与扩张，形成肺气肿。

（2）慢性肺源性心脏病：由于慢性支气管炎并发阻塞性肺气肿，致肺循环阻力增大，肺动脉高压而发生肺心病。

（二）肺气肿

肺气肿（pulmonary emphysema）是指末梢肺组织（呼吸性细支气管、肺泡管、肺泡囊和肺泡）因含气量增加而过度膨胀，并伴有肺泡间隔断裂，肺泡壁弹力组织破坏，致肺泡相互融合，肺容积增大、功能降低的一种病理状态，是支气管和肺部疾病最常见的并发症。

1. 病因和发病机制

肺气肿常继发于慢性阻塞性肺疾病，尤其是慢性支气管炎。吸烟、空气污染及尘肺也是常见发病原因。其发病机制与下列因素有关。

（1）细支气管阻塞性通气障碍：慢性支气管炎时，炎症病变使细小支气管壁破坏、塌陷及纤维化，导致管壁增厚、管腔狭窄；同时黏液性渗出物增多和黏液栓形成，更加重小呼吸道通气障碍，使肺排气不畅，残气量过多。

（2）呼吸性细支气管和肺泡壁弹性降低：正常细支气管壁和肺泡壁上有弹力纤维呈放射状分布，起支撑作用，并通过弹力纤维回缩力排出末梢肺组织的残余气。各种原因尤其是炎症造成弹力纤维大量破坏，使细支气管及肺泡回缩力减弱；而阻塞性通气障碍又使细支气管和肺泡长期处于高张力状态，由于弹性降低和回缩力减弱，残气量可进一步增多而引起气肿。

（3）α_1-抗胰蛋白酶水平降低：α_1-抗胰蛋白酶（α_1-antitrypsin，α_1-AT）存于组织、体液中，是多种蛋白水解酶的抑制物，尤其能抑制炎症时中性粒细胞、巨噬细胞分泌的弹性蛋白酶。炎症时，白细胞的氧代谢产物氧自由基等能氧化 α_1-AT，使之失活，导致 α_1-AT 不能抑制弹性蛋白酶的破坏而使之增多，活性增强，从而增强对细支气管和肺泡壁弹力蛋白、Ⅳ型胶原和糖蛋白的降解，破坏了肺组织结构，使肺泡回缩力减弱。临床资料提示，遗传性 α_1-AT 缺乏者因血清中 α_1-AT 水平极低，故此类人群肺气肿发病率较一般人高 15 倍。

以上因素综合作用，使细支气管和肺泡腔残气量不断增多，压力升高，导致细支气管扩张，肺泡破裂融合成含气的大囊泡，形成肺气肿。

2. 类型及病理变化

肺气肿一般分为肺泡性和间质性两大类。肺泡性肺气肿常并发有小呼吸道的阻塞性通气障碍，故也称阻塞性肺气肿。

（1）肺泡性肺气肿：病变发生在肺腺泡内，根据其发生的部位和范围不同，又分为：①腺泡中央型肺气肿：病变累及腺泡中央的呼吸性细支气管，肺泡管和肺泡囊扩张不明显。由于呼吸性细支气管位于肺二级小叶的中央，故又称小叶中央型肺气肿。镜下见，一级或二级呼吸性细支气管呈囊状扩张（图5-14）；②腺泡周围型肺气肿：也称间隔旁肺气肿，病变主要累及胸膜下肺组织的小叶周边部肺泡管和肺泡囊，呼吸性细支气管基本正常。镜下见，小叶周边肺泡管和肺泡囊扩张。此型不并发慢性阻塞性肺气肿；③全腺泡型肺气肿：病变累及全部腺泡，从呼吸性细支气管、肺泡管、肺泡囊至肺泡均呈弥漫性扩张，一般气肿囊腔较小，但遍布整个小叶（图5-15）。如肺泡间隔破坏严重，气肿囊腔可融合形成直径超过 1 cm

的囊泡，称囊泡性肺气肿。此型肺气肿的发生可能与先天性 α_1-AT 缺乏有关。

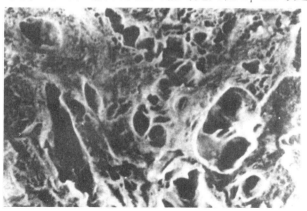

图 5-14 腺泡中央型肺气肿

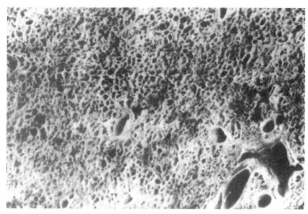

图 5-15 全腺泡型肺气肿

（2）间质性肺气肿：在肋骨骨折、胸壁穿透伤、哮喘时因剧烈咳喘使肺泡内压急剧升高，致肺泡间隔或细支气管壁破裂，空气进入小叶间隔，在小叶间隔与胸膜下形成串珠状小气泡，气体也可沿支气管和血管周围组织间隙扩展至肺门、纵隔，甚至胸部皮下形成皮下气肿。

（3）其他类型肺气肿：包括①瘢痕旁肺气肿，是指出现在肺组织瘢痕病灶周围，由肺泡破裂形成的局限性肺气肿，其位置不恒定，大小也不一，若气肿囊腔直径超过 2~3 cm，称肺大泡，如发生在胸膜下可引起破裂，并发生自发性气胸；②代偿性肺气肿，是指肺炎性实变病灶周围及肺叶切除后残余肺组织的肺泡代偿性过度充气；③老年性肺气肿，是指老年人由于肺组织弹性回缩力减弱使肺残气量增多而引起的肺膨胀。

肺气肿时肺的体积显著膨胀，色苍白，边缘钝圆，质软缺乏弹性，表面常有肋骨压痕，指压后压痕不易消退。切面因不同类型表现不一。镜下见肺泡扩张，肺泡间隔变薄并断裂，相邻肺泡融合形成较大囊腔（图 5-16）。肺泡间隔内毛细血管床数量减少，管腔闭塞，间质小动脉内膜纤维增厚。细、小支气管呈慢性炎症改变。

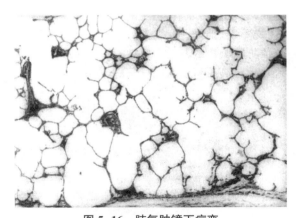

图 5-16　肺气肿镜下病变

肺泡扩张融合成囊腔，肺泡间隔菲薄，毛细血管减少，管腔闭塞

3. 临床病理联系

患者除有慢性支气管炎的咳嗽、咳痰症状外，常出现因阻塞性通气障碍而发生的呼气性呼吸困难、气促、胸闷、发绀等缺氧症状。严重肺气肿患者，由于肺泡长期膨胀，胸廓长期呈过度吸气状态，使肋骨上抬，肋间隙增宽，胸廓前后径加大，形成桶状胸。由于肺容积增大，X 线检查肺野扩大、横膈下降、透明度增高。体检语颤降低，叩诊呈过清音，心浊音界缩小或消失，呼吸音减弱，呼气延长。由于肺泡扩张或融合，肺毛细血管网可被压迫而显著减少，导致肺循环阻力增高，肺动脉压升高，右心负担加重，引起慢性肺源性心脏病。

二、慢性肺源性心脏病

慢性肺源性心脏病（chronic corpulmonale）是指因慢性肺脏疾病或肺血管及胸廓病变引起肺循环阻力增加、肺动脉高压、右心室肥厚扩大甚或发生右心衰竭的心脏病，简称肺心病。本病在我国北方地区多见，患病率近 0.5%，常在寒冷季节发病。40 岁以上中老年人多见，随年龄增长发病率也随之增高。

肺心病发病的主要环节是慢性肺循环阻力增大所致的肺动脉高压。绝大多数肺心病是由肺脏疾病引起的，尤其是慢性支气管炎并发阻塞性肺气肿，发病率占 80%~90%，其次是支气管哮喘、支气管扩张症、尘肺、慢性纤维空洞型肺结核和肺间质纤维化，少数由胸廓运动障碍性疾病引起，如严重脊柱弯曲、类风湿性脊椎炎、胸膜广泛粘连和胸廓畸形等，均可使胸廓活动受限而引起限制性通气障碍，极少数可由肺血管疾病（如原发性肺动脉高压症、肺小动脉栓塞）引起。

（一）肺部病变

除原有肺疾病（如慢性支气管炎、肺气肿、尘肺及肺间质纤维化等）病变外，肺心病时肺内的主要病变是肺小动脉的变化，表现为肌型小动脉中膜肥厚，内膜出现纵行肌束，无肌型细动脉肌化。同时，还发生肺小动脉炎、小动脉血栓形成和机化。肺泡壁毛细血管明显减少，存留的肺血管可因肺气肿、炎症、纤维化等原因发生管腔狭窄或闭塞。

（二）心脏病变

以右心室病变为主，表现为右心室肥厚，心腔扩张。扩张的右心室将左心室心尖推向右后方，使心尖钝圆（即心尖主要由右心室构成）（图 5-17）。心脏重量增加，可达 850 g。右心室前壁肺动脉圆锥显著膨隆。诊断右心室肥大的标准是肺动脉瓣下 2 cm 处右心室壁肌肉厚度大于等于 5 mm（正常为 3~4 mm）。镜下见代偿区右心室壁心肌细胞肥大、增宽，核增大、染色深。缺氧区心肌纤维萎缩、肌质溶解、横纹消失，间质胶原纤维增生。

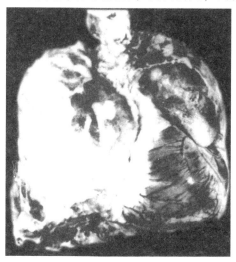

图 5-17　肺源性心脏病
右心室肥厚，心腔扩张。扩张的右心室将左心室心尖推向右后方，使心尖钝圆

临床病理联系：肺心病是在原有肺疾病基础上发生的，其临床表现除有原肺疾病症状和体征外（如呼吸困难、气急、发绀），将逐渐出现右心室衰竭的症状和体征（如全身淤血、肝脾肿大、腹腔积液、下肢水肿、心悸及心率增快等，均属肺心病代偿失调期的症状和体征）。病情严重者，由于缺氧和二氧化碳潴留、呼吸性酸中毒等，可导致脑水肿而并发肺性脑病，出现头痛、烦躁不安、抽搐、嗜睡甚至昏迷等症状。

预防肺心病的发生主要是对引发该病的肺部疾病早期治疗和有效控制。右心心力衰竭多数由急性呼吸道感染致肺动脉高压所诱发，故积极治疗肺部感染是控制右心心力衰竭的关键。

（袁振兴）

第三节　结核病

一、概论

结核病（tuberculosis）是由结核分枝杆菌引起的一种慢性肉芽肿性疾病。以肺结核最常见，同时见于全身各器官。典型病变为结核结节形成并伴有不同程度干酪样坏死。

（一）病因和发病机制

结核病的病原菌是结核分枝杆菌，对人致病的主要是人型、牛型。结核菌主要经呼吸道传染，少数可因进食带菌食物或含菌牛奶而经消化道感染，偶见经皮肤伤口感染。

呼吸道传播是通过肺结核（主要是空洞型肺结核）患者在谈话、咳嗽和喷嚏时，从呼吸道排出大量带菌微滴，每个微滴可有 1~20 个细菌，带菌微滴直径小于 5 μm 即可被吸入并到达肺泡引起感染。到达肺泡的结核杆菌趋化和吸引巨噬细胞，并为巨噬细胞吞噬。在有效细胞免疫建立以前，巨噬细胞对结核杆菌的杀伤能力很有限，结核杆菌可以在细胞内繁殖，一方面引起局部炎症，另一方面可发生全身性血源性播散，成为今后肺外结核病发生的根源。机体对结核杆菌产生特异性细胞免疫一般需 30~50 天时间。这种特异的细胞免疫在临床上表现为皮肤结核菌素试验阳性。

结核病的抗感染免疫反应和超敏反应常同时发生和相伴出现，贯穿在结核病过程中。抗感染免疫反应的出现提示机体已获得免疫力，对病原菌有杀伤作用和抵抗力。而超敏反应常引起干酪样坏死，引起局部组织结构的破坏。已经致敏的个体动员机体产生防御反应较未致敏的个体快，但组织的坏死也更明显，故机体对结核杆菌感染所做出的临床表现决定于不同的机体免疫状态。如机体状态是以抗感染免疫反应为主，则病灶局限，结核菌可被杀灭；如机体状态是以超敏反应为主，则病变将以急性渗出和组织结构破坏为主。结核病基本病变与机体的免疫状态有关（表 5-1）。

表 5-1　结核病基本病变与机体的免疫状态

病变	机体状态		结核杆菌		病理特征
	免疫力	超敏反应	菌量	毒力	
渗出为主	低	较强	多	强	浆液性或浆液纤维素性炎
增生为主	较强	较弱	少	较低	结核结节
坏死为主	低	强	多	强	干酪样坏死

（二）结核病的基本病理变化

结核病是一种特殊性炎症。其基本病变具有变质、渗出和增生。由于机体的免疫反应、超敏反应和细菌数量、毒力以及病变组织的特性不同，可表现三种不同的病变类型。

1. 渗出为主的病变

见于病变早期或机体免疫力下降、细菌数量多、毒力强或超敏反应较强时，好发于肺、浆膜、滑膜及脑膜等处。表现为浆液性或浆液纤维素性炎，早期有中性粒细胞浸润，但很快为巨噬细胞所取代。在渗出液和巨噬细胞内即可查见结核杆菌，当机体免疫力超强时，可完全吸收不留痕迹或转变为以增生为主的病变，如机体抵抗力低、超敏反应剧烈或细菌数量多、毒力强时，渗出性病变可迅速发生坏死，转变为以变质为主的病变。

2. 增生为主的病变

见于机体免疫力较强、细菌数量较少、毒力较低时。由于机体对结核杆菌已有一定的免疫力，病变常以增生为主，形成具有一定形态特征的结核样结节，结核结节是在细胞免疫反应的基础上形成的。由上皮样细胞、朗格汉斯巨细胞（Langhans grant cell）以及外周局部聚集的淋巴细胞和少量反应性增生的成纤维细胞构成。典型的结核结节中央有干酪样坏死，巨噬细胞吞噬结核杆菌后细胞胞体可增大逐渐转变为上皮细胞。上皮样细胞体积变大，呈梭性或多角形，胞质丰富，淡伊红染，境界不清；细胞间常有胞质突起互相联络，核呈圆形或卵圆形，染色质少，可呈空泡状，核内有 1~2 个核仁。上皮样细胞的活性增加，有利于吞噬和杀灭结核杆菌，朗格汉斯巨细胞是一种多核巨细胞，细胞体积大，直径可达 300 μm，胞质丰富，淡伊红染，胞质突起常和上皮样细胞的胞质突起相连接，核与上皮样细胞相似，核数由十几个到几十个不等。核排列在胞质周围呈花环状、马蹄形或密集在胞体一端，单个结核结节肉眼和 X 线片不易查见，3 ~ 4 个结节融合呈较大结节时才能看到，约粟粒大小，灰白色，半透明，境界分明，有干酪样坏死时略带黄色，可隆起于脏器表面。

3. 坏死（变质）为主的病变

常见于结核杆菌数量大、毒力强、机体抵抗力低或超敏反应剧烈时。上述渗出性和增生性病变也可发生于干酪样坏死，也有极少数病变一开始就发生干酪样坏死。

（三）结核病基本病理变化的转化规律

结核病的发展和结局主要取决于机体抵抗力和结核杆菌致病力之间的斗争。当机体抵抗力增强时，病变可向好的方向转化，即吸收、消散或纤维化、钙化；反之，则向坏的方向转化，即浸润进展或溶解播散。

1. 转向愈合

（1）吸收、消散：是渗出性病变的主要愈合方式。当机体抵抗力增强或经治疗有效时，渗出物可通过淋巴管吸收而使病灶缩小或完全吸收、消散。X 线检查时可见边缘模糊、密度不匀的云絮状阴影逐渐缩小或完全消失。临床上称为吸收好转期。

（2）纤维化、纤维包裹、钙化：增生性病变、未被完全吸收的渗出性病变以及较小的干酪样坏死灶，可被逐渐纤维化形成瘢痕而愈合。较大的干酪样坏死灶难以纤维化，病灶周围的纤维组织可增生，将干酪样坏死包裹，中央逐渐干燥浓缩，并经钙盐沉着而发生钙化。钙化亦为临床痊愈的一种指标，但钙化灶内常残留少量细菌，在一定条件下可以引起复发。病灶纤维化后，一般已无结核杆菌存活，可认为是完全愈合。X 线检查可见纤维化病灶边缘清晰，密度增大，钙化病灶密度更高。临床上称硬结钙化期。

2. 转向恶化

（1）浸润进展：当机体抵抗力低下又未能得到及时治疗时，在原有病灶周围可出现渗出性病变，范围不断扩大，并继发干酪样坏死。X 线检查，原病灶周围出现云絮状阴影，边缘模糊。临床上称为浸润进展期。

（2）溶解播散：是机体抵抗力进一步下降，病变不断恶化的结果。干酪样坏死发生溶解、液化后，可经体内的自然管道（如支气管、输尿管）排出，致局部形成空洞。液化的干酪样坏死物中含有大量结核杆菌，播散至其他部位后，可形成新的渗出、变质病灶。X 线检查，可见病灶阴影密度深浅不一，出现透亮区及大小不等的新播散病灶阴影。临床上称为溶解播散期。此外，结核杆菌还可经淋巴管播散到淋巴结，引起结核性淋巴结炎，经血管播散到全身各处，引起全身粟粒性结核。

二、肺结核病

结核杆菌主要经呼吸道侵入人体，故肺是发生结核病最常见器官。由于初次感染和再次感染结核杆菌时机体的反应性不同，肺部病变的发生和发展亦各有其特点，故肺结核病（pulmonary tuberculosis）可分为原发性和继发性两大类。

（一）原发性肺结核病

原发性肺结核病（primary pulmonary tuberculosis）是指机体第一次受结核杆菌感染后所发生的肺结核病。多见于儿童，故又称儿童型肺结核病，偶见于从未感染过结核杆菌的青少年或成年人。由于初次感染，机体尚未形成对结核杆菌的免疫力，病变有向全身各部位播散的趋向。

1. 病变特点

结核杆菌经支气管到达肺组织，最先引起的病灶称原发病灶。原发病灶通常只有一个，多见于通气较好的部位，即上叶下部或下叶上部靠近胸膜处，以右肺多见。病灶直径多在1.0~1.5 cm，呈灰白或灰黄色。病变开始为渗出性变化，继而病变中央发生干酪样坏死，周围则有结核性肉芽组织形成。由于是初次感染，机体缺乏对结核杆菌的免疫力，病变局部巨噬细胞虽能吞噬结核杆菌，但不能杀灭，结核杆菌在巨噬细胞内仍继续生存，并侵入淋巴管循淋巴流到达肺门淋巴结，引起结核性淋巴管炎和肺门干酪性淋巴结结核。肺部原发病灶、结核性淋巴管炎和肺门淋巴结结核，三者合称原发综合征（primary complex），是原发性肺结核的特征性病变。X 线检查，可见肺内原发病灶和肺门淋巴结阴影，两者间有结核性淋巴管炎的条索状阴影相连，形成哑铃状阴影。

2. 发展和结局

绝大多数（约95%）原发性肺结核，由于机体免疫力逐渐增强而自然愈合。小的病灶可完全吸收或纤维化，较大的病灶可纤维包裹和钙化。这些病变常无任何自觉症状而不治自愈，但结核菌素试验阳性。有时肺内原发病灶已愈合，而肺门淋巴结结核病变仍存在，甚至继续发展蔓延到肺门附近淋巴结，引起支气管淋巴结结核。X 线检查，可见病侧肺门出现明显的淋巴结肿大阴影。经过适当治疗，此病灶可被包裹、钙化或纤维化。

少数病例因营养不良或患其他传染病（如麻疹、流感、百日咳等），使机体抵抗力下降，肺部原发病灶及肺门淋巴结结核病灶将继续扩大，病灶中干酪样坏死可液化并进入血管、淋巴管和支气管引起播散。

（1）支气管播散：原发病灶不断扩大，干酪样坏死物液化，侵及连接的支气管，病灶内液化坏死物可通过支气管排出而形成空洞，含菌的干酪样坏死物可沿支气管向同侧或对侧肺叶播散，引起多数小叶性干酪样肺炎。此外，肺门淋巴结干酪样坏死也可因淋巴结破溃而进入支气管，引起上述同样播散。但原发性肺结核经支气管播散较少见，可能与儿童的支气管发育不完全、口径较小、易受压而阻塞有关。

（2）淋巴管播散：肺门淋巴结病灶内的结核杆菌，可沿引流淋巴管到达支气管分叉处、气管旁、纵隔及锁骨上、下淋巴结。如淋巴管被阻塞，也可逆流到达腹膜后、腋下和腹股沟淋巴结，引起多处淋巴结结核。颈部淋巴结常可受累而肿大，中医称"瘰病"。病变轻者，经适当治疗可逐渐纤维化或钙化而愈合；重者可破溃穿破皮肤，形成经久不愈的窦道（俗称"老鼠疮"）。

（3）血管播散：在机体免疫力低下的情况下，肺内或淋巴结内的干酪样坏死灶可侵蚀血管壁，结核菌直接进入血液或经淋巴管由胸导管入血，引起血行播散性结核病。若进入血流的菌量较少，而机体的免疫力强时，则往往不发生明显病变。

（二）继发性肺结核病

继发性肺结核病是指机体再次感染结核杆菌后所发生的肺结核病。多见于成年人，故称成人型肺结核病。其感染来源有二：①外源性再感染，结核杆菌由外界再次侵入机体引起；②内源性再感染，结核杆菌来自已呈静止状态的原发综合征病灶，当机体抵抗力降低时，潜伏的病灶可重新活动而发展成为继发性肺结核病。

1. 病变特点

由于继发性肺结核病患者对结核杆菌已有一定免疫力和敏感性，故其病变与原发性肺结核相比较，有以下不同特点。

（1）早期病变多位于肺尖部，且以右肺多见。其机制尚未完全阐明，可能是由于直立体位时该处动脉压较低且右肺动脉又较细长，局部血液循环较差，加之通气不畅，以致局部组织抵抗力较低，结核杆菌易于在该处繁殖。

（2）由于超敏反应，病变易发生干酪样坏死，且液化溶解形成空洞的机会多于原发性肺结核。同时由于机体已有一定免疫力，局部炎症反应又常以增生为主，病变容易局限化。而且由于结核杆菌的繁殖被抑制，不易发生淋巴管、血管播散，故肺门淋巴结病变，全身粟粒性结核病患者较少见。

（3）病程长：随着机体免疫反应和超敏反应的相互消长，病情时好时坏，常呈波浪式起伏，有时以增生为主，有时以渗出、变质为主。肺内病变呈现新旧交杂、轻重不一，远较原发性肺结核病变复杂多样。

（4）因机体已有一定免疫力，病变在肺内蔓延主要通过受累的支气管播散。

2. 类型及病变

继发性肺结核的病理变化和临床表现比较复杂。根据病变特点和临床经过，可分为以下几种主要类型。

（1）局灶型肺结核：是继发性肺结核的早期病变，多位于肺尖部，右侧多见，病灶常为一个或数个，一般0.5~1.0cm大小。病变多数以增生为主，也可有渗出性病变和干酪样坏死，临床症状和体征常不明显。病灶常发生纤维化或钙化而愈合。X线检查，肺尖部有单个或多个结节状阴影，境界清楚。如患者抵抗力降低时，病变可恶化发展为浸润性肺结核。

（2）浸润型肺结核：是继发性肺结核最常见的临床类型，属活动性肺结核病。多数由局灶型肺结核发展而来。病灶多位于右肺锁骨下区，故临床上又称锁骨下浸润。病变常以渗出为主，中央有干酪样坏死，周围有直径2~3cm渗出性病变（即病灶周围炎）。镜下，病灶中央为干酪样坏死，病灶周围肺泡腔内充满浆液、单核细胞、淋巴细胞和少量中性粒细胞浸润。X线检查在锁骨下区可见边缘模糊的云雾状阴影。患者常有低热、盗汗、食欲不振、乏力等中毒症状和咳嗽、咯血。如能得到及时恰当治疗，渗出病变可在半年左右完全或部分吸收（吸收好转期），中央干酪样坏死灶可通过纤维化、纤维包裹和钙化而愈合（硬结钙化期）。如病变继续发展，干酪样坏死病灶可扩大（浸润进展期）。如干酪样坏死液化溶解，液化坏死物可经支气管排出而形成急性薄壁空洞，空洞壁坏死层含有大量结核杆菌，坏死物经支气管播散可引起干酪样肺炎（溶解播散期）。急性空洞一般易愈合，适当治疗后洞壁肉芽组织增生，空洞腔可逐渐缩小、闭合，最后形成瘢痕而愈合（图5-18）。如空洞经久不愈，则可发展为慢性纤维空洞型肺结核。

（3）慢性纤维空洞型肺结核：为成人慢性肺结核病常见类型，多在浸润型肺结核形成急性空洞的基础上发展而来。此型病变的特点为：①肺内有一个或多个形态不规则、大小不一的厚壁空洞，多位于肺上叶。厚壁空洞最厚处在1cm以上（图5-19）。镜下见，空洞壁由三层结构组成，内层为干酪样坏死物，中层为结核性肉芽组织，外层为纤维组织。此外，空洞内还常可见有残存的梁柱状组织，多为有血栓形成并机化而闭塞的血管；②在同侧或对侧肺内常有经支气管播散引起的很多新旧不一、大小不等、病变类型不同的病灶。病变发展常自上而下，一般肺上部病变旧而重、下部病变新而较轻；③由于病程长，病变常时好时坏，反复发作，最后导致肺组织的严重破坏和广泛纤维化，胸膜增厚并与胸壁粘连，肺体积缩小、变形、变硬，称为硬化性肺结核，严重影响肺功能甚至功能丧失。此时，由于病变处毛细血管床减少，肺循环阻力增加，肺动脉压增高，导致右心负担加重，进而引起肺源性心脏病。

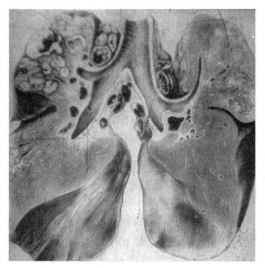

图 5-18　继发性肺结核
左肺上叶有干酪样坏死，右肺上叶及左肺下叶有散在性结核，肺门淋巴结病变不明显

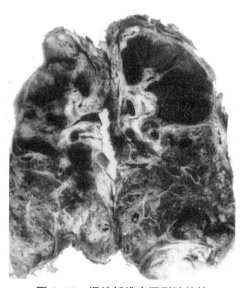

图 5-19　慢性纤维空洞型肺结核
右上肺有大空洞，空洞壁有纤维组织，下叶有散在的干酪样结核

此外，由于空洞和支气管相通，空洞内大量结核杆菌可随痰咳出而成为本病的传染源（开放性肺结核）；若大血管被侵蚀可引起咯血；如空洞穿破肺膜，可造成气胸和脓气胸；如咽下含菌痰液进入肠道可引起肠结核。

（4）干酪样肺炎：常发生在机体抵抗力极差和对结核杆菌敏感性过高的患者。常由大量结核杆菌经支气管播散引起，在肺内可形成广泛渗出性病变，并很快发生干酪样坏死。按病变范围可分为大叶性和小叶性干酪样肺炎。受累肺叶肿大、实变、干燥，切面淡黄色、呈干酪样；有时干酪样坏死液化，可形成多数边缘不整齐的急性空洞，并进一步引起肺内播散。镜下见，肺泡腔内有浆液、纤维素性渗出物，内含以巨噬细胞为主的炎细胞，并可见广泛红染无结构的干酪样坏死。临床有高热、咳嗽、呼吸困难等严重全身中毒症状，如不及时抢救，可迅速死亡（称为"奔马痨"）。

（5）结核球：结核球又称结核瘤（tuberculoma），是一种直径 2~5 cm 孤立的纤维包裹性球形干酪样坏死灶。多数为单个，偶见多个，常位于肺上叶。可以由浸润型肺结核的干酪样坏死灶纤维包裹形成；也可因空洞的引流支气管被阻塞，空洞腔由于干酪样坏死物填满而形成；有时亦可由多个结核病灶融合而成。结核球是一种相对静止的病灶，临床上常无症状，可保持多年而无进展；但当机体抵抗力降低时，可恶化进展，在肺内重新播散。由于结核球有较厚的纤维膜，药物一般不易渗入发挥作用。X 片有时需与肺癌鉴别，故临床常采用手术切除。

（6）结核性胸膜炎：在原发性和继发性肺结核的各个时期均可发生。按其病变性质，可分为湿性和干性两种，以湿性多见。

1）湿性胸膜炎：又称渗出性胸膜炎。较多见，常见于 20~35 岁的青年人。大多为肺内原发病灶的结核菌播散到胸膜引起或为结核杆菌菌体蛋白发生的超敏反应。病变为浆液纤维素性炎。渗出物中有浆液、纤维素和淋巴细胞，有时可见较多红细胞。浆液渗出多时可引起胸腔积液或血性胸腔积液。临床上有胸痛及胸膜摩擦音，叩诊呈浊音，呼吸音减弱。积液过多时可压迫心脏或致纵隔移位，一般经适当治疗 1~2 个月后可吸收。有时渗出物中纤维素较多，表现为纤维素性胸膜炎，则不易吸收而发生机化与粘连。

2）干性胸膜炎：又称增生性胸膜炎，是由肺膜下结核病灶直接蔓延至胸膜所致。常发生于肺尖部，多为局限性，病变以增生性病变为主，很少有胸腔积液。痊愈后常致局部胸膜增厚、粘连。

综上所述，原发性肺结核与继发性肺结核在多方面有不同的特征，其区别见表5-2。

表5-2 原发性和继发性肺结核病比较表

项目	原发性肺结核病	继发性肺结核病
结核杆菌感染	初染	再染或静止病灶复发
发病人群	儿童	成人
对结核杆菌的免疫力或过敏性	无	有
病理特征	原发综合征	病变多样，新旧病灶并存，较局限
起始病灶	上叶下部、下叶上部近胸膜处	肺尖部
主要播散途径	淋巴管或血管	支气管
病程	短，大多自愈	长，需治疗

三、肺结核病引起血源播散性肺结核病

如原发性和继发性肺结核病恶化进展，细菌可通过血管播散引起血源性结核病。除肺结

核外，肺外结核病也可引起血源性结核病。

由于肺内原发病灶、再感染病灶或肺门干酪样坏死灶以及肺外结核病灶内的结核杆菌侵入血流或经淋巴管由胸导管入血，可引起血源播散性结核病。分以下类型：

1. 急性全身粟粒性结核病

结核杆菌在短时间内一次或多次大量侵入肺静脉分支，经左心室至体循环，播散至全身各器官（如肺、肝、脾、肾、腹膜和脑膜等），引起粟粒性结核，称为急性全身粟粒性结核病。病情凶险，临床有高热、寒战、盗汗、衰竭、烦躁不安甚至神志不清等中毒症状，肝脾肿大，并常有脑膜刺激征。各器官均可见均匀密布、大小一致、灰白或灰黄色、圆形、粟粒大小的结核病灶。镜下见，病灶常为增生性病变，有结核结节形成，偶尔出现以渗出、变质为主的病变。X线检查双肺可见密度均匀、大小一致的细点状阴影。即便能及时治疗，仍可愈后复发，少数病例可死于结核性脑膜炎。若抵抗力极差或应用大量激素、免疫抑制药物或细胞毒性药物后，可发生严重的结核性败血症，患者常迅速死亡。尸检时各器官内出现无数小坏死灶，灶内含大量结核杆菌，灶周无明显细胞反应，故有"无反应性结核病"之称。此种患者可出现类似白血病的血常规，称类白血病反应。

2. 慢性全身粟粒性结核病

如急性期不能及时控制而病程迁延3周以上或病菌在较长时间内以少量反复多次进入血液，则形成慢性粟粒性结核病。病变的性质和大小均不一致，同时可见增生、坏死及渗出性病变，病程长，成人多见。

3. 急性粟粒性肺结核

常是全身粟粒性结核病的一部分，有时仅局限于肺。由于肺门、纵隔、支气管旁的淋巴结干酪样坏死破入邻近大静脉（如无名静脉、颈内静脉、上腔静脉）或因含菌的淋巴液由胸导管回流，经静脉入右心，沿肺动脉播散于两肺，引起两肺急性粟粒性结核病（图5-20）。临床上多起病急骤，有较严重结核中毒症状。X线见两肺有散在分布、密度均匀、粟粒大小的细点阴影。

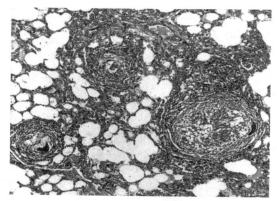

图5-20 急性粟粒性肺结核
肺内有大小一致、分布均匀的结核结节

4. 慢性粟粒性肺结核

多见于成人。患者原发灶已痊愈，由肺外某器官的结核病灶内的细菌在较长时间内间歇性地入血而致病。病程较长，病变新旧、大小不一。小的如粟粒大，大的直径可达数厘米以上。病变以增生为主。

5. 肺外结核

也称肺外器官结核病，多由原发性肺结核病经血管播散所致。在原发综合征期间，如有少量细菌经原发灶侵入血液，在肺外一些脏器内可形成潜伏病灶，当机体抵抗力下降时，进展为肺外结核病。

四、肺外结核

（一）肠结核病

肠结核病（intestinal tuberculosis）可分为原发性和继发性。原发性肠结核病很少见，常发生于小儿，一般由饮用未经消毒、带结核杆菌的牛奶或乳制品而感染。细菌侵入肠壁，在肠黏膜形成原发性结核病灶，结核杆菌沿淋巴管到达肠系膜淋巴结，形成与原发性肺结核相似的肠原发综合征（肠原发性结核性溃疡、结核性淋巴管炎和肠系膜淋巴结结核）。绝大多数肠结核继发于活动性空洞型肺结核病，多由咽下含大量结核杆菌的痰引起。

继发性肠结核病85%发生在回盲部，其次为升结肠。而病变多见于回盲部，可能是由于该段淋巴组织特别丰富，结核菌易通过淋巴组织侵入肠壁，加之肠内容物在通过回盲瓣处且滞留于回肠末端时间较长，增加与结核菌接触的机会。

根据病理形态特点，肠结核病可分为两型：①溃疡型：较多见。结核菌首先侵入肠壁淋巴组织，形成结核结节，结节融合并发生干酪样坏死，黏膜破坏脱落形成溃疡。病变沿肠壁淋巴管向周围扩展，使溃疡逐渐扩大，由于肠壁淋巴管沿肠壁呈环形分布，故溃疡多呈半环状，其长径与肠长轴垂直。溃疡一般较浅，边缘不整齐，如鼠噬状，底部不平坦，附有干酪样坏死物，偶见溃疡深达肌层及浆膜层（图5-21），但很少引起穿孔或大出血，与溃疡相对应的肠浆膜面常见纤维素渗出和结核结节形成。结核结节呈灰白色连接成串，是结核性淋巴管炎所致。临床上有慢性腹痛、腹泻、营养障碍等症状。溃疡愈合后，由于瘢痕组织收缩，可引起肠腔狭窄。一般很少发生肠出血和穿孔；②增生型：较少见。病变以增生为主，在肠壁内有大量结核性肉芽组织和纤维组织增生，使病变处肠壁增厚、变硬，肠腔狭窄，黏膜可有浅在溃疡和息肉形成，故也称息肉型肠结核（图5-22）。临床上表现为慢性不完全低位肠梗阻，右下腹可触及包块，易误诊为结肠癌。

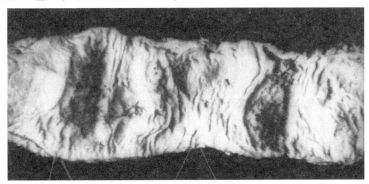

图 5-21　溃疡型肠结核

回肠呈环状性溃疡，溃疡长轴与肠道呈垂直状

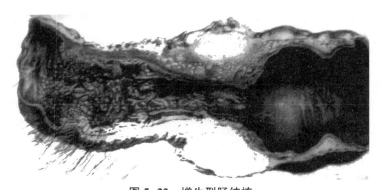

图 5-22　增生型肠结核
回肠肠壁增厚，形成干酪样肿块，肠黏膜有多发性息肉形成

（二）结核性腹膜炎

结核性腹膜炎（tuberculous peritonitis）多见于青少年。大多继发于溃疡型肠结核、肠系膜淋巴结结核或结核性输卵管炎，少数可因血行播散引起。本病可分为湿、干两型，但通常干型与湿型可同时存在。湿型的特点是腹腔内有大量浆液纤维素性渗出液，外观呈草黄色，混浊或带血性，肠壁浆膜及腹膜上密布无数粟粒大小结核结节，一般无粘连。临床常有腹胀、腹痛、腹泻及中毒症状。干型较常见，其特点是腹膜除有结核结节外，尚有大量纤维素性渗出物，机化后可引起腹腔脏器特别是肠管间、大网膜、肠系膜广泛粘连，甚至引起慢性肠梗阻。腹上部可触及横行块状物，为收缩及粘连的大网膜。由于腹膜有炎性增厚，触诊时有柔韧感或橡皮样抗力。坏死严重者病灶液化可形成局限性结核性脓肿，甚至侵蚀肠壁、阴道、腹壁，形成瘘管。

（三）结核性脑膜炎

结核性脑膜炎（tuberculous meningitis）多见于儿童。常由原发综合征血管播散引起，故常是全身粟粒性结核病的一部分。成人的肺及肺外结核晚期亦可引起血源播散导致本病。病变以脑底部最明显，在视交叉、脚间池、脑桥等处，可见多量灰黄色胶冻样混浊的渗出物积聚，偶见灰白色粟粒大结核结节。镜下可见蛛网膜下隙内有炎性渗出物，主要为浆液、纤维素、单核细胞、淋巴细胞，也可有少量中性粒细胞。部分区域可发生干酪样坏死，偶见典型的结核结节病变，严重者可累及脑皮质，引起脑膜脑炎。病程较长者常并发闭塞性血管内膜炎，从而导致循环障碍而引起多发性脑软化灶。若病程迁延，可因渗出物机化粘连而致脑积水，出现颅内压增高症状和体征，如头痛、呕吐、眼底视盘水肿和不同程度意识障碍甚至脑疝形成。

（四）泌尿生殖系统结核病

1. 肾结核病

最常见于 20~40 岁男性，以单侧多见，多由原发性肺结核血行播散引起。病变常起始于皮髓质交界处或肾乳头。病变初为局灶性，继而发生干酪样坏死破坏肾乳头而破溃入肾盂，形成结核性空洞。随着病变在肾内继续扩大蔓延，可形成多个结核性空洞，肾组织大部分或全部被干酪样坏死物取代，仅留一空壳。由于液化的干酪样坏死物随尿下行，输尿管、膀胱可相继感染受累。临床上可见尿频、尿急、尿痛及血尿、脓尿等症状。膀胱受累后可因纤维化而容积缩小（膀胱挛缩）；如病变导致输尿管口狭窄，可引起肾盂积水或逆行感染对侧肾脏。如两侧肾脏严重受损，可导致肾功能不全。

2. 生殖系统结核病

男性泌尿系统结核病常波及前列腺、精囊和附睾，以附睾结核多见，病变器官中有结核结节形成和干酪样坏死。临床上附睾结核表现为附睾肿大、疼痛，与阴囊粘连，破溃后可形成经久不愈的窦道。女性以输卵管和子宫内膜结核病多见，主要经血管或淋巴管播散，亦可由邻近器官结核病直接蔓延引起。临床可引起不孕症。

（五）骨与关节结核病

骨与关节结核病多见于儿童及青少年，因骨发育旺盛时期骨内血管丰富，感染机会较多，主要由原发综合征血源播散引起。骨结核多见脊椎骨、指（趾）骨及长骨骨骺（股骨下端和胫骨上端）。关节结核以髋、膝、踝、肘等关节多见。外伤常为本病的诱因。

1. 骨结核

病变起始于松质骨内的小结核病灶，病变可有两种表现：①干酪样坏死型：此型比较多见；病变部出现大量干酪样坏死和死骨，周围软组织发生干酪样坏死和结核性"脓肿"，由于局部无红、肿、热、痛，故又称为寒性脓肿（冷脓肿）。病灶若穿破皮肤，可形成经久不愈的窦道。②增生型：此型较少见。骨组织中形成大量结核性肉芽组织，病灶内的骨小梁渐被侵蚀、吸收和消失。但无明显干酪样坏死和死骨。

脊椎结核（tuberculosis of the spine）是骨结核中最常见者，多见于第 10 胸椎至第 2 腰椎。病变始于椎体中央，常发生干酪样坏死，可破坏椎间盘及邻近椎体。由于病变椎体不能负重，可发生塌陷而被压缩成楔形，造成脊柱后凸畸形（驼背），甚至压迫脊髓，引起截瘫。液化的干酪样坏死物可穿破骨皮质，侵犯周围软组织，在局部形成结核性"脓肿"。还可沿筋膜间隙向下流注，在远隔部位形成"冷脓肿"。如腰椎结核可在腰大肌鞘膜下、腹股沟韧带下以及大腿部形成"冷脓肿"；胸椎结核时脓肿可沿肋骨出现于皮下；颈椎结核时可于咽后壁出现"冷脓肿"。如穿破皮肤可形成经久不愈的窦道。

2. 关节结核

多继发于骨结核，常见于髋、膝、踝、肘等关节。如膝关节结核，常由于胫骨上端或股骨下端的骨骺或干骺端先有病变，当干酪样坏死侵及关节软骨和滑膜时，则形成膝关节结核。关节结核时关节滑膜上有结核性肉芽组织形成，关节腔内有浆液、纤维素渗出。游离纤维素凝块长期互相撞击，可形成白色圆形或卵圆形小体，称为关节鼠。由于软组织水肿和慢性炎症，关节常明显肿胀。若病变累及软组织和皮肤，可穿破皮肤形成窦道。关节结核愈合后，关节腔内渗出物机化可造成关节强直而失去运动功能。

（六）淋巴结结核病

淋巴结结核病常通过肺门淋巴结结核沿淋巴管播散，也可来自口腔、咽喉部结核感染灶。临床上以颈部淋巴结结核（中医称瘰疬）最常见，其次为支气管和肠系膜淋巴结结核。病变淋巴结常成群受累，有结核结节形成和干酪样坏死。淋巴结逐渐肿大，当病变累及淋巴结周围组织时，淋巴结可互相粘连，形成包块。淋巴结结核干酪样坏死物液化后可穿破皮肤，形成多处经久不愈的窦道。

（叶海军）

第六章

循环系统疾病

第一节　心肌炎

心肌炎是指心肌的局限性或弥漫性急性或慢性炎症病变，可分为感染性和非感染性两大类。前者因细菌、病毒、螺旋体、立克次体、真菌、原虫、蠕虫等感染所致，后者包括过敏或变态反应等免疫性心肌炎，如风湿病，以及理化因素或药物所致的反应性心肌炎等。由病毒感染所致的心肌炎，病程在 3 个月以内者称为急性病毒性心肌炎。

一、病毒性心肌炎

大多数已知病毒，如脊髓灰质炎病毒、流感病毒、腺病毒、水痘病毒、流行性腮腺炎病毒、传染性单核细胞增多症病毒、巨细胞病毒、麻疹病毒、风疹病毒、传染性肝炎病毒、淋巴细胞脉络丛脑膜炎病毒、流行性脑炎病毒以及艾滋病病毒等都能引起不同程度的心肌炎，但主要致病病毒是柯萨奇 B 病毒和埃可病毒。

病毒性心肌炎有的只是病毒感染损伤的一部分，有的则定位于心脏。成年人病毒性心肌炎的临床表现大多较新生儿和儿童病毒性心肌炎轻，急性期死亡率低，大部分病例预后良好。

重症病毒性心肌炎的病理表现为间质性心肌炎。急性期有心脏扩大，心壁苍白、柔软，间质水肿，间质和小血管周围有淋巴细胞、单核细胞为主的炎细胞浸润，伴有心肌细胞变性、坏死。慢性期表现为间质纤维化，主要集中在肌束间和小血管周围，并有延伸至心内膜，也可有散在的小瘢痕。

病毒性心肌炎无论临床表现，还是病理形态均没有特异性，因此确定诊断比较困难，临床上血清病毒滴度升高 4 倍以上有重要的诊断价值，心肌活检虽可认定病变性质，但用活检标本分离病毒的阳性率不高，近年来有用原位核酸杂交（ISH）或聚合酶链反应-单链构象多态性分析（PCR-SSCP）检测 DNA 或 RNA 的技术，检出阳性率较高。

二、细菌性心肌炎

一般是其他部位细菌感染的并发症状，如急性咽喉炎、扁桃体炎、白喉、肺炎流行性脑脊髓膜炎、细菌性心内膜炎等都能引起心肌炎。细菌性心肌炎也是间质性心肌炎（图 6-1）。心肌间质、血管周围均可有成片或灶状炎细胞浸润。炎细胞的类型和浸润的广泛程度随感染细菌种类而异，有的甚至形成小脓肿，一般类型的炎细胞以单核细胞和淋巴细胞为主。并发于急性咽喉炎的等重症者，常有明显的心肌细胞变性、坏死和间质水肿。白喉性心肌炎的心肌细胞脂肪变性较突出，分布弥漫，脂滴粗大，坏死心肌细胞形成粗大颗粒或团块，周围有巨噬细胞、单核细胞浸润。结核性心肌炎一般是血液播散或结核性心包炎、心外膜炎的直接扩散，病损部有特征性的结核结节。细菌性心肌炎的愈合一般都经肉芽形成瘢痕。

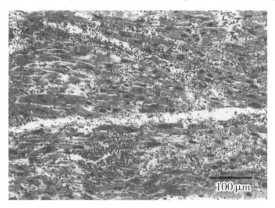

图 6-1　细菌性心肌炎

间质可见大量炎细胞浸润，心肌细胞被分割成粗细不等的条束，并伴有肿胀和变性

三、真菌性心肌炎

这种心肌炎一般是真菌感染累及心肌的结果，原发于心肌的极少。多见于长期使用抗生素、肾上腺类固醇皮质激素以及免疫抑制剂者。早期炎症病灶也散在分布于心肌间，进而可扩展和融合。菌种的不同，炎症灶的表现可有差别，有的出血、坏死突出，而炎症反应较轻，有的表现为以中性多形核白细胞为主的浸润，伴有组织坏死，脓肿形成。急性期病灶一般较易找到菌丝（图 6-2）。菌种以念珠菌、曲菌、毛霉菌等较多见。慢性期有巨噬细胞反应和肉芽肿形成，甚至出现多核巨细胞，呈结核结节样形态，但坏死不如结核彻底，也找不到结核菌，这是主要鉴别点。

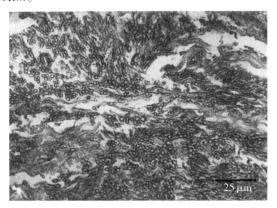

图 6-2　真菌性心肌炎

真菌性心肌炎的肌间脓肿，内有大量菌丝和孢子。一般用PAS 染色能较清晰地显示

四、药物和毒物性心肌炎

多种药物可对心肌造成损伤。基本包含两种形式，一是药物或毒物对心肌的直接毒害作用，二是心肌对药物过敏引起的损伤。药物对心肌的直接毒害作用有明显累加和剂量依赖效应关系，可称为中毒性心肌炎。心肌对药物过敏引起的损伤在用药物后迅速发生，呈过敏性表现，故称为过敏性心肌炎。

中毒性心肌炎的心肌炎症是药物毒害造成心肌坏死的反应，而不是对药物本身的反应。心肌坏死一般呈灶性，有时只有 1~2 个细胞，但在病损区有坏死心肌、炎症肉芽，纤维化和愈合瘢痕同时并存则心肌开始修复。炎细胞以多形核细胞为主，也可有巨噬细胞，但嗜酸性粒细胞较少见。锑、砷、依米丁、氟尿嘧啶、锂以及吩噻嗪等制剂能引起心肌大片坏死。此外，白喉毒素、嗜铬细胞瘤分泌的儿茶酚胺长期作用，或口服苯异丙胺也能引起心肌坏死，出现炎症。

过敏性心肌炎也是间质性心肌炎，表现为心肌间和小血管周围有炎性细胞（嗜酸性粒细胞、淋巴细胞和浆细胞）浸润，尤其以嗜酸性粒细胞较突出，但心肌细胞变性、坏死较轻，停药后炎症可自行消退，甚至不留明显纤维化。过敏性心肌炎常出现血管炎和血管周围炎，但病变细胞纤维素样坏死较少见。

能致心肌损伤的常见化学物品简述如下：

1. 一氧化碳

一氧化碳与血红蛋白结合所形成的碳氧血红蛋白，使其丧失运输氧能力，导致组织严重缺氧。心肌对缺氧十分敏感，中毒早期有心肌细胞变性和间质出血、水肿；晚期则常引起心内膜下乳头肌灶性坏死。此外，心外膜和心内膜下多见斑片状出血。

2. 氧

氧是保证心脏高效能工作所必需，环境中氧含量随海拔增高而降低。在海拔 5 000 ~ 5 500 米处的氧分压约为海平面地区的 1/2。急性缺氧所致的心肌损伤主要表现为心肌细胞坏死；慢性缺氧所致的心肌损伤主要表现为心肌细胞变性、萎缩、代偿性肥大和间质纤维化。然而血氧含量过高也会引起心脏输出量和心肌收缩力的降低，造成氧中毒。氧过量可发生在高空飞行、深水潜水和医疗等所有使用供氧呼吸器的场合。氧中毒会导致肺动脉高压和肺源性心脏病，出现右心室肥厚和心力衰竭，原因是过量的氧既能直接抑制心肌功能，减少冠脉血流，又能使肺因氧中毒而致弥漫性肺泡损伤和肺纤维化，肺动脉和体循环高压。氧中毒同样可造成心肌坏死。

3. 酒精

长期大量饮酒可致心脏肥大、心肌脂肪变和纤维化，此病称为酒精中毒性心肌病，或酒精性心肌病。其发病机制尚不甚清楚。电镜下可见心肌细胞线粒体肿胀，嵴破坏，脂褐素增多，胞质内脂滴明显增多。

4. 二硫化碳

二硫化碳引起的心血管系统损伤多见于长期低浓度接触者（50 mg/m³ 左右）。主要病损为动脉硬化，其形态改变类似于动脉粥样硬化。二硫化碳引起动脉硬化的原因，有人认为与它能引起高胆固醇血症有关；也有研究表明它能与胰岛素结合形成复合物而降低其活性，产生化学性糖尿病有关。最常见的病损部位为脑动脉、肾动脉和心血管。主要表现为视网膜血管硬化，且易出血和发生小动脉瘤；肾脏病变为动脉毛细血管的透明性变，其病理形态类似于 Kimmelstiel-Wilson 型肾小球硬化症。流行病学研究表明，长期接触低浓度二硫化碳者，冠心病死亡率高于非接触者。病损可发生在一个部位或多个部位，同一患者不同部位的病损程度亦不相同。

5. 铅

慢性铅中毒可使人过早发生动脉粥样硬化，也能引起血压升高和心肌肥大，有的甚至引起冠状动脉痉挛，发生"铅性心绞痛"。在临床上表现为心绞痛、心力衰竭、心电图 T 波和 S-T 段异常。形态上有心肌细胞坏死，肌原纤维分离，肌浆网扩张和线粒体肿胀等。

6. 硒

硒的缺乏可使家畜发生白肌病，我国东北和西北地区也有这种以骨骼肌和心肌变性坏死为主的地方性缺硒病。心肌病变主要为凝固性坏死，或溶解性坏死，呈灶状或大片分布在心内膜下区。硒是谷胱甘肽过氧化物酶的组成部分，也是一种自由基清除剂。一些研究表明克山病的发病与缺硒有一定的关系。此外，硒对机体的影响也受一些地球化学因素的制约，如摄入过多的硫酸盐可降低动物对硒的利用；铜和锌的过量也能促进动物缺硒病的发生等。但硒的过量也可致病，硒中毒的心脏病变为心内膜和外膜下出血，心肌坏死，炎细胞浸润，心肌纤维化和瘢痕形成等。

7. 钴

钴是维生素 B_{12} 的组成成分，是一种必需的微量元素。钴缺乏可引起小红细胞性贫血。1965—1966 年，加拿大魁北克等地在长期大量饮用啤酒的人中爆发一种心肌病，被认为与钴中毒有关。其主要表现为呼吸困难、发绀、心跳加快，并有严重心力衰竭、心脏增大，部分病例心腔有附壁血栓。镜下见心肌呈弥漫性变性，间质水肿和灶性纤维化。钴对心肌损伤的机制不十分清楚。一些研究表明，病因可能是多因素的，除钴的作用外，也可能与食物中缺乏蛋白质、硫胺素、镁等必需营养物质有关。过多摄入酒精也可与钴起协同作用。

8. 真菌毒素

蒽环类抗生素如柔红霉素和多柔比星（阿霉素），是一类用于治疗癌症的抗生素，常能引起扩张型心肌病。用药后数分钟即可产生心肌细胞核仁崩解。多柔比星的急性作用包括低血压、心动过速和心律失常。慢性病变包括心脏扩大、心肌细胞变性和萎缩，伴有间质水肿和纤维化。另外，霉烂玉米等的串珠镰刀菌毒素也可损害心肌。急性期表现为心肌水样变性、灶性肌溶解和坏死，进而出现心肌纤维化。

五、原虫性心肌炎

引起本病的主要有枯氏锥虫病（Chagas 病）和弓形虫病。

Chagas 病是全身性疾病，但主要侵犯心脏，急性期锥虫在心肌细胞内繁殖，形成包囊，细胞膜完整。锥虫的虫体圆形或卵圆形，直径约 1.5 nm，核卵圆。当包囊破裂、心肌坏死后出现灶性或弥漫性淋巴细胞、浆细胞和嗜酸性粒细胞浸润，但这时已找不到锥虫。慢性期表现为心脏扩张、心尖部变薄，形成室壁瘤，有灶性或弥漫性间质纤维化。少部分病例有肉芽肿形成，并出现多核巨细胞。

弓形虫病也常累及心肌，急性期弓形虫在心肌细胞内繁殖，破坏心肌细胞，并出现淋巴细胞、单核细胞、浆细胞和嗜酸性粒细胞浸润。弓形虫呈卵圆形或新月形，长约 3.4~4.3 μm，宽约 1.3~1.7 μm，其核径几乎等于虫体的宽度。慢性期也表现为灶性或弥漫性间质纤维化，心肌细胞肥大，心腔扩张，但此时已不易找到弓形虫，类似扩张型心肌病的外形。在器官移植、AIDS 晚期和用免疫抑制者可再现活动性心肌炎。

六、肉芽肿性心肌炎

本型心肌炎以心肌的炎症区内出现巨细胞，并有肉芽肿形成为特征，有肉样瘤病（结节病）和巨细胞型心肌炎两种类型。

肉样瘤病是一累及全身的肉芽肿性疾病，在心脏的表现是小动脉和小血管周围散在由淋巴细胞、单核细胞、类上皮细胞和朗格汉斯巨细胞组成的结核样结节，心肌间质纤维化明显，有的坏死灶内可见星状体（asteroid body）或绍曼小体（Schaumann body）。星状体呈嗜酸性，中心有一小而色深，呈放射状排列的芒刺状体。绍曼小体呈球形，表现为同心圆层状排列的钙化小体。肉样瘤病虽常见星状体，但非本病特有，星状体有时也可见于巨细胞型心肌炎。与结核不同的是结节病无干酪坏死，也找不到结核杆菌，但单纯的形态学手段有时也难以鉴别，PCR 技术检测结核杆菌 DNA 会有较大帮助。

巨细胞型心肌炎是一类心肌间质炎症中有巨细胞，并形成肉芽肿的心肌炎，病灶直径约 2 mm 或更大，散在或弥漫分布于左室壁和室间隔，肉眼可见呈灰黄色或暗红色小点，镜下见病灶内有淋巴细胞、巨噬细胞、浆细胞和嗜酸性粒细胞等，中心有坏死，但不是典型的干酪性坏死，巨细胞在坏死的周围，有呈典型的朗格汉斯巨细胞形态，有具多核巨细胞形状，也有肌源性巨细胞的某些迹象（图 6-3）。

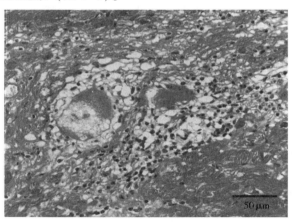

图 6-3 巨细胞型心肌炎

心肌间质增多，并有炎细胞浸润，形成肉芽肿，其间散在多核巨细胞

七、心肌炎的鉴别诊断

不同类型的心肌炎虽各有不同的病理形态表现，但它们的形态差异主要表现在急性阶段，而在慢性期病损修复后均呈纤维瘢痕，因此心肌炎的病理形态学鉴别诊断主要依据急性期的表现。

（1）严格地说心肌炎和心肌的炎症性反应是两类性质不同的病理现象，例如心肌变性、心肌梗死的坏死心肌清除过程中会有炎症反应，尤其小灶性梗死时难与呈大灶性表现的心肌炎区别，但小灶性梗死呈与冠状动脉相关的区域性分布。

（2）全身性白细胞增多的一些疾病，心肌间质或心脏的小血管，尤其毛细血管内常有白细胞增多，如寄生虫感染的嗜酸性粒细胞增多，白血病等都可以在心肌间质有散在或小灶性集聚，但这种浸润一般不伴有心肌坏死。另外，心肌间质内的散在个别炎细胞，尤其淋巴细胞可见于心脏，不一定是病理性表现。

除全身性白细胞增多疾病和心肌炎症性反应，也就确诊了心肌炎，至于是哪一种心肌炎，还要根据心肌炎症病灶的病理形态特征加以鉴别（表6-1）。

表6-1　心肌炎和心肌炎症性反应与炎细胞的关系

中性粒细胞	淋巴细胞	嗜酸性细胞	巨细胞
早期病毒性心肌炎	病毒性心肌炎	寄生虫感染	结节病
细菌感染	立克次体感染	嗜酸性细胞增多症	过敏
细菌毒素损伤	原虫感染	药物过敏	Wegener 肉芽肿
真菌感染	血管胶原病	Wegener 肉芽肿	血管胶原病
梗死心肌的清除	药物反应	原因不明	风湿性炎
	结节病		类风湿性炎
	移植排斥反应		感染性肉芽肿
	原因不明		原因不明

3. 细菌性心肌炎和真菌性心肌炎的急性期坏死病灶内一般都可以找到病原微生物，这有助于诊断的确立。

（杨春蓉）

第二节　心肌病

对心肌病的认识有许多历史性的演变，其定义和分类现在还在不断完善之中，现已有把心肌病定义为一组由于基因缺陷、心肌细胞损伤、心肌组织浸润等使心肌直接受累的疾病，临床表现为心脏增大、心律失常，最后发生心力衰竭的疾病。最初归纳在心肌病范畴的疾病较多，全身或肺血管疾病、孤立的心包病以及结性或传导系统疾病外，任何心室肌结构或功能异常都归属于心肌病。能引起心肌疾病的病因有许多，最常见的有四类，因缺血性心脏病、瓣膜性心脏病、代谢紊乱、药物或毒物损伤等造成的，它们的病因比较清楚，称为特异性心肌疾病；一些原因不十分清楚，以前称为原发性心肌病或特发性心肌病，现已统称为心肌病；另一类有地域性分布的心肌病，病因不明，我国称之为克山病，其分布不只限于黑龙江省的克山县，而较密集地分布在从黑龙江省到云南省的斜线地区。

20世纪中叶开始已除外了先天发育畸形、瓣膜病、冠心病引起的心肌病损。按病因是否明确分为原发性心肌病或原因不明的心肌病和继发性心肌病或特异性心肌病。随着对心肌疾病病因学和发病机制研究的深入，发现心肌病与特异性心肌疾病的差别不十分明确，但对这些疾病的划分意见还不十分统一。从病理角度看，心肌病的心肌病变有原生于心肌本身的，有包括继发于系统性疾病或心肌以外病损的。前一含义是狭义的，仅指心肌自身的疾病；而后一的心肌病是广义的，指包括所有累及心肌的病损。

一、WHO/ISFC 工作组关于心肌病的定义和分类意见

早期心肌病的分类差别较大，同病异名常有出现，1995 年 WHO/ISFC（世界卫生组织/国际心脏病学会联合会）作了重新定义：原发性心肌病包括扩张型、肥厚型、限制型、致心律失常性右心室心肌病和不定型五类，特异性心肌病包括缺血性心肌病、瓣膜性心肌病、高血压性心肌病、炎症性心肌病、代谢性心肌病、围生期心肌病及系统性疾病、神经肌肉性疾病以及过敏性和中毒等所致的心肌病。这个分类虽然得到广泛认可，但不全面反映出心肌病最新研究成果，所以美国心脏协会（AHA）2006 年提出了新的定义和分类。把心肌病定义为一组表现多样的心脏伴有机械和（或）电功能障碍，有心壁肥厚或心腔扩张等的心肌疾病，分为原发性和继发性两类。这一分类引进了分子生物学和电生理诊断手段，不再把心功能不全作为定义心肌病的必要条件，不再把瓣膜病、高血压、冠心病等引起的心肌病变称为心肌病，也放弃了缺血性心肌病的名称，而把一般形态学手段不显示出组织结构变化，却可引起致命电活动活动异常的离子通道病归入心肌病范畴。由于当前大多数医院的诊断手段还没能达到这一分类的要求，因此这个标准还未被普遍采用。鉴于现在心肌病的临床诊断主要还是根据心室的形态和功能来认定，为此 2008 年欧洲心脏病学会又提出了新的标准，按心室的形态和功能把心肌病分为肥厚型、扩张型、限制型、致心律失常性右心室心肌病和不定型五型。每一型都有遗传性和非遗传性，病因明确和不明确的区分，不再采用原发性和继发性。

二、心肌病病理

我国至今还没有自己的国家标准，采用的基本是 1995 年 WHO/ISFC 标准，近年来参考 2008 年欧洲心脏病学会提出的新的标准进行了完善，结合我国目前情况，在特异性心肌疾病中高血压性心肌病和炎症性心肌病的命名暂不采纳。把心肌病定义为有心功能障碍的心肌疾病，包括扩张型心肌病、肥厚型心肌病、限制型心肌病和致心律失常性（右心室）心肌病和不定型心肌病等。

病理诊断方面还没有建立独立的专用诊断标准，目前病理分类只是在上述临床分型的基础上对各型心肌病的形态特征进行了细化。从病理学角度考虑，心肌病的分类至少要包括病因、病变和功能改变三方面，可是现阶段许多心肌病的具体病因不明，只是粗略地划分为遗传性和非遗传性。形态方面只是按形态表现的类型，划分为肥厚型心肌病、扩张型心肌病；按心脏收缩功能区分出限制型心肌病；按电生理功能划分出致心律失常性（右心室）心肌病等。所以从病理学角度看，目前定义的心肌病只是一组有相似表现的一类疾病，不是有独有病因的单一疾病。

1. 扩张型心肌病（dilated cardiomyopathy，DCM）

以左心室或双心室扩张并伴收缩功能受损为特征，可以是特发性、家族性/遗传性、病毒性和（或）免疫性、酒精性/中毒性或虽伴有已知的心血管疾病，但其心肌功能失调程度不能用异常负荷状况或心肌缺血损伤程度来解释的。本病常表现为胸水、腹水、房室传导阻滞。

本病的病理形态特点是心脏重量增加，全心性心腔扩大，心室壁略微增厚或正常

（图 6-4）。心内膜有灶性或弥漫增厚，但其厚度一般不超过 3 mm。心肌细胞有程度不一的变性和肥大，间质纤维增生，间有慢性炎细胞浸润。心肌的超微结构只显变性等非特异性改变。

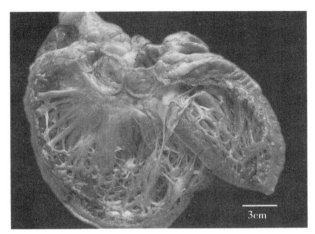

图 6-4 扩张型心肌病（1）

心腔高度扩张，心室壁变薄，肌小梁变细、变薄，并紧贴心壁，心壁有血栓附着

从阜外心血管病医院进行的 250 多例心脏移植的受体心脏的病理表现看，扩张型心肌病的病理表现比较多样，主要表现为心肌广泛变性、间质纤维化等，病损的分布一般在侧壁和侧后壁较密集，有的伴小梁肥大，除心肌的不同形式变性外，有些病例的心壁存在发育不良表现，如心壁外层肌发育较差、较薄，有的心肌被成束的纤维和（或）脂肪替代（图 6-5）。有发育不良表现的病例一般在较年轻时就有病症。这可能与心壁外层对心脏的收缩功能起着至关重要的作用有关，在存在心壁结构不良的状态下，附加其他夹杂致病因素的作用下更易造成伤害，而表现出心脏扩张。

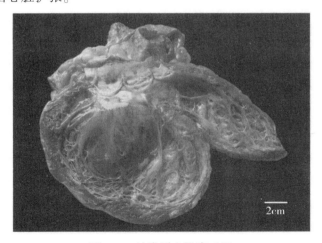

图 6-5 扩张型心肌病（2）

心脏的侧后壁由广泛的纤维性替代，心壁变薄，小梁虽也明显变薄，但不消失，这与心肌梗死后形成的室壁瘤不同

因扩张型心肌病是一组病因不同，却有相似临床表现的疾病，不同病因的扩张型心肌病的晚期无明显特征，鉴别相当困难，要结合临床表现，参考 PCR 等检查，才可能得出接近实际的诊断。

2. 肥厚型心肌病（hypertrophic cardiomyopathy，HCM）

以心肌肥厚为特征，常为不对称肥厚并累及室间隔。典型者左室容量正常或下降，常有收缩期压力阶差。有家族史者多为常染色体显性遗传，细肌丝收缩蛋白基因突变可致病。常发生心律失常和早发猝死。

本病在病理形态方面的特征性表现是心脏重量增加、心室壁增厚、左心室腔明显变小，但无心瓣口和流出道的狭窄。心室壁的增厚有全室均衡，但多数是不均衡的局部性增厚，多位于室间隔的上部，也有在前、后壁的，室间隔的厚度是心室壁的 2 倍以上。心壁的肥厚部分有的与附近心壁间的过渡比较缓慢，而有的比较突然，呈瘤样突出，这时要与心脏肌瘤鉴别。许多病例也有右心室壁增厚，通常累及流出道前壁。左室间隔上部，主动脉瓣下区心内膜常明显增厚，甚至厚达数毫米，与其对应的二尖瓣前叶也有增厚。心肌排列有奇特的显微形态表现，心肌细胞失去长方外形，绕纤维胶原中心无序地排列，心肌细胞间亦有纤维间隔（图 6-6），心肌细胞内的肌原纤维排列也失去同向性。肥厚型心肌病的这种心肌细胞区域性排列紊乱虽较特殊，但非特有，偶尔亦见于正常心肌。心肌的超微结构有的除显示细胞肥大外，有的在同一细胞内出现肌原纤维从 Z 带呈辐射状排列。肌间外径 200～400 μm 的动脉内、中膜平滑肌增生，排列无序，管腔狭窄，呈结构不良表现。

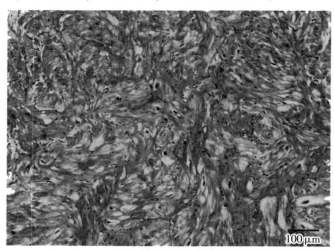

图 6-6　肥厚型心肌病
上图心壁增厚区心肌细胞失去长方外形，也不按尾-尾相
接方式联系，而绕纤维胶原中心无序地排列

3. 限制型心肌病（restrictive cardiomyopathy，RCM）

以单侧或双侧心室充盈受限和舒张期为特征，但收缩功能和室壁厚度正常或接近正常。能导致心室充盈受限和容量下降的主要有三类病症：①左心室心肌为原发性病损，心内膜、心室腔容积和收缩功能正常，而充盈明显受限，左心房充盈压和肺动脉压随右心室肥厚的发展而升高，这类又称为肌源性限制型心肌病；②因心内膜病损而致的舒张受限，如心内膜纤

维弹力增生症；③因心内膜心肌炎、血栓机化等导致的心内膜增厚，使舒张和充盈受限，如心内膜心肌纤维化等。这类病症可为特发性的，也可伴发于其他疾病（如淀粉样变、嗜伊红细胞增多的心内膜心肌疾病等），其中又可分为伴有嗜伊红细胞增多症和无嗜伊红细胞增多症两类，前者主要包括心内膜心肌纤维化和 Loffer 心内膜心肌炎，后者只因灶性或弥漫心肌间质纤维化（图6-7），而使充盈功能受限，但无明显心内膜纤维化。这类疾病中有些病因已经清楚而归入特异性心肌病系列中，按世界卫生组织及国际心脏病学会联合会（WHO/ISFC）工作组的建议，目前只有心内膜心肌纤维化和 Loffer 心内膜心肌炎还在"原发型心肌病"系列中。

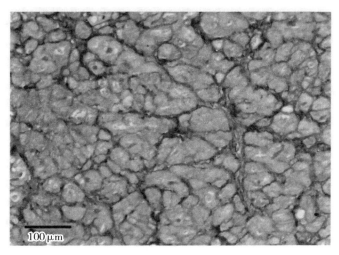

图6-7 限制型心肌病
心肌细胞间纤维增多，形成网络状，心肌被纤维分隔成大小不一的团，其间无炎细胞浸润

心内膜心肌纤维化（endomyocardial fibrosis，EMF）病因至今不明，主要发生在潮湿热带地区，多见于非洲、拉丁美洲、东南亚和印度等，我国云南、广东、广西和浙江等地也有散发病例。心内膜心肌纤维化心脏外形和重量变化不大，双侧心内膜纤维化、明显增厚，尤以左心室更突出。心内膜纤维化主要位于心尖部，但可向心底部蔓延，乳头肌、肉柱被埋在其中，二尖瓣后叶常与心壁粘连。纤维化组织致密，常有玻璃样变、钙化。纤维化常延伸至邻近的心肌层，并有淋巴细胞。早期有嗜伊红细胞浸润。Loffer 心内膜心肌炎多见于热带、亚热带地区，它的晚期病理形态与心内膜心肌纤维化有许多相似之处，但早期本病有明显的嗜伊红细胞浸润和附壁血栓形成。

4. 致心律失常性心肌病（arrhythmogenic cardiomyopathy，ACM）

指心室肌逐渐被纤维脂肪组织取代，因此很长一段时间本病被称为"脂肪心"。早期表现为心壁出现区域性脂肪组织替代，晚期可累及整个右心室和部分左心室包括心房，但累及室间隔的相对较少。病变主要在右心室的称为致心律失常性（右心室）心肌病（arrhythmogenic right ventricular cardiomyopathy，ARVC），本病常有家族发病表现，与闰盘的桥粒蛋白异常有关，呈常染色体显性遗传，不完全外显，也有隐性型，常发生心律失常，尤其青年患者，易发生猝死。Thiene 根据病理组织形态表现把本病分为脂肪瘤型和纤维脂肪瘤型，前者表现为右室漏斗部或整个右心室扩张；后者表现为三尖瓣后叶下方的后壁、心尖部或（和）漏斗部呈瘤样膨出。

本病的实质是心室壁发育不良，故被称为右心室发育不良症（right ventricular dysplasia，RVD），不少患者在尸体解剖后才被认定，其主要表现为右心室扩张，心壁薄，心壁肌被纤维和脂肪组织取代。病损多见于右心室壁（图6-8），尤其流出道部，纤维组织间有成团或散在心肌细胞，也可有淋巴细胞等慢性炎细胞浸润，部分病例出现心内膜和心外膜下纤维化。部分病例有附壁血栓。随着年龄增长，心壁脂肪和纤维组织也增多，尤以妇女突出。如出生时即有右心室壁心肌被纤维和脂肪替代，称为Uhl病（Uhl disease），从病理学角度看它只是ACM的一类特型。因本病多发于右心室，故一般称其为致心律失常性（右心室）心肌病，其实左心室也常有累及，只是没有右心室突出。主要累及左心室的，有称其为"致心律失常性（左心室）室壁瘤"或"致心律失常性（左心室）发育不良（arrhythmogenic left ventricular dysplasia）"，是否归入本病尚有分歧，但从其病理实质看两者是相似的，都应归属于心肌病范畴。

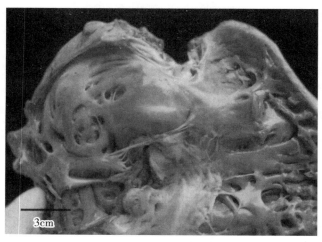

图6-8　致心律失常性右心室心肌病

右室流出道的前壁心肌被大片脂肪组织替代。是ARVC的典型形态表现

5. 不定型心肌病

包括一些不完全符合上述任何一组情况的心肌病（如纤维弹性组织增生症、心室肌致密化不全型心肌病、心脏收缩功能不全但心室仅略扩张者、线粒体病等）。

心室肌致密化不全型心肌病是一类被认识不久的心肌病，主要表现为心壁内层的肌小梁有大范围或区域性增多，呈海绵状结构，间隙深陷，其间有时出现附壁血栓（图6-9）。病变多见于左心室，部分同时累及右心室，但只累及右心室极少，病变位于心尖、侧壁和后壁者多，在心底部的极少。心脏的形成经历了从实心的心索到管状的心管，再经管壁的节段性外层增殖、内层吸收，使心壁增厚、管腔扩大。在此过程中，心壁的内层吸收是通过细胞凋亡来实现的，如出现中断或吸收不全，就会出现肌小梁过多，呈海绵样结构，为本病的形态特征。心壁的变薄不是发育不全的必有表现，有少部分是心力衰竭的后果。

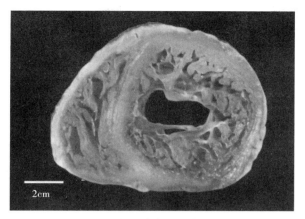

图 6-9 心室肌致密化不全型心肌病

心室壁致密化不全，致密的外层较薄，而内侧的小梁层增厚，小梁多

三、特异性心肌疾病

指伴有特异性心脏病或特异性系统性疾病的心肌疾病，如缺血性心肌病、瓣膜性心肌病、高血压性心肌病、炎症性心肌病、代谢性心肌病、全身系统疾病、肌萎缩、神经肌肉性疾病、过敏性和中毒性反应、围生期心肌病等，本病均有相应的系统性疾病。

1. 酒精性心肌病

多见于长期过量饮酒者，其心脏的病理形态表现类同于扩张型心肌病。

2. 围生期心肌病

是一种以左心室扩张、心力衰竭的扩张型心肌病，多发生在妊娠末期和产后 6 个月间。

3. 心内膜纤维弹力增生症（endocardial fibro elastosis，EFE）

是一类心内膜以纤维弹力增生导致的心内膜增厚的病变，既有原发的，也有继发的。其病理组织学特征表现为心内膜呈白色半透明状，纤维呈平行排列，但无炎症表现。原发者常伴有其他先天病损，如主动脉瓣和二尖瓣狭窄、冠状动脉发育不全、左心室发育不良或扩张。另一类心内膜纤维弹力增生见于 1 岁以内婴幼儿，有心脏扩张和心力衰竭，容易猝死。

4. 心脏淀粉样物沉积、血色病、弥漫性心肌细胞周围纤维增生等

常导致心脏的充盈功能受限，形态表现为心脏不大，心内膜不增厚，无附壁血栓，以前归入肌源性限制型心肌病。心脏淀粉样变病以心肌细胞外有淀粉样物沉积为特征（图 6-10）。淀粉样物是一种无定形、嗜伊红着色的蛋白复合物，与碘的反应和淀粉相似，故名淀粉样物。早期淀粉样物呈纤细的索条围绕心肌细胞或呈小灶分布于血管壁、心内膜或心肌间质、心脏传导系统、瓣膜、心外膜、心壁小动脉、静脉、毛细血管、脂肪组织、神经组织等均可受累。严重者心肌被大量淀粉样物分隔，心肌细胞萎缩。在 HE 染色切片上淀粉样物呈均质淡红色，能被刚果红染成橙红色，对甲基紫有异染性反应呈红色，用硫黄素 T 染色能产生黄色荧光。透射电镜见淀粉样物分布在心肌细胞周围，细丝状，不分支，直径 8 ~ 13 nm。

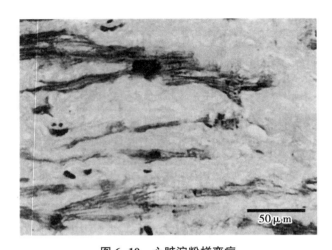

图 6-10　心脏淀粉样变病

心脏淀粉样变病的心肌细胞间有大量淀粉样物沉积，致使
心肌细胞分散分布在淀粉样物内

5. 糖原沉积病

是常染色体隐性遗传病，表现为糖原降解酶障碍，使糖原在细胞内堆积。左右糖原在心脏堆积的是Ⅱ、Ⅲ和Ⅳ型糖原降解酶，其中Ⅱ型能引起糖原在心脏大量堆积，使室壁变厚，心腔变小，室间隔的厚度与室壁厚度不协调。组织学检查表明心肌内有大量糖原，肌原纤维稀少。Ⅱ型糖原沉积病又称庞佩（Pompe）病，用骨骼肌活检组织检测，如 α 糖苷酶缺乏便可确定诊断。

四、克山病

克山病是一种地方性心肌病（endemic cardiomyopathy），我国主要分布在从东北大兴安岭、小兴安岭向西南楚雄地区走行的宽带状地域内，此病的特点为心肌损伤，伴有急性或慢性的心力衰竭和各种心律失常。临床上根据心功能状态和发病的急缓分为急型、亚急型、慢型和潜在型。急型起病急剧。亚急型发病较急型稍慢，主要发生在小儿，尤以 2~5 岁多见。慢型可由急型、亚急型或潜在型转化而来，主要临床表现为慢性心力衰竭。潜在型是最轻型的克山病，心功能良好。

克山病的心脏形态表现为重量增加，心腔明显扩张，呈球形或扁桃形。心内膜散在斑块状增厚，肌小梁扁平，肉柱间的隐窝间常有附壁血栓。心肌病变呈灶性，沿冠状动脉分支走行以簇状和葡萄状分布或包围血管以套袖状分布。心肌的变性有颗粒变性、脂肪变性及空泡变性。坏死有凝固性坏死和液化性坏死，心肌坏死溶解后间质保留，呈网络状空架，并逐渐移行于瘢痕。变性坏死过程的炎症反应一般不明显，病灶局部可见心肌间质细胞、巨噬细胞、嗜酸性粒细胞及淋巴细胞。心内、外膜除邻近心肌急剧坏死处有局限性炎症反应外，无明显炎细胞浸润。电镜观察虽可见线粒体肿胀、增生，嵴和肌原纤维破坏等心肌变性改变，提示心肌的氧化、还原代谢系统有损伤，但无特异的形态表现。

克山病四个类型的病理特点是急型以变性坏死为主，心内膜下心肌细胞的肌原纤维大量断裂、凝聚和钙盐沉着；亚急型多见于小儿，一般以坏死后空架及早期疏松瘢痕为主，病变广泛，呈典型的围血管分布；慢型以陈旧瘢痕为主，新、老病变并存，伴有心肌细胞肥大；

潜在型以心肌间散在纤维瘢痕为主。

经多年来病区的生活条件改善和积极防治，现在新发克山病和慢性病例已较少见，散发病例的病理形态改变与扩张型心肌病极难区别。

五、心肌病的鉴别诊断

心肌病目前采用的诊断名主要是按心脏的功能和形态来认定，不同型的心肌病实际上不是单一病因疾病，而是多病因的一类有相似表现的疾病，所以它的鉴别诊断首先要区分出特异性心肌病和传统意义上的原发性心肌病，前者病因比较明确，而后者较不明确，但其中有些疾病经过深入研究，病因逐渐清楚，例如扩张型心肌病有些是由病毒性心肌炎转化而来，克山病的病因虽也不明确，但有较大的地区性分布倾向。因此心肌病的诊断和鉴别诊断是个逐一排除的过程，只有排除了特异性心肌病才考虑进入原发性心肌病的鉴别。

一般而言肥厚型心肌病的心壁致密层均有增厚，但要鉴别是真性肥厚，还是假性肥厚；扩张型心肌病的心壁外层变薄，有广泛变性或发育不完善的表现，肌小梁有的变细，扁平，但也有代偿性肥大的；限制型心肌病的心壁厚度在正常范围，但其心膜往往有弥漫性纤维化，或心肌间质纤维化；致密化不全的心壁厚度有略增厚或稍薄的，但心壁的致密层一般变性不明显，小梁层则明显增厚的；致心律失常性（右心室）心肌病的心壁肌均有纤维脂肪替代区。

有些心肌病因伴有心肌变性而出现炎症反应，但一般来说心肌病的炎症反应程度轻于感染导致的心肌炎，且以慢性炎为主，尤其以淋巴细胞为主，炎症区无明显心肌细胞坏死迹象。

在原发性心肌病系列中，一般病损是全心性的，但也有不少只呈区域性表现，如一些类型的肥厚型心肌病和心室发育不良症、淀粉样变、慢性高血压、和年龄相关的室间隔肥厚、主动脉狭窄、高收缩状态、Ⅱ型糖原沉积病以及母亲患有糖尿病的新生儿等可以产生不对称性室间隔肥厚的疾患。有把心肌排列紊乱作为肥厚型心肌病的特征性形态表现，但这是相对的，有些先天性心脏病的心肌不但有区域性的成组心肌细胞排列无序，甚至在显微和亚显微水平也有肌原纤维的无序化表现。

总之，心肌病的鉴别诊断最好要结合心脏的大体形态表现，对活检材料也要紧密结合临床资料，以判断心脏表现是原发的还是继发的，是炎症性，还是非炎症性，在此基础上再进行类型和病种诊断。

（黄美兴）

第三节　心脏瓣膜病

不同地区、不同时期心脏瓣膜病的病谱有所不同。先前心脏瓣膜病以风湿性和感染性瓣膜炎较多，但随着生活环境的改善、抗生素的应用以及人口年龄结构等的改变，近年来瓣膜的变性和老化性病损等有所增多，然而现阶段风湿性心脏瓣膜病仍是我国的常见病之一。

心脏瓣膜及其周围组织病变累及瓣膜的结构或功能者均属瓣膜病。主、肺动脉瓣的瓣上和瓣下狭窄虽不是瓣膜本身结构的病变，但其临床征象酷似瓣膜病，所以也归入心瓣膜病范畴来讨论。

一、心脏瓣膜病的病理诊断要素

相同病因心脏瓣膜病的好发部位和病理形态等方面的表现不全相同，因此心脏瓣膜病的病理诊断至少要考虑病损部位、病因以及膜功能损伤的类别和严重程度等。

1. 病变部位

心脏有四组瓣膜，分别介于心房与心室和心室与大动脉之间，前者称为房室瓣（包括二尖瓣和三尖瓣），后者包括主动脉瓣和肺动脉瓣。病变只损害单独一个瓣膜者称为单瓣膜病，同时损害两个或两个以上瓣膜者称为联合瓣膜病或多瓣膜病。主动脉和肺动脉瓣由纤维结缔组织的瓣环和瓣叶组成，主要承受心脏舒张时的主、肺动脉内压力；房室瓣的组成除瓣环和瓣叶外，还有腱索及乳头肌，主要承受心脏收缩时的心室内压力。心瓣膜的受压不同，瓣膜的易损性亦不同，二尖瓣和主动脉瓣最易受损。在结构上主动脉瓣环和二尖瓣环的基部有直接的连接共同组成部分，这部分两瓣共用，故有些如变性、感染性病损常同时累及两瓣或从一瓣延伸至另一瓣。

2. 病变的性质

起始于心瓣膜本身的为原发病变，由其他部位的病损累及瓣膜者为继发病变。瓣膜发育异常、理化、生物因子、外伤性伤害以及肿瘤等都可成为瓣膜病的病因。因心脏或一些瓣膜的病变导致另一些瓣膜的血流动力学性或湍流性损伤是最常见的瓣膜继发病。一般，瓣膜的继发病变都以瓣缘的增厚和卷曲为特征，有的还伴有相应部位心壁的喷射（冲击）性心内膜增厚。

瓣膜病按病因和病变性质分类有多种，一般先把心瓣膜病分成风湿性和非风湿性两大类，然后再细分；也有先分成先天性和获得性两大类，然后再细分的。

3. 瓣膜的功能障碍类别

心瓣膜是保证心脏收缩时血液定向流动的阀门。瓣口的狭窄，使血流不畅；关闭时瓣叶不能完全对合，可致关闭不全血液反流。这是心瓣膜功能障碍的两种主要类型。瓣膜变形所致的血流动力学改变，对心脏和肺的影响取决于病变的部位、性质和程度等。瓣口狭窄导致心脏排血受阻，致使狭窄口远端供血不足，出现晕厥、心绞痛或呼吸困难等临床表现；而狭窄口的近端有血流淤滞，造成肺淤血，或肝、脾淤血等。瓣口狭窄时心脏的代偿表现为等容型功能增高，心脏能适应的最大负荷取决于心肌可发展的最大张力，心脏功能不全仅发生在心肌的功能储备完全动用以后。瓣膜关闭不全的结果是舒张时血流从瓣口反流，使进入心腔的血量增加，其代偿以等张型功能增高为主，它以心脏收缩功能相对轻微增加为特征，心脏可能适应的最大负荷并不取决于心脏的膨胀性，而取决于心肌张力的发展，故心力衰竭发生在心肌储备力完全动用以前，是心肌储备无力动用的结果。

据上述影响心脏瓣膜病的诸因素分析，可知心瓣膜病的诊断最好要综合病损部位、病因以及瓣功能损伤的类别和严重程度等来确定。有些瓣膜病，在某些阶段，单纯根据病损组织的病理形态较难确定病因，尤其一些外检病例，单从病理形态很难确定病因，只能给出像慢性瓣膜炎、瓣组织黏液性变之类的纯形态学诊断时，更要参考详细的临床材料才能做出接近实际的病因分析。有鉴于此，瓣膜病的病理诊断一定要密切结合临床表现、大体和显微镜形态等来综合确定。

二、不同病因心脏瓣膜病的病理特征

心脏瓣膜病的病因，有的已经确定，有的至今仍不明确。对病因尚不明确的，目前暂统称其为原发性或特发性心瓣膜病，已知病因的有以下几大类。

1. 发育异常

这是心脏发育过程中，心内膜垫发育不完善或畸变造成的瓣膜病。瓣膜缺陷或畸形程度不一，有的比较单一，有的累及一个以上瓣膜，甚至并发房、室间隔缺损或大动脉的畸形。伴有瓣膜畸形的心脏病有的组成不同的综合征，如法洛四联症、卢滕巴赫综合征等。

2. 外源性理化和生物因子

外源性理化因子主要是环境因素，它对心血管系统的作用是多方面的，不同的因素对心脏的影响随种类、强度和个体差异的不同而异，表现形式亦不同。当前，特别值得重视的是环境物理因素和环境化学因素、毒物以及药物等。这些因素一般不单独地作用于心瓣膜，而大多是毒害心肌或全身，再影响心瓣膜。细菌、病毒以及真菌等生物因子对心瓣膜的作用一般以感染性心内膜炎形式伤害心脏，但也有比较集中伤害瓣膜的。感染性心内膜炎对瓣膜结构的破坏较为突出，受病损瓣被腐蚀，常有瓣叶穿孔、腱索断裂等。

3. 代谢障碍和组织变性

心脏、大血管的代谢障碍和组织变性或心瓣膜的代谢障碍和组织变性均可造成瓣膜病损。代谢障碍和组织变性可以是只限于瓣膜的，也可以是全心性的，甚至是全身性的。主要限于瓣膜的代谢障碍和组织变性的有瓣膜的钙化性硬化、黏液瘤样变性等；主要损害源于心脏的有心肌病、心肌的缺血性损伤等。瓣叶和腱索本身虽不是依靠血管来提供营养，但缺血性损伤能伤害乳头肌，从而再影响瓣功能，而像系统性红斑狼疮等全身性疾病，瓣膜病变只是全身表现的一部分。

4. 外伤

外伤造成的瓣膜损伤多见于心脏的穿透性损伤和车祸等。车祸时，心腔或大血管腔内血压突然增高，在"水锤"作用下使瓣叶撕裂、穿孔或腱索断裂。如瓣叶或腱索原有变性基础，更易损伤。

5. 肿瘤和肿瘤样病变

心脏的原发肿瘤很少，原发于瓣膜的肿瘤更少。肿瘤对瓣膜的影响，主要是瓣口狭窄和关闭不全。除肿瘤外，像无菌性内膜炎的赘生物，有肿瘤病变相似的功能表现。这些病变的病理形态鉴别虽不难，但临床鉴别有时较难。

从上述各类已知病因的瓣膜病中，瓣膜发育异常的都归属于先天性瓣膜病，其他归属于获得性瓣膜病。

（一）先天性心瓣膜病

从心内膜垫和其他瓣膜始基组织演化成瓣膜的过程中，任一阶段发育障碍造成的瓣膜结构变异，导致瓣膜功能异常的均可成为先天性心瓣膜病。常见的类型有：

1. 分叶变异

主动脉瓣和肺动脉的瓣叶均由3个半月瓣组成，在分隔形成阶段，如对合点发生向左或向右偏移，就可造成分叶变异，出现二叶化或四叶化的主动脉瓣和肺动脉瓣。瓣叶大小可基本相似，也有较大差别。单个瓣叶可仍为半月状，亦可伴有其他畸变。初生时瓣叶厚度可与正常无异，但其后可增厚，瓣叶变硬，甚至钙化。如瓣叶分隔不全，可出现单叶瓣，甚至呈中间有孔的膜状间隔，瓣孔可偏心，如孔在中心，瓣呈穹隆状。瓣膜的分叶不全，在形态上要与瓣叶间的融合或粘连相区别，分叶不全者瓣间只有单瓣组织的崤状分隔，而融合或粘连则是相邻两瓣间组织的结构性合一，这有时要用组织切片来区别。后者形成的二叶化瓣称为假性二叶化。二尖瓣或三尖瓣的分叶变异多数伴随于乳头肌或心内膜垫组织的其他发育异常，如二尖瓣的分叶不全，且其腱索都集中于单一的乳头肌上，就形成"降落伞型二尖瓣"，如并发房、室间隔缺损可伴有乳头肌和腱束骑跨等变异。瓣的分叶不全常致狭窄，过多分叶常致关闭不全。

2. 融合变异

心内膜垫和其他瓣膜始基组织的融合不全常致瓣叶出现裂隙或孔隙。瓣叶的裂隙位于瓣缘，就其深度如超过瓣叶的关闭线，会有关闭不全表现，如裂口深达基部，就成为完全性瓣叶裂；出现在主、肺动脉瓣叶联合附近关闭线以上的孔隙，一般不会有关闭不全表现，但随年龄的增长，瓣叶会因纤维增多、变硬而使关闭线上移时，使原来不显临床表现的轻度瓣叶裂或孔出现关闭不全。

3. 生长过度

瓣叶或瓣环组织的生长过度较为少见，其表现都为瓣的关闭不全。在主动脉瓣，瓣叶缘的总长度因远大于主动脉的周径，瓣叶下垂，3个瓣叶的下垂程度不一定相同，一般其瓣叶缘因长期受血流冲击而变厚。瓣环的过大，会使瓣的关闭重合面减少，瓣叶和腱索的张力加大，久而久之可使瓣关闭不全。先天性的瓣叶或瓣环的生长过度要与瓣的变性导致的瓣环扩张、瓣叶增大相区别，前者一般不伴有变性，尤其黏液性变。

4. 瓣膜装置间各结构间的匹配异常

健全的瓣膜功能除有赖于瓣膜装置各结构成分的正常外，还有赖于瓣膜装置各结构成分间的合理搭配，如各结构间的配合失调可引起关闭不全。对二尖瓣而言，两组乳头肌上的主腱索分别连接前、后联合，其余分别分布到相邻居的瓣叶。如这种分布关系失常，或腱索分布不均，便可造成牵拉力方向改变，引起关闭不全。它的临床表现有的起初关闭不全表现可能不突出，但随年龄的增长，临床表现逐渐明显起来。这样的病例，阜外心血管病医院已有过3例经病理证实。

（二）获得性瓣膜病

1. 风湿性瓣膜病

急性风湿性瓣膜病与慢性风湿性瓣膜病的临床和病理表现不同。在病理方面急性风湿性瓣膜病最具特征性，风湿性瓣膜炎只是心内膜炎的一部分，其表现先是瓣叶肿胀增厚，透明性丧失，继而沿瓣叶的关闭线出现呈串珠状排列，直径1~2 mm的小结节状赘生物，排列整齐、密集，附着牢固，结节内除纤维素物外，还可见单核细胞、阿绍夫细胞、淋巴细胞等，基部有小血管，一般可见阿绍夫小体，但无细菌菌落。赘生物多位于房室瓣的心房面，半月瓣的心室面。急性风湿性瓣膜炎，最后以炎症病灶的纤维化为结局。较轻的病变愈合后，可能只有瓣膜的轻度增厚（尤以瓣膜关闭线处较明显）和腱索的轻度增粗，一般无瓣膜变形。

急性期，除瓣膜炎外或多或少伴有心内膜炎和心肌炎，使心肌细胞肿胀、间质水肿，此时心脏的伤害不全是瓣膜病本身，更主要的是心肌的非特异性改变。

如病变反复进行，瓣叶会因纤维增生而增厚，使瓣叶变硬，瓣膜联合部瓣叶间粘连，瓣叶因纤维收缩而变形，进而纤维化组织可发生钙化，演变成慢性风湿性瓣膜病。钙化和纤维化组织表面如有溃破，还可有纤维素沉着。瓣膜炎时腱索、乳头肌常同时累及，纤维化时瓣叶与腱索常融合成一体，称为"腱索瓣叶化"，较重的甚至有瓣叶与乳头肌直接相连接（图6-11）。慢性期本身虽无特征性病变，但由于急性风湿病变的反复出现，因此在未静止时，同一病例可见新老不一的不同阶段病变，这可作为病理诊断的重要参考。

慢性风湿性瓣膜病的叶间粘连，瓣叶硬化收缩，造成狭窄，但重度硬化使关闭时瓣叶不能完全对合，则可在狭窄的基础上伴有关闭不全；慢性风湿性瓣膜病也有叶间无明显粘连，而以瓣叶硬化表现为主的关闭不全者。至于慢性风湿性瓣膜病为什么有的病损以狭窄为主；有的以关闭不全为主，有研究认为与急性瓣膜炎阶段伴随心肌炎的严重程度有关，如心肌炎较明显，心脏扩张，转为慢性后，瓣膜病易表现为以关闭不全为主。

风湿性瓣膜病损最多见于二尖瓣，其次为二尖瓣并发主动脉瓣三尖瓣、肺动脉瓣。三尖瓣和肺动脉瓣本身很少单独受累。据北京协和医院的107例风湿性心脏病的尸检材料显示，单独二尖瓣的病损率为46.73%；两个瓣并存（二尖瓣并发主动脉瓣或二尖瓣并发三尖瓣）的病损率为39.25%；三个瓣并存（二尖瓣、三尖瓣、主动脉瓣或二尖瓣、主动脉瓣、肺动脉瓣）的病损率为14.02%。主动脉瓣的病损率为8.6%，其中无一例主动脉瓣单独病损者。阜外心血管病医院123例风湿性心脏病的尸检材料显示，单独二尖瓣的病损率为36.29%，两个瓣膜并存的病损率为41.46%，三个瓣膜并存的病损率为20.33%，四个瓣膜并存的病损率为1.92%，亦无单独主动脉瓣病损者。主动脉瓣单独病损者，文献上虽有报道，但为数较少，多数与二尖瓣病损并存。慢性风湿性炎的病损瓣膜除有纤维性增厚外，还可并发钙化和血栓形成等。

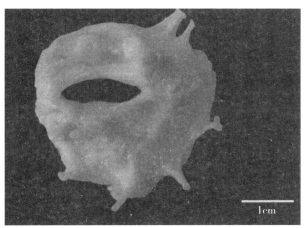

图6-11　慢性风湿性二尖瓣炎的心室面，瓣叶和腱索呈弥漫性纤维增生，并相互融合，瓣口狭窄，乳头肌与瓣叶相接

2. 感染性心内膜炎

感染性心内膜炎是由病原微生物呈上行直接入侵心内膜所引起的炎症性疾病。由于致病菌的毒力及患者的抗病能力不同，病程长短不一，其临床和病理表现可以不同。因感染导致的心瓣膜病中最常见的有细菌引起的细菌性心内膜炎、真菌引起的真菌性心内膜炎。感染性心内膜炎最易累及瓣膜，病变虽不只限于瓣膜，但瓣膜病变对心脏功能的影响极大。已有病

损的瓣膜和人工瓣的易感性远大于完全正常的瓣膜，如先天性瓣膜病、慢性风湿性瓣膜病较易并发感染性心内膜炎。解剖学研究表明，心内膜炎患者只有15%感染前心瓣膜是正常的，而有80%并发于慢性风湿性心脏病，8%~15%并发于先天性心脏病。其他异常，依次为二叶化瓣、主动脉瓣关闭不全、室间隔缺损、马方综合征和主动脉瓣分叶不全等。瓣膜的感染性病变对瓣膜结构的破坏作用远大于其他任何一类心瓣膜病，病变对瓣叶的腐蚀可引起穿孔，对腱索可引起断裂。瓣膜上的赘生物，体积远大于风湿性赘生物，形状不规则，赘生物内有细菌菌落，赘生物质脆，极易脱落，发生脏器的败血性栓塞和心肌多发小脓肿。感染性心内膜炎的另一个特点是病损易向瓣膜附近组织扩展，如主动脉瓣上的病变可直接蔓延到二尖瓣等。病损的慢性化和愈合后瓣膜出现纤维性增厚和瘢痕化。

感染性心瓣膜病的临床主要表现为关闭不全，究其原因，一为巨大赘生物和瓣叶膨胀瘤的形成，使瓣不能严密关闭；另一为瓣叶的穿孔；少部分因心脏过度扩张引起。但也有因瓣膜的巨大赘生物或膨胀瘤的形成，使血流不畅而造成狭窄的，瓣膜炎后的狭窄多半是瓣膜瘢痕化的结果。

心血管系统感染引起的瓣膜病，除病原菌的直接损伤外，还有像梅毒螺旋体导致的主动脉伤害，尤其根部的损害，因滋养动脉炎，使动脉壁变性，主动脉瓣环扩张，瓣叶分离，造成关闭不全。

细菌性心内膜炎是最常见的感染性心内膜炎，国内报道常由溶血性链球菌、金黄色葡萄球菌、脑膜炎双球菌等引起。此外，白色葡萄球菌、流感杆菌及大肠杆菌致病者偶有发现。至于亚急性细菌性心内膜炎的致病菌，据上海和北京的分析，以草绿链球菌占首位，白色葡萄球菌和金黄色葡萄球菌也很常见，其他为产碱杆菌等。

细菌性心内膜炎急性者称为急性细菌性心内膜炎，如病变已出现修复反应，则称为亚急性细菌性心内膜炎。由于抗生素的广泛应用，急性细菌性心内膜炎已较前少见。不同病原微生物引起的感染性心内膜炎的鉴别，对急性期病损一般不难，在赘生物内找病原微生物是关键。值得注意的是有些心瓣膜炎的急性期临床症状较轻或未被诊出，就诊时已是瓣膜穿孔表现等，这时的病理鉴别也较困难，在排除先天性瓣叶残留孔后再与其他炎症性瓣膜病鉴别。下列瓣膜病虽较少见，但有不同的特征，有重要的鉴别参考价值。

布氏杆菌病性心内膜炎较为少见，因布氏杆菌毒力不强，病变与结核和其他肉芽肿相似，慢性病损多见于主动脉瓣，表现为瓣膜硬化。

大动脉炎是一种原因不明的慢性进行性全动脉炎，以中慢损害为主，病损动脉壁有慢性炎细胞浸润、弹力纤维断裂和纤维组织增生，它的肉芽肿内可见上皮样细胞和朗格汉斯巨细胞，但无结核菌。据阜外心血管病医院290例大动脉炎的研究，14.5%有主动脉瓣的关闭不全；8.3%有二尖瓣反流；肺动脉和三尖瓣的反流率分别为3.1%和4.5%，其中主动脉瓣是大动脉炎的直接损害，其他瓣膜可能是继发损害。

肉样瘤病（sarcoidosis）是一全身性慢性病，基本病变是心肌间质内非干酪样上皮样细胞肉芽肿。肉样瘤病的上皮样细胞肉芽肿与结核性肉芽肿十分相似，只是不发生干酪样坏死。病变愈合后成纤维瘢痕。与其他器官相比，伤害心脏是较少的，它对心脏的伤害可引起传导阻滞和心律失常，肉样瘤肉芽肿广泛替代心肌，可引起心力衰竭和功能性二尖瓣关闭不全。在左心室的乳头肌和室间隔上部肉眼可见大片白色坚硬的结节，愈合后的心脏肉样瘤在形态上很像陈旧性心肌梗死，甚至连心电图的表现也相似。肉样瘤病不常累及心内膜，由此引起瓣膜功能失调的极少。

有一种称为"无菌性心内膜炎"的病变，是纤维素和血小板构成的血栓附着在瓣膜，形似瓣膜赘生物，但不是细菌感染的表现。有认为这类赘生物的形成多见于肿瘤（尤常多见于黏液癌）患者的濒死期，一般不引起显著的临床症状。

自心脏瓣膜置换术开展以来，人工瓣膜的感染已成为人们瞩目的问题。置换瓣膜有猪主动脉瓣、牛心包等生物材料制成的生物瓣和金属材料制成的机械瓣。人工瓣除瓣膜感染，也有赘生物形成，生物瓣材料虽无生命，但亦可被破坏，病损亦可延及瓣周，造成瓣周漏等。

3. 变性及代谢障碍性瓣膜病

瓣膜的变性有年龄性和病理性两种。随着年龄增长，在压力和血流的作用下，瓣膜的胶原和弹力纤维均会增加，瓣叶的关闭缘增厚，也可有脂质沉着，但瓣膜过度增厚和钙化，便成为病理性的老年性瓣膜钙化病。病理性变性可见于任何年龄，最常见的是瓣的黏液瘤样变性和钙化。

黏液瘤样变性多见于二尖瓣，名称尚未统一，有称其为黏液变性，黏液样变性，也有称其为黏液瘤样变性，其本质是一种胶原纤维变性和酸性黏多糖沉积，变性不仅累及瓣叶，瓣环和腱索也常同时变性，只是程度不同。病变瓣膜常呈乳白色，在心房面有大小不一的瘤样隆起，故常被叫作黏液瘤样变性，黏液瘤样变性可使二尖瓣环和瓣叶松弛，腱索的伸展可造成二尖瓣前、后叶关闭时不能对合，在临床出现的关闭不全，称为二尖瓣脱垂综合征。能引起二尖瓣脱垂的另一种疾病是马方综合征，两者瓣膜的组织形态很难区分，故有人认为两者可能有相同的发病机制。瓣膜的黏液瘤样变性与瘢痕组织的黏液性变不同，前者的结构层次完整，而瘢痕组织的纤维排列紊乱，这是两者间的主要鉴别点。

二尖瓣环钙化是较常见的一种老年性瓣膜环变性和钙化的病征，女性多于男性，瓣环变性而使环扩大，环的钙化则使瓣环变硬，所以临床上有的出现收缩期杂音，而有的出现舒张期杂音；见于年轻人的二尖瓣环钙化多并发于慢性肾功能衰竭、有二尖瓣脱垂的马方综合征，或胡尔勒（Hurler）综合征。

主动脉瓣钙化病多见于65岁以上的老年人，瓣叶因纤维增多而变厚，钙化而变硬，造成主动脉瓣口狭窄。多数并发二尖瓣环的钙化。钙化结节都分布在瓣叶的主动脉面，瓣膜联合无粘连，这些都有别于风湿性瓣膜炎。

纯合子型家族高脂蛋白血症（Ⅱ型高脂蛋白血症）能引起主动脉瓣或主动脉瓣上狭窄。这型高脂蛋白血症对主动脉的损害升主动脉重于降主动脉，它的纤维粥样斑块能造成主动脉瓣上狭窄；瓣膜的细胞内脂质和胆固醇堆积以及瓣的纤维化可引起狭窄。

糖原沉积病和Ⅱ型庞佩（Pompe）病造成的心壁肥厚，尤其是左室前庭区域的堆积会引起主动脉瓣下狭窄。但糖原沉积本身不损害瓣膜。

淀粉样物是一种多成分的复合蛋白，淀粉样物沉积病有原发和继发之分。心肌细胞间的淀粉样物沉积可使心肌细胞萎缩，产生充血性心力衰竭或限制性心肌病。淀粉样物好在乳头肌部沉积，常引起房室瓣功能失调，造成关闭不全。瓣叶上较少有淀粉样物沉积，且少量沉积也不足以造成瓣膜的功能失调。

痛风是尿酸盐在组织内沉积引起的关节或其他组织的炎症性病变。因沉积在瓣膜造成瓣功能失调的病例虽有报道，但为数极少。

升主动脉夹层可由主动脉中层黏液变性等原因引起的主动脉中层裂开，出现裂隙（较大的常称为黏液湖），并与动脉腔相通，如不及时处理，中层裂隙可能极度扩大。夹层波及主动脉瓣，便可造成关闭不全。

4. 结缔组织病和自身免疫性疾病

是一类较少见的心瓣膜病，瓣膜的病损常常是全身病变组成部分。不同病损对瓣膜的损害机制和程度不全相同。

系统性红斑狼疮（systemic lupus erythematosus）为一全身性，非感染性，并与遗传因素有关的自身免疫性疾病。能侵犯皮肤、关节、心、肝、肾、神经系统、浆膜和血管。多见于青年妇女，对心脏主要引起心包炎、心内膜炎和心肌炎。心瓣膜炎的病变呈小结节状分布在瓣叶上，有称其为"非典型性疣状心内膜炎"，是急性红斑狼疮的表现。它不同于风湿性瓣膜炎的是病损不完全沿瓣膜关闭线分布，瓣膜的心房、心室面以及腱索均有分布，不一定伴有心肌病变。疣状物内可见嗜苏木素小体。系统性红斑狼疮的冠状动脉炎有内膜增厚，管腔狭窄，造成弥漫小灶性心肌坏死，可有心肌梗死和心脏扩张表现。

类风湿关节炎（rheumatoid arthritis）的瓣膜损害表现在瓣的基部纤维性增厚，并可见类风湿性肉芽肿。瓣膜病变多半只是类风湿关节炎一种并发损害。

强直性脊柱炎（ankylosing spondylitis）、巨细胞性主动脉炎、白塞病（Behcet disease）、复发性多软骨炎（relapsing polychondritis）、莱特尔（Reiter）综合征等并发瓣膜病损，尤其主动脉瓣的关闭不全均有报道，但为数极少。

5. 瓣膜装置的缺血性损伤

心脏瓣膜装置中除乳头肌外各部都无丰富的血液供应，因此，瓣膜装置的缺血性损伤主要是由心壁或乳头肌的缺血造成的，心脏缺血多在左心室，因此瓣膜装置的缺血性损伤，以二尖瓣为主，其他心瓣膜极为少见。缺血在心壁或乳头肌的不同，造成的二尖瓣损伤的机制不同，全心性缺血时，多因心脏扩张造成关闭不全，其中有"拱石"机制的参与；区域性缺血，都因乳头肌和乳头肌基部心肌收缩功能减弱引起。急性心肌梗死，或因此引起的左室乳头肌断裂均可造成急性二尖瓣脱垂，慢性左室乳头肌缺血可造成乳头肌硬化，乳头肌起始部及其附近心壁的急性心肌梗死或慢性缺血均可造成局部心肌收缩力减弱，尤其该部室壁瘤的形成，或因二尖瓣牵拉力的方向发生改变；或因心壁矛盾运动牵拉二尖瓣而出现关闭不全。乳头肌断裂造成的二尖瓣脱垂与腱索断裂造成的二尖瓣脱垂在临床表现方面有相似之处，但后者很少由缺血引起，而都由变性或腐蚀引起。乳头肌断裂处修复后表面会有内皮覆盖而变得光滑，但这种病例只见于部分乳头肌断裂者。乳头肌的顶端与腱索相连接处，心肌细胞间的纤维组织较多，有别于心肌纤维化，诊断时要注意区别。

6. 肿瘤

与其他器官相比，心脏的原发和继发肿瘤都是很少见的，由于缺乏很特征的临床表现，多数要靠影像学检查，而肿瘤的定型诊断仍有赖于病理组织学检查。肿瘤发生在瓣膜上的更少。阜外心血管病医院自1956年建院以来的54年间，已检出经病理证实的原发心包、心脏肿瘤865例，其中心腔和心壁肿瘤821例（其中黏液瘤691例，非黏液性肿瘤130例），心包肿瘤44例，是国内心脏原发性肿瘤检出最多的医院。现在看来心脏原发性肿瘤并不十分罕见。长在瓣叶上的只有5例，其中4例在二尖瓣上，其中包括海绵状血管瘤2例，黏液瘤和纤维弹力瘤各1例，另一例为肺动脉瓣的海绵状血管瘤，可见长在瓣膜上的肿瘤十分稀少。

心脏的黏液瘤长在瓣叶上的不多，绝大多数长在左心房内，以蒂附着在心房壁，瘤体能随心跳而活动，肿瘤靠近二尖瓣口时能产生酷似二尖瓣狭窄的临床表现。另外，黏液瘤组织稀疏，且易变性、坏死，极易脱落，造成体动脉和肺动脉系的栓塞。黏液瘤嵌顿在瓣膜口时，还可造成猝死。

心脏瓣膜上的纤维弹力瘤根据形态分为两类，一类生长在瓣膜的表面，呈乳头状，常称作瓣膜的乳头状纤维弹力瘤（papillary fibroelastoma），较老的文献上称其为 Lambl 赘生物（Lambl excrescence）或 Lambl 赘瘤。该瘤可长于任一心瓣膜，一般多在超声或尸检等检查时被偶然发现。乳头状纤维弹力瘤形如海葵，瘤的显微形态是乳头中心为胶原纤维，间有弹力纤维及黏多糖基质组成乳头的轴心，表面有增生的心内膜细胞被覆。这种瘤有脱落引起栓塞的，故有认为它的行为不太良性。另一种纤维弹力瘤长在瓣环附近的心壁内，形态和行为方面都不同于乳头状纤维弹力瘤，是一种以胶原纤维为主，伴有弹力纤维的混合性肿瘤，不太大的肿瘤，一般不影响瓣膜的功能。阜外心血管病医院曾见一纤维弹力瘤位于右心室壁，并与三尖瓣环相连。此外，瓣叶和心内膜有时还可见一种乳头状纤维弹力瘤样增生物的病变，它与乳头状纤维弹力瘤有相似的显微形态表现，而其乳头的数量较少。

三、不同部位瓣膜病的常见类型

心脏的四个瓣膜不仅部位和结构不同，功能亦不全相同，各瓣的好发病种和同一病种在不同瓣膜部位的发生概率也不一样。

1. 二尖瓣

由瓣环、前后瓣叶、百余根腱索以及前后两组乳头肌组成，瓣位于左心房、室间，乳头肌附着在心室壁，因此左心房、室的功能对二尖瓣的病损亦有很大影响。按瓣膜病损的功能类型可区分为二尖瓣狭窄和二尖瓣关闭不全两大类。

二尖瓣狭窄在我国的年轻人群中较为常见，且大多数由慢性风湿性瓣膜炎和先天性二尖瓣发育异常造成。随着生活和医疗条件的改善，近年来风湿病的病例虽有减少，但风湿性瓣膜病仍居首位。

二尖瓣的狭窄主要因瓣膜炎过程中的瓣叶间粘连以及炎症修复后的瓣叶和腱索的纤维组织增生、收缩及钙化等使瓣变硬，瓣膜增厚失去弹性。根据病损程度和形态，我国一般把二尖瓣的狭窄病变分成隔膜型和漏斗型。

隔膜型的瓣膜主体基本正常，或病变较轻，瓣膜仍能活动。按其病损不同又分以下亚型：

（1）边缘粘连型：瓣膜缘粘连，瓣口狭窄，一般无关闭不全。

（2）瓣膜增厚型：除上型病损外，瓣膜有不同程度增厚，活动部分受限。可伴有轻度关闭不全。

（3）隔膜漏斗型：后瓣及其腱索显著纤维化，僵硬；前瓣略有增厚，但仍可活动，腱索粘连、缩短，瓣膜边缘与后瓣形成漏斗状。可伴有较显著的关闭不全。

漏斗型的前瓣和后瓣均有弥漫性纤维化，极度增厚，瓣的活动能力几乎消失。腱索和乳头肌间的距离显著缩短，甚至消失。整个瓣膜形如一个强直的漏斗，瓣口常呈新月形或鱼口状。常伴有显著的关闭不全。

先天发育异常造成的二尖瓣狭窄病例数远少于风湿性者。发育异常可以是瓣环、瓣叶以及腱索、乳头肌的发育不良或降落伞型二尖瓣一类异常。

二尖瓣狭窄伴有房间隔缺损者称为卢滕巴赫综合征。

除此以外，心内膜纤维弹力增生症，左心房黏液瘤脱入二尖瓣口等均可造成狭窄，但较少见。二尖瓣关闭不全可由多种病损引起，具体病种见表 6-2。

表 6-2　二尖瓣关闭不全的常见原因

二尖瓣环病损类
　　瓣环扩大：扩张型心肌病
　　瓣环钙化：环的原发性钙化或变性
　　左心室压力增高：高血压、主动脉瓣狭窄、肥厚型心肌病
　　糖尿病
　　马方综合征
　　慢性肾功能衰竭和高钙血症
二尖瓣瓣叶病损类
　　风湿性心脏病
　　二尖瓣脱垂：黏液瘤样变性
　　感染性心内膜炎
　　系统性红斑狼疮（也称 Libman-Sacks 病损）
　　创伤（包括经皮二尖瓣球囊扩张术）
　　急性风湿热
　　心房黏液瘤的影响
　　先天性瓣叶裂
二尖瓣腱索病损类
　　原发性腱索断裂
　　黏液瘤样变性和马方综合征
　　感染性心内膜炎
　　急性心肌梗死
　　急性风湿热
　　创伤（包括经皮二尖瓣球囊扩张术）
　　急性左心室扩张
乳头肌病损类
　　冠心病：急性可复性缺血、急性心肌梗死
　　其他少见原因：肉样瘤病、淀粉样物沉积和肿瘤等浸润性疾病
　　　　　　　　　降落伞型二尖瓣等先天畸形
　　　　　　　　　高血压、心肌炎以及心肌病引起的乳头肌局灶性纤维化创伤

当前我国的二尖瓣关闭不全主要由风湿性心内膜炎感染，也可由内膜炎引起。前者多见于年轻患者，后者较多见于老年患者。其他病损引起的二尖瓣关闭不全虽有报道，但例数不多。

感染性心内膜炎对瓣叶和腱索的侵蚀性很大，它导致的瓣叶穿孔、腱索断裂以及瓣膜膨胀瘤的形成均可使二尖瓣关闭不全。在二尖瓣上的感染性心内膜炎病变还可延及主动脉瓣。

瓣膜组织变性类中最多见的是黏液瘤样变性，病变可遍及瓣环、瓣叶和腱索，瓣膜组织的黏液瘤样变性使组织稀疏，脆弱，是造成二尖瓣脱垂的主要原因，病损还可致腱索断裂。

二尖瓣关闭不全另一个原因是心肌供血不足引起的乳头肌纤维化，功能不全，甚至梗死

和乳头肌断裂等。

2. 主动脉瓣

由瓣环和 3 个半月瓣构成，主动脉瓣和二尖瓣间不但有共用瓣环，主动脉的左冠瓣与二尖瓣的基部间还直接相连，因此一些像变性和感染性病变常累及两瓣。主动脉瓣病以风湿性瓣膜炎、感染性心内膜炎、先天性发育异常以及瓣膜的变性疾病最为常见，据阜外心血管病医院 1956—1986 年的 125 例主动脉瓣病的尸检材料显示，风湿性占 57.6%，非风湿性中以先天性瓣膜畸形和感染性心内膜炎最多；据 1986 年后的换瓣病例材料显示，风湿性瓣膜病的比例进一步减少，非风湿性瓣膜病则有增加。

主动脉瓣狭窄多数由风湿性瓣膜炎、老年性钙化症以及先天性主动脉瓣二叶化和风湿性主动脉炎引起。

风湿性瓣膜炎所致主动脉瓣狭窄已如前述，它以 3 个半月瓣的联合部粘连为特征。单独累及主动脉瓣的风湿性瓣膜炎虽有报道，但绝大多数病例与二尖瓣的风湿性病变同时存在。只有主动脉瓣病变，而没有二尖瓣病变时，需要小心鉴别。当瓣膜粘连不均时，可造成假性二叶畸形，这时要与先天性二叶瓣畸形相鉴别。

先天性二叶瓣畸形的两个瓣叶的大小不一定均一。由于瓣孔狭小，血流受阻，瓣叶因受血流冲击引起纤维性增厚，甚至钙化。患者多数在中、青年时出现症状，但也有年龄高达 70 岁而无明显症状的病例。二叶瓣的较大瓣叶内有的可有不完全的纤维嵴状分隔，但只要组织结构损伤不明显，组织学上仍然可以和由三叶瓣融合而成的假性二叶化相区别。

老年性钙化症的瓣膜，瓣叶以纤维化和钙化为主。钙化结节常在瓣叶的窦侧。它与风湿性瓣膜的硬化和钙化的区别，其一是前者多见于 60~70 岁或以上的老年人，另一是前者瓣膜联合部的粘连一般不明显。

主动脉瓣关闭不全可由瓣环和瓣叶的多种病损引起，具体病种见表 6-3。

表 6-3　主动脉瓣关闭不全的常见原因

主动脉瓣变形类
　　风湿性心脏病
　　感染性心内膜炎
　　先天性主动脉瓣畸形（分叶不全、二叶瓣等）、室间隔缺损、瓣叶穿孔等
　　胸部严重创伤和主动脉瓣球囊扩张术等
　　系统性红斑狼疮和类风湿关节炎等结缔组织疾病
主动脉根部病变类
　　主动脉根部扩张
　　　原发性主动脉根部扩张
　　　继发于系统性高血压、黏液瘤样变性、结缔组织病和梅毒性主动脉炎
　　　马方综合征、先天性结缔组织发育不良（Ehlers-Danlos 综合征）和成骨不良等的黏液瘤样变性
　　　强直性脊柱炎、类风湿关节炎、莱特尔（Reiter）综合征、有 HLA-B27 的肉样瘤病和巨细胞性主动脉炎等结缔组织病
　　创伤、高血压、马方综合征等引起的夹层动脉瘤
　　主动脉窦瘤破裂

主动脉瓣瓣叶损伤中以感染性瓣膜炎瓣叶穿孔、瓣叶脱垂和风湿性瓣膜病的瓣叶硬化最为常见；主动脉根部扩张中以梅毒性主动脉炎、主动脉根部动脉瘤、主动脉窦瘤（图 6-12）

以及黏液瘤样变性最为常见。

高位室间隔缺损患者的主动脉瓣关闭不全，可因主动脉瓣基部失去支持，瓣叶下垂引起。

各类主动脉瓣关闭不全的病理形态鉴别，有时比较困难。除临床特征外，主要根据瓣叶的病变，瓣膜联合部是否有粘连，瓣环的扩张与否，以及升主动脉根部伴随病变的情况来综合判断。

3. 三尖瓣

三尖瓣的病损率远低于二尖瓣和主动脉瓣。病因多数是风湿性或先天性，但也有感染性心内膜炎或如类癌综合征等引起。

近几十年来，据国外报道，三尖瓣的感染性心内膜炎有增加趋势，患者多见于毒品成瘾人群，也有因安装起搏器、介入治疗、导管检查等引起的，致病菌以真菌和革兰氏阴性菌感染为多。

三尖瓣狭窄多见于风湿性瓣膜炎，其病理形态与二尖瓣的病变相似，但一般瓣膜增厚程度不很明显，瓣叶可有融合，腱索病变也较轻，瓣环病变不明显。三尖瓣先天性闭锁病例比较少见。

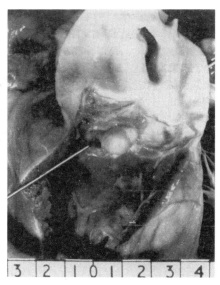

图 6-12　主动脉窦部的扩大，形成瘤样膨出称为窦瘤或膨胀瘤，瘤的位置不同，破裂后可穿入心包、心房或心室，本例为主动脉窦瘤破入右心室的标本

三尖瓣关闭不全较狭窄常见，多数是功能性的，且往往是心力衰竭和右心室扩张的结果。器质性的关闭不全可由风湿性瓣膜炎、瓣叶破裂和腱索断裂等引起。类癌综合征时，有时也出现器质性关闭不全。

三尖瓣的先天性发育异常引起的关闭不全主要是三尖瓣下移征（Ebstein 畸形）。它的病理改变是右心房室环位置正常，部分或全部三尖瓣叶下移附着于右心室的内壁。常见的多为隔叶及后叶的下移，而前叶一般仍在正常位置。下移的瓣叶常有变形、部分缺损或粘连等改变，也有伴乳头肌和腱索的发育异常。下移瓣叶附着部分以上的心室壁变薄，且心房化使右心房扩大，而其余部分发生代偿性肥厚。下移后的三尖瓣功能主要由前瓣行使，房化的心室不能与心房同步活动，造成关闭不全和心房压力增高。少数病例并发动脉导管未闭、肺动脉瓣狭窄等畸形。

4. 肺动脉瓣

肺动脉瓣病以先天性发育异常较为多见，风湿性瓣膜炎远远少于二尖瓣和三尖瓣部，而且陈旧性病变远较急性病变少见，有肺动脉瓣急性瓣膜炎的多数伴有二尖瓣和主动脉瓣的陈旧性风湿病变或急性和陈旧性病变同时并存。

导致肺动脉瓣狭窄最多见的是二叶化和发育不良等先天性异常，有的还并发间隔缺损。类癌综合征常可致肺动脉瓣狭窄。

肺动脉瓣关闭不全通常继发于心力衰竭和右心室扩张，器质性的大部是先天性瓣叶发育缺陷或缺失。

（齐文超）

第七章

消化系统疾病

第一节　胃炎

一、急性胃炎

（一）病因

急性胃炎的病因常比较明确：感染（败血症、脓毒败血症或胃外伤等）；刺激性食物（烈性酒、过热食物等）；腐蚀性化学毒物（强酸、强碱等）；药物（水杨酸、皮质激素等）。

（二）肉眼改变

胃黏膜红肿，表面被覆厚层黏稠的黏液，可有散在小的出血、糜烂灶，甚至形成急性溃疡。

（三）镜下改变

胃黏膜充血、水肿；大量中性粒细胞浸润，并可侵入腺上皮而进入腺腔；常呈多灶性或弥漫性出血；病变严重时黏膜可坏死脱落，形成糜烂或溃疡。根据病变特点可分为：①急性出血性胃炎，以胃黏膜出血为主要特点；②急性糜烂性胃炎，以胃黏膜多发性浅表性糜烂为主要特点；③急性蜂窝织炎性胃炎，较少见，是机体抵抗力极低下时，化脓菌感染引起的，胃壁全层大量中性粒细胞弥漫浸润；④腐蚀性胃炎，腐蚀性化学物质引发胃黏膜以至胃壁深层广泛性坏死、溶解。

二、慢性胃炎

慢性胃炎是指由多种原因引起的局限于胃黏膜的炎症性疾病，其病因目前尚未完全明了，大致可分为以下4类：幽门螺杆菌感染；长期慢性刺激；十二指肠液反流；自身免疫性损伤。多见于中、老年人，常见临床症状是胃痛和胃部不适。

（一）慢性浅表性胃炎

1. 肉眼改变

病变胃黏膜充血、水肿，呈深红色；表面覆盖黏液样分泌物；可伴散在出血、糜烂。

2. 镜下改变

黏膜厚度正常或变薄，固有腺体无明显萎缩；炎症限于黏膜浅层，即胃小凹以上的固有膜内；固有膜浅层充血、水肿，有较多淋巴细胞、浆细胞及中性粒细胞浸润；黏膜表面和小凹上皮细胞可有不同程度的变性、坏死、脱落和修复、再生。

（二）慢性萎缩性胃炎

1. 临床特点和分类

慢性萎缩性胃炎多见于中、老年人，常胃酸分泌下降，好发于幽门和胃小弯区域，也可发生于胃体、胃底，可与胃、十二指肠溃疡病、胃癌或恶性贫血等并发。按病因、发病部位及临床表现等分为 3 类：①A 型胃炎（又称自身免疫性萎缩性胃炎），少见；胃液、血清抗内因子、抗壁细胞抗体阳性；胃黏膜功能严重受损，胃酸分泌明显降低，维生素 B_{12} 吸收障碍，常伴恶性贫血；血清胃泌素水平高；主要累及胃体黏膜；②B 型胃炎，多见；与幽门螺杆菌感染相关；胃液、血清抗内因子、抗壁细胞抗体均阴性；胃黏膜功能受损轻，胃酸分泌中度降低或正常，很少发生维生素 B_{12} 吸收障碍和恶性贫血；血清胃泌素水平低；主要累及胃窦部；③C 型胃炎，较多见；与化学物质（胆汁反流、乙醇、阿司匹林等非固醇类抗炎药等）损伤相关。

2. 肉眼改变

胃黏膜变薄、平滑或颗粒状，皱襞减少甚至消失，色苍白；黏膜下血管清晰可见；可伴出血、糜烂。

3. 镜下改变

（1）胃黏膜固有腺体（胃体胃底腺、幽门腺和贲门腺）不同程度萎缩，表现为腺体变小、囊性扩张、减少以至消失，仅残存小凹上皮；固有膜间质因而相应增宽；胃黏膜糜烂、溃疡边缘处固有腺体的破坏、减少不列为萎缩。

（2）固有膜弥漫性淋巴细胞和浆细胞浸润；可有淋巴滤泡形成（胃窦部黏膜含少量淋巴滤泡不列为萎缩，胃体部黏膜出现淋巴滤泡时考虑萎缩）；可有数量不等中性粒细胞浸润固有膜间质、腺体，提示为活动性慢性萎缩性胃炎。

（3）肠上皮化生或假幽门腺化生；肠上皮化生多见于胃窦部，胃黏膜固有腺（幽门腺、胃底腺）上皮被肠腺上皮取代，出现吸收上皮细胞、杯状细胞、潘氏细胞，也可出现纤毛细胞和内分泌细胞；假幽门腺化生多见于胃体和胃底腺区，胃黏膜固有腺（胃底腺）上皮（壁细胞和主细胞）被幽门腺样黏液分泌细胞取代。

（4）黏膜肌层增厚，平滑肌纤维可伸入固有膜浅层。

4. 组织学分级

按 5 种组织学变化（H. pylori、活动性、慢性炎症、萎缩和肠化）进行分级，分为轻度、中度和重度（+、++、+++）。

（1）H. pylori：观察胃黏膜黏液层、表面上皮、小凹上皮和腺管上皮表面的 H. pylori。①轻度：偶见或者小于标本全长 1/3 有少数 H. pylori；②中度：H. pylori 分布超过标本全长 1/3 而未达 2/3 或连续性、薄而稀疏地存在于上皮表面；③重度：H. pylori 成堆存在，基本分布于标本全长。

（2）活动性：慢性炎症背景上有中性粒细胞浸润。

1）轻度：黏膜固有层有少数中性粒细胞浸润。

2）中度：中性粒细胞较多存在于黏膜层，可见于表面上皮细胞、小凹上皮细胞和腺管上皮内。

3）重度：中性粒细胞较密集，或除中度所见外还可见小凹脓肿。

（3）慢性炎症：根据黏膜层慢性炎症细胞密集程度和浸润深度分级，两种均可以时，以前者为主。

1）轻度：慢性炎细胞较少并局限于黏膜浅层，不超过黏膜层的 1/3。

2）中度：慢性炎性细胞较密集，不超过黏膜层的 2/3。

3）重度：慢性炎性细胞密集，占据黏膜全层。计算密度程度时要避开淋巴滤泡及其周围的小淋巴细胞区。

（4）萎缩：萎缩是指胃黏膜固有腺体减少，分为 2 种类型。

1）化生性萎缩：胃黏膜固有腺体被肠化或被假幽门化生腺体所替代。

2）非化生性萎缩：胃黏膜固有腺体被纤维或纤维肌性组织替代，或炎细胞浸润引起固有腺数量减少。

按胃黏膜固有腺体萎缩程度，慢性萎缩性胃炎可分为轻、中、重 3 级：①轻度，萎缩、消失的固有腺体<1/3；②中度，萎缩、消失的固有腺体在 1/3~2/3；③重度，萎缩、消失的固有腺体>2/3。胃萎缩是指胃黏膜固有腺体全部或几近全部萎缩消失，固有膜内不见任何腺体，或仅含数量不等的肠型化生腺体，而炎症轻微。

（5）肠上皮化生

1）轻度：肠化区占腺体和表面上皮总面积 1/3 以下。

2）中度：肠化区占腺体和表面上皮总面积的 1/3~2/3。

3）重度：肠化区占腺体和表面上皮总面积的 2/3 以上。

肠上皮化生可分为：①完全型肠上皮化生（Ⅰ型化生、小肠型化生），化生上皮含有吸收细胞（腔面具有刷状缘或纹状缘）、杯状细胞和潘氏细胞；②不完全型肠上皮化生（Ⅱ型化生、不完全型化生），仅有柱状上皮细胞和杯状细胞，又分为Ⅱa 型（胃型）化生，柱状细胞分泌中性黏液（似胃小凹上皮），杯状细胞分泌涎酸黏液；Ⅱb 型（结肠型）化生，柱状细胞分泌硫酸黏液（似结肠腺上皮），杯状细胞分泌涎酸黏液。一般认为Ⅱb 型化生与胃癌的关系密切。

（三）慢性肥厚性胃炎

1. 单纯性肥厚性胃炎

（1）肉眼改变：胃黏膜增厚，皱襞加深、变宽，呈脑回状。

（2）镜下改变：黏膜层增厚，黏膜腺体变长，但结构正常。

2. 巨大肥厚性胃炎

巨大肥厚性胃炎又称 Menetrier 病、胃皱襞巨肥症等。

（1）临床特点：巨大肥厚性胃炎是一种少见的特殊类型的肥厚性胃炎；多见于中年男性；临床特点为消化不良、呕血，胃酸变化无规律，低蛋白血症；放射学和胃镜所见易与淋巴瘤和癌混淆。

（2）肉眼改变：胃底胃体部，特别是大弯侧黏膜弥漫性肥厚，形成巨大皱襞而呈脑回状，或形成息肉结节状巨块；胃窦部黏膜很少累及；病变黏膜与正常黏膜界限清楚；胃重量 [正常（150±25）g] 明显增加，可达 900~1 200 g，甚至 2 000 g。

（3）镜下改变：胃黏膜全层增厚，呈乳头状；小凹上皮细胞增生致小凹延长加深，形成腺性裂隙，可达腺体基底部，甚至越过黏膜肌层；固有腺体相对减少，壁细胞和主细胞常减少，黏液细胞增多；可见假幽门腺化生，但无肠上皮化生；黏膜深部腺体可囊性扩张；固有层水肿伴淋巴细胞、浆细胞等浸润。

三、特殊性胃炎

（一）淋巴细胞性胃炎

1. 病因

淋巴细胞性胃炎的病因和发病机制尚不清楚，可能代表胃黏膜对于局部抗原（如幽门螺杆菌）的异常免疫反应。

2. 镜下改变

多累及胃窦，也可累及胃体；胃黏膜内大量淋巴细胞浸润，尤其表面上皮和小凹上皮内大量成熟 T 淋巴细胞浸润，淋巴细胞数目大于正常胃黏膜的 5 倍以上；黏膜固有腺体常不同程度萎缩；大量淋巴细胞增生、浸润，导致胃黏膜肥厚。

（二）嗜酸性胃炎

1. 病因和临床特点

病因不明，可能与过敏有关，25%的患者有过敏史，部分病人血嗜酸性粒细胞计数和血清 IgE 均升高。好发于胃远部和十二指肠，甚至累及空肠；常致幽门梗阻；浆膜明显受累及时，可继发嗜酸性腹膜炎和腹腔积液；常伴外周血嗜酸性粒细胞增多和过敏症状。

2. 镜下改变

胃壁有大量嗜酸性粒细胞弥漫浸润，甚至有嗜酸性小脓肿形成，并有多少不等的其他炎细胞浸润及慢性炎症性间质增生；可出现血管炎、坏死性肉芽肿和溃疡。

（三）肉芽肿性胃炎

1. 病因和病变特点

此型胃炎较少见，病因上可分为感染性肉芽肿性炎（结核病、梅毒和真菌病等）和非感染性或原因未明肉芽肿性炎（Crohn 病、结节病等）。其特点是肉眼上形成肿瘤样损害，组织学上有多少不等的肉芽肿形成。

2. 病理改变

（1）胃结核病：病变常位于胃窦或小弯，形成溃疡或炎性肿物，局部淋巴结大，可见干酪样坏死。

（2）胃梅毒：初期为幽门部黏膜糜烂或溃疡，进而黏膜皱襞弥漫性增厚、增宽和弥漫性纤维化，可导致胃壁硬化和胃收缩，X 线上形似革囊胃；镜下可见胃壁有大量淋巴细胞和浆细胞浸润及闭塞性动脉内膜炎等改变。

（3）胃真菌病：胃真菌病由念珠菌、曲霉菌、毛霉菌等多种真菌感染引起；真菌性溃疡一般较大，底部覆以较厚而污秽的脓苔；真菌性肉芽肿多有脓肿形成或含大量中性粒细胞的肉芽肿；溃疡底部肉芽组织和肉芽肿内可见相关的真菌菌丝、孢子。

（4）胃病毒感染：胃巨细胞病毒感染见于骨髓移植受体和免疫损害患者，多为全身感染的一部分；可并发穿孔和瘘管形成；需要依靠免疫细胞化学和原位杂交来诊断。

（5）胃血吸虫病：胃血吸虫病多发生于重症血吸虫病患者；幽门部病变明显；主要累及黏膜和黏膜下层，形成含虫卵的肉芽肿和结缔组织增生；部分病例可伴发溃疡病或胃癌。

（6）胃软斑病：胃软斑病为灶性胃黏膜病变；病变处有大量嗜酸性颗粒状胞质的巨噬细胞浸润，胞质内有 PAS 阳性含铁的钙化小球（Michaelis-Gutmann 小体）。

（7）胃 Crohn 病：胃是少见部位；病变处胃黏膜呈颗粒状，有时也可见鹅卵石样改变；胃壁因水肿和纤维化而增厚、变硬，胃腔变小，严重者如革囊胃；局部淋巴结大；光镜下与小肠 Crohn 病改变相同。

（8）胃结节病：罕见；需排除胃结核病和胃 Crohn 病等肉芽肿疾病后，才能结合临床资料考虑结节病的诊断；大体上与胃 Crohn 病和胃结核相似，光镜下显示有非干酪样坏死性肉芽肿形成。

（李君强）

第二节　胃溃疡和应激性溃疡

一、胃溃疡病

（一）病因和临床特点

胃溃疡病的病因与发病机制复杂，尚未完全清楚，目前认为与以下因素有关：幽门螺杆菌感染；黏膜抗消化能力降低；胃液的消化作用；神经、内分泌功能失调；遗传因素。本病多见于成年人（年龄在 20～50 岁）；周期性上腹部疼痛、反酸、嗳气等；病程长，慢性经过，常反复发作；餐后 2 小时内上腹痛，下次餐前消失。

（二）肉眼改变

大多数位于胃窦部小弯侧，少数位于胃窦前壁、胃体小弯、移行部和贲门部等；多为单发性，仅 5% 多发；溃疡直径 0.5～5.0cm，多数<2 cm，可形成巨大溃疡；典型的溃疡常呈圆形或椭圆形，边缘整齐，底部平坦；多较深，常累及黏膜下层、肌层以至浆膜层；切面上小的溃疡常呈漏斗状，稍大的溃疡贲门侧陡峻而幽门侧呈坡状；溃疡周围黏膜皱襞常呈轮辐状向溃疡处集中。

（三）镜下改变

在病变活动期时，溃疡底部由 4 层构成，从表面向深部为炎性渗出物、坏死组织、肉芽组织和瘢痕组织；溃疡底部瘢痕组织的中、小动脉常呈血栓闭塞性动脉内膜炎，致管壁增厚、管腔狭窄，血管壁也可发生纤维素性坏死；溃疡底部神经纤维常变性、断裂，形成微小创伤性神经瘤；溃疡边缘黏膜肌层和肌层断裂，两者的游离端常粘连融合；溃疡周围黏膜常呈不同程度的炎症、肠上皮化生或假幽门腺化生，以及腺上皮不典型增生。愈合期时，溃疡缺损由纤维瘢痕组织填充，周边的胃黏膜上皮增生，覆盖于溃疡瘢痕表面。

（四）并发症

1. 出血

几乎所有的溃疡都有不同程度的出血，当侵蚀中型动脉时可引起大出血，尤其是老年并发动脉硬化和高血压的患者。

2. 穿孔

穿孔多发于胃前壁溃疡；穿孔过程可分为急性和慢性，前者可引起急性腹膜炎，后者穿孔前常与邻近器官有粘连，可穿入胰腺、脾、胆管、肝及结肠等形成瘘管。

3. 幽门狭窄

幽门前区的溃疡和十二指肠的溃疡，由于瘢痕收缩和括约肌痉挛致幽门狭窄。

4. 癌变

癌变率<1%，发生于胃溃疡周边黏膜。

二、胃应激性溃疡

（一）病因

能引起急性胃炎的物理、化学和生物因素都可引起急性胃溃疡，某些严重内、外科疾病也可诱发急性胃溃疡。其中继发于休克、严重烧伤、皮质激素治疗或阿司匹林摄入等的急性胃溃疡，称为 Curling 溃疡；因中枢神经系统疾病或损伤诱发的称为 Cushing 溃疡。

（二）肉眼改变

胃应激性溃疡常多发，可发生在胃的任何部位；溃疡一般较浅，界限清楚，偶尔破坏肌层，甚至穿孔。

（三）镜下改变

溃疡底部无肉芽组织和瘢痕组织形成，仅有散在淋巴细胞和中性粒细胞浸润；溃疡周边黏膜水肿。

（郑洪彦）

第三节　肠道炎症和溃疡病

一、十二指肠溃疡病

（一）病因和临床特点

幽门螺杆菌感染和非甾类消炎药物的应用是本病最重要的 2 个病因。十二指肠溃疡是中、青年人的常见病，约占消化道溃疡的 80%，其发病率是胃溃疡的 2~3 倍，男性明显高于女性，为（3~10）：1。

（二）肉眼改变

溃疡常为单发，且大多位于十二指肠球部，距幽门 2 cm 以内，以前壁为多见。溃疡大多<1 cm，圆形，边界清楚。病程较长的溃疡，其周边黏膜因瘢痕收缩可呈现放射状皱褶。如前后壁同时存在溃疡，称吻合溃疡。十二指肠溃疡亦可多发，并可同时伴有空肠溃疡，此时应考虑 Zollinger-Ellison 综合征及 I 型多发性内分泌肿瘤可能，此类溃疡大多发生于十二指肠第 3、第 4 段。

（三）镜下改变

溃疡底部可见少量炎性渗出物和坏死物覆盖，深部为肉芽组织及瘢痕组织，肌层大多消失为瘢痕所取代，周围中小动脉呈血栓闭锁性内膜炎改变。在胃溃疡边缘处常见的黏膜肌层与固有肌层融合的现象，在十二指肠溃疡时往往不能见到。溃疡周边的黏膜呈急性活动性十二指肠炎改变，且患者多同时有慢性胃窦炎。

（四）并发症

十二指肠溃疡并发穿孔者远较胃溃疡为多。约15%患者可并发严重的出血。溃疡所致的瘢痕可造成十二指肠狭窄或形成继发性憩室。与胃溃疡不同，十二指肠溃疡极少发生癌变。

此外，空肠及回肠偶见原因不明的特发性溃疡，单发或多发。溃疡界限清楚，常伴有明显的淋巴组织增生及组织细胞反应，其他炎症细胞很少。

二、肠结核

（一）分类和临床特点

肠结核分为原发性及继发性2类。临床上所见到的大多为继发性肠结核，以中、青年患者为多见。80%以上的肠结核发生于回肠末段及回盲肠区淋巴组织丰富的肠段，空肠及近端回肠受累十分罕见，这种选择性的解剖部位可能与结核杆菌容易通过淋巴组织侵入肠壁，以及肠内容物在该段肠管停留时间较长等诸多因素有关。根据肠结核的病理形态，通常可分为溃疡型和增殖型两种类型。

（二）病理改变

1. 溃疡型肠结核

大多数肠结核属于此型。溃疡可单发或多发，且大多呈横行，若累及肠管全周，则形成环形溃疡。溃疡边缘大多不整齐，呈不同程度的潜行状。病程较长的患者，因反复纤维化可致肠管狭窄。有时，在溃疡底部相对应的浆膜面常可见到纤维蛋白性渗出物及粟粒大小的灰白色结核结节，或因纤维化致浆膜面粗糙，并与周围组织粘连。镜下干酪样坏死明显，溃疡形成，周围可见上皮样细胞和朗格汉斯巨细胞聚集。

2. 增殖型肠结核

肉眼观肠壁增厚，肠腔狭窄，黏膜皱襞变粗、变平或不规则，有时可呈鹅卵石样外观或假息肉病样。黏膜表面大多完整，或仅见浅表溃疡。镜下以肠壁各层出现多量上皮样细胞构成的结核结节及结核性肉芽组织增生为特征，干酪样坏死较少。

上述2型肠结核均可并发区域肠系膜淋巴结结核。临床所见的肠结核有时呈混合型，兼有上述2型的特点。

（三）并发症

急性结核性溃疡易穿孔而导致结核性腹膜炎。增殖性肠结核的主要并发症是肠狭窄所引起的肠梗阻。

三、Crohn 病

Crohn 病又称克罗恩病。

（一）病因

尚未完全明了。多数学者认为携带遗传易感基因的宿主在外源性病原体的参与下，出现免疫功能紊乱，最终导致疾病的发生。目前已明了的易感基因包括 NOD2、ATG16L1 和 IR-GM。

（二）临床特点

本病发病呈逐年上升的趋势，尤以欧美等国家为多，近年来亚洲的发病率亦明显增加。可发生于各种年龄，尤以青壮年为多，60～70 岁也是一个发病小高峰，男性略多于女性。本病可累及整个消化道的任何部位，但以小肠为好发，其次为结肠。约 60% 的 Crohn 病发生于回肠末段，30%～60% 同时累及小肠及结肠。此外，Crohn 病还可累及消化系统以外的部位，例如皮肤（尤其是肠造口术周围的皮肤）、外阴、骨和关节等。Crohn 病累及肠外总的发生率为 25%～40%。

（三）肉眼改变

（1）病变可累及 1 处或多处肠段，且病变肠段与正常肠管分界清楚，故亦称"节段性肠炎"，是本病的重要特征之一。

（2）病变肠段早期黏膜可出现点状溃疡，称之为"口疮样溃疡"。此类早期改变如不仔细观察，甚易被忽略。溃疡继续扩大，形态渐不规则，其边缘呈匍行性。溃疡与溃疡互不相连，其间的黏膜正常，呈现"跳跃式"的病变。溃疡常纵行排列或连接成条，称纵行溃疡。有时需将肠壁展平才能发现，此种裂隙样溃疡亦是 Crohn 病的重要特征之一，见于约 30% 的病例。

（3）纵行溃疡可呈分支状，或借横行的小溃疡而互相连接，将溃疡间的黏膜分隔呈岛状。此岛状黏膜因黏膜下水肿、纤维化及炎症细胞浸润等而隆起，形成具有特征性的鹅卵石样外观。约 1/4 病例可见到此种具有诊断意义的眼观病变。

（4）黏膜上皮及固有层、黏膜下层的纤维组织增生或结节状淋巴管扩张，可形成多个大小不等的炎性息肉。

（5）病程较长者，肠壁因水肿及广泛纤维化而明显增厚，并致肠腔狭窄、僵直如软水管状。狭窄段近端的肠管扩张，管壁因肌纤维肥大而不同程度地增厚。

（四）镜下改变

（1）不连续的全层炎，以黏膜下层及浆膜下的病变最为明显。

（2）结节性肉芽肿形成，是 Crohn 病镜下最具有特征性的病变，但检出率仅约 60%，且易见于病变早期。结节可见于肠壁各层及肠系膜淋巴结。有时仅表现为疏松排列的上皮样细胞和巨细胞的集聚，而不形成明确的结节，称之为微小肉芽肿，亦有助于诊断。

（3）裂隙样溃疡，呈刀切样纵行裂隙，可深入黏膜下、肌层，甚至周围脂肪组织。这是 Crohn 病并发肠瘘的病理基础。

（4）肠壁全层可见结节性或弥漫性淋巴细胞聚集，可伴有淋巴滤泡形成，以黏膜下层和浆膜层最常见。

（5）黏膜下及浆膜下高度水肿、纤维化。

此外，肠腺可呈幽门腺化生；肠壁血管炎；溃疡底部可见到末梢神经呈簇状增生；病程较长的病例，溃疡周围黏膜上皮出现异型增生。值得注意的是，有一种浅表型 Crohn 病，其炎症仅局限于黏膜和黏膜下层，并且其肉芽肿可能与见于许多其他病变的肉芽肿无法鉴别。

（五）并发症

1. 肠梗阻

由于肠管狭窄或肠襻粘连造成，一般为不完全性肠梗阻。

2. 肠瘘

约10%的患者可因溃疡慢性穿孔而形成多种内瘘、肠-皮肤瘘和肛门瘘。

3. 吸收不良

因肠黏膜广泛炎症和溃疡，造成营养素的吸收不良。

4. Crohn病与肿瘤的发生有一定的相关性

Crohn病患者肠癌的发生率可高于正常人群的6~20倍。特点是以年轻男性为多，以小肠远端为好发，且病灶可多个，组织学上以黏液腺癌为常见。除肠癌外，Crohn病还可并发肠道淋巴瘤、类癌等，其中并发类癌的发病率是正常人的15倍。

（六）鉴别诊断

1. 肠结核

结核病时肉芽肿数量较多，大小不一，可互相融合；结节中央有多少不等之干酪样坏死，这是两者最重要的不同之处。此外，结核病时肠浆膜面可见粟粒性结节，病变肠管无明确的节段性，黏膜下层及浆膜下的水肿不如Crohn病明显等特点，亦有助于两者的鉴别。

2. 溃疡性结肠炎

溃疡性结肠炎是以结肠形成多发性溃疡性病变为主要特征。病变多始于远端结肠，仅约10%侵犯回肠，这与Crohn病主要发生于回肠末段有所不同。溃疡性结肠炎病变多限于黏膜及黏膜下层，而Crohn病是肠壁全层炎症。前者以隐窝脓肿为特点，继而黏膜坏死，形成连续成片的不规则性溃疡，缺少病变的跳跃性、裂隙样溃疡及黏膜鹅卵石样外观等特点；此外，也没有肉芽肿性结节形成。

四、嗜酸性胃肠炎

（一）肉眼改变

好发部位是胃及近段小肠，也可累及回肠及结肠，肠壁因水肿而增厚，黏膜呈不规则颗粒状隆起。

（二）镜下改变

以肠壁全层高度疏松水肿，大量嗜酸性粒细胞弥漫性浸润为特征；黏膜上皮可出现变性、坏死、增生等损伤和修复性改变。嗜酸性粒细胞的密度≥20个/HPF即有诊断意义。可分为3型：黏膜-黏膜下层型、肌层型和浆膜型，其中以黏膜-黏膜下层型最常见。

五、耶尔森肠炎

（一）肉眼改变

病变主要侵犯回肠淋巴组织，形成纵行溃疡。肠系膜淋巴结大，切面可见灰黄色病灶。

（二）镜下改变

病灶区充血水肿，大量中性粒细胞浸润，组织细胞聚集。溃疡形成后，其表面覆以大量中性粒细胞及纤维蛋白性渗出物，底部可找见革兰染色阴性的菌丛。随病程进展，病灶区可出现上皮样细胞和巨细胞构成之肉芽肿。淋巴结内可见化脓性肉芽肿病灶。

六、膜性肠炎/难辨梭形芽孢杆菌肠炎

（一）病因

机体的免疫机制削弱和肠道菌群失调是引起伪膜性肠炎的病因。它的发生与长期大剂量应用广谱抗生素相关。

（二）肉眼改变

病变主要累及右半结肠且病变最严重，乙状结肠及直肠病变通常很轻，有时末端回肠也可受累。病变呈节段性，受累肠段因全层高度充血水肿而致管壁增厚、僵硬，肠黏膜表面见多发性、境界清楚的黄色斑块，大小不一，斑块间为正常黏膜。严重者伪膜可融合成片。

（三）镜下改变

轻者仅表现非特异性急性炎性改变，重者出现坏死性假膜性炎，黏膜坏死，溃疡形成，表面可见假膜，假膜由坏死的黏膜、纤维蛋白、黏液及炎症细胞组成。坏死一般限于黏膜下层，严重时肌层平滑肌可呈不同程度的坏死。

七、缺血性肠病

（一）病因和临床特点

缺血性肠病是一组由动脉、静脉闭塞以及各种血管炎造成肠管急性或慢性供血不足而发生的肠道病变。本质上该病起因于缺血，而感染和炎症反应系继发性改变。多发生在 60 岁以上患者，表现为腹痛及血性腹泻，慢性期可发生肠狭窄。

（二）肉眼改变

缺血性肠病可发生于小肠和（或）大肠，以大肠为多见。急性完全性血管闭塞常引起肠梗死，肠壁广泛出血、水肿、坏死，外观紫绿色，肠管变粗，肠壁变脆。血管的非完全性闭塞引起的肠壁病变较多限于黏膜层，以黏膜出血、溃疡形成为主要表现。慢性缺血可导致梭形缩窄，其境界清楚并常发生于脾曲（上下肠系膜动脉供血区交界处）。

（三）镜下改变

急性缺血性肠病黏膜不同程度的坏死，深浅不一的溃疡形成，黏膜下出血、水肿。黏膜肌及固有肌层也可出现程度不同的凝固性坏死。严重病变时肠壁全层可呈广泛性出血，甚至坏死，血管内血栓形成，进而发生坏疽，继发性感染。

慢性肠缺血以大小不一、深浅不同的溃疡，肠壁肉芽组织生长和纤维化为主要改变。

在动静脉血管本身病变引起的病例，除上述肠管的改变外，往往可见到血管的各种病变。

八、放射性肠炎

小肠的放射性损伤可分为急性损伤及迟发性损伤。肉眼观，急性损伤表现为黏膜水肿、发红、脆性增加，触之易出血，也可出现浅表溃疡；慢性损伤则表现为黏膜发红、溃疡以及

肠腔缩窄。镜下，放射损伤所引起肠道病变为非特异性，与其他原因引起的黏膜损伤有时难以区分。表现为肠黏膜深浅不一的溃疡，炎症细胞很少。黏膜下层高度水肿，肠壁全层见不同程度的纤维化及核异形、深染的成纤维细胞。溃疡周边的黏膜上皮可异型增生。较具特征性的是肠壁血管内膜增生、变厚，内膜下泡沫状细胞集聚形成脂质斑块，常伴有血栓形成，血管闭塞。

九、移植物抗宿主病

移植物抗宿主病（graft-versus-host disease，GVHD）的肠道病变多累及回肠和结、直肠。急性病例肠镜下见广泛性、连续性的肠黏膜充血、水肿、糜烂坏死和出血，镜下表现与重症溃疡性结肠炎极为相似。肠腺的增生区细胞是急性 GVHD 的主要靶组织，表现为局限性的单个或几个腺上皮细胞发生凋亡。凋亡的细胞呈空泡状，内有固缩的核或碎片状核。具有诊断意义。淋巴细胞常围绕腺体周围浸润，形成"局灶性腺周浸润"，具有一定的特征性。慢性 GVHD 较少累及消化道。某病理改变主要表现为黏膜层大量浆细胞样淋巴细胞浸润，继而扩展至黏膜下层及浆膜层。

十、AIDS 肠病

HIV 本身所致的肠道病变并无特征性，仅表现为肠黏膜萎缩，腺上皮增生能力降低，纹状缘各种消化酶的活性降低等。由于 AIDS 肠病患者免疫功能低下，故常伴有各种继发感染：①不典型性分枝杆菌病和肠结核；②隐孢子虫病；③小孢子虫病；④病毒感染；⑤真菌感染。

十一、其他

如肠伤寒，病毒性肠炎，真菌性肠炎。

（刘思诗）

第四节　肝硬化

肝硬化（cirrhosis）是各种原因所致的肝的终末性病变。其特点为：①弥漫性全肝性的小叶结构的破坏；②弥漫的纤维组织增生；③肝细胞再生形成不具有正常结构的假小叶（图7-1）。纤维组织增生导致肝脏的弥漫纤维化。其形成原因包括肝窦内星状细胞的激活分泌大量胶原，汇管区肌成纤维细胞的激活亦产生大量胶原。此机制可解释为什么大胆管阻塞时可短期内形成肝硬化。肝实质的破坏是肝纤维化的前提。肝实质的破坏主要与血管的阻塞或闭塞有关，包括门静脉系统、肝静脉系统及肝动脉系统。较小的血管主要因炎症而阻塞，而较大血管的阻塞则主要为血栓形成所致。纤维化如能去除病因，在某种程度上可逆转或吸收。血管的重建和改建在肝硬化中是非常重要的。正常肝窦内皮细胞无基底膜，其开窗区占内皮面积的 2%~3%。肝硬化时则开窗区逐渐缩小，肝窦内因胶原的沉积使肝细胞和血浆之间的物质交换困难。很多营养血流通过血管短路而未到达肝窦，加之血管内的血栓形成和闭塞，更加重了肝细胞的损伤。再生的肝细胞结节亦压迫血管系统，进一步造成缺血和肝细胞坏死。肝硬化时，再生结节和残存的肝细胞亦无正常肝的功能分区。谷胱甘肽合成酶亦大大减少。这些被认为是肝性脑病发生的重要原因。

肝硬化尚无统一的分类，传统上按病因分类有：酒精性肝硬化、肝炎后肝硬化、坏死后性肝硬化、胆汁性肝硬化、心源性肝硬化及其他原因所致的肝硬化，如血色病性肝硬化、Wilson病时的肝硬化、血吸虫性肝硬化等。有些病因不清称为隐源性肝硬化。形态上分为：细结节性肝硬化、粗结节性肝硬化和粗细结节混合型肝硬化。

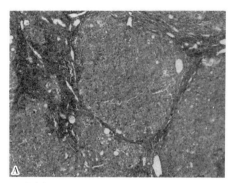 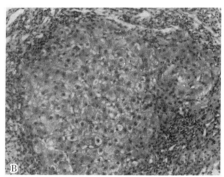

A.病毒性肝炎后肝硬化：明显的界面性肝炎，小叶间出现纤维间隔　　B.自身免疫性肝炎后肝硬化：界板炎细胞中可见较多浆细胞浸润

图7-1　肝硬化

一、细结节性肝硬化

细结节性肝硬化（micronodular cirrhosis）结节直径一般均小于 3 mm。纤维间隔很细，一般不足 2 mm，比较均匀。结节的均一性说明病变经历着一致的病理过程。酒精性肝硬化和胆汁性肝硬化通常倾向于此型。偶尔结节内可见有汇管区或肝静脉。

二、粗结节性肝硬化

粗结节性肝硬化（macronodular cirrhosis）其结节大小不一，多数结节直径在 3 mm 以上，甚至达到 2~3 cm。纤维间隔粗细不一，有的很细，有的呈粗大的瘢痕。实质结节内可含有汇管区或肝静脉。结节的不规则性说明肝脏损害和实质细胞再生的不规则性。大片肝细胞坏死后或慢性肝炎后多发展成此型。所谓不完全分隔型，实为粗结节性肝硬化的早期改变。此时可见到纤细的纤维间隔从一个汇管区伸向另一个汇管区、互相连接而分隔肝实质形成较大的结节。有时因穿刺活检取不到足够大的范围而造成诊断困难。

三、混合型肝硬化

混合型肝硬化（mixed type cirrhosis）是指粗细结节的含量差不多相等。肝硬化通常不是静止的病变，而是炎症、肝细胞变性、坏死、纤维化和肝细胞再生改建原有结构的动态过程，这些变化常常使细结节性肝硬化变成粗结节性肝硬化。纤维间隔和实质结节交界处的坏死（碎片状坏死）为病变进展的重要指征。有时在肝活检中可见到 Mallory 小体、毛玻璃样肝细胞、过多的铁或铜、透明的 PAS 阳性滴状物等可提示原来疾病的线索，以利于进行特异的治疗。

肝硬化应注意同结节状再生性增生（肝结节变）鉴别。后者在大体和镜下均与细结节性肝硬化相似。病变由分布整个肝脏的再生肝细胞小结节构成。与肝硬化不同的是，这些再生的肝细胞结节没有纤维间隔包绕，但结节边缘可见到受压的网状纤维。临床表现为门静脉高压，某些患者可伴有风湿性关节炎、Felty 综合征和其他脏器的肿瘤。

（王梦迪）

第五节　胰腺炎

胰腺炎一般是由各种原因导致胰腺酶类的异常激活而出现胰腺自我消化所形成的。根据病程分为急性胰腺炎和慢性胰腺炎。

一、急性胰腺炎

急性胰腺炎根据病理形态和病变严重程度分为急性水肿型（或称间质型）胰腺炎和急性出血坏死性胰腺炎。主要发病因素为胆管疾病，尤其是胆管结石和酗酒。有的原因不清，称为特发性急性胰腺炎。其他因素包括妊娠、高脂血症、药物、各种原因造成的胰管阻塞以及内分泌及免疫异常等。近来研究认为丁基胆碱酯酶、精胺、亚精胺及组织蛋白酶 B 与胰腺炎的发病有密切关系。一般认为：胆管结石和酗酒可影响瓦特壶腹括约肌的舒缩功能而容易形成胆汁和十二指肠液的反流。酗酒亦可增加胰腺的分泌，使胰管内压升高、小胰管破裂、胰液进入组织间隙。胆汁或十二指肠液反流或肠液进入组织间隙均可激活胰蛋白酶，进而激活胰腺其他酶类，如脂肪酶、弹力蛋白酶、磷脂酶 A 和血管舒缓素等。脂肪酶的激活可造成胰腺内外甚至身体其他部位脂肪组织的坏死。弹力蛋白酶的激活可造成血管壁的破坏而出现出血，严重的出血可造成腹腔积血。激活的磷脂酶 A 使卵磷脂转变成溶血卵磷脂，后者对细胞膜具有强烈的破坏作用而引起细胞的坏死。激活的血管舒缓素可影响全身的血管舒缩功能，引起组织水肿，严重时可引起休克等严重并发症。

1. 急性水肿型（间质型）胰腺炎

此型为早期或轻型急性胰腺炎，其特点是间质水肿伴中等量炎细胞浸润，腺泡和导管基本上正常，间质可有轻度纤维化和轻度脂肪坏死。此型可反复发作。

2. 急性出血坏死性胰腺炎

急性出血坏死性胰腺炎亦称急性胰腺出血坏死。因胰腺组织广泛的出血坏死及脂肪坏死，胰腺明显肿大、质脆、软、呈暗红或蓝黑色。切面，小叶结构模糊，暗红和黄色相间。胰腺表面、大网膜和肠系膜均有散在灰白色脂肪坏死斑点。

光镜：胰腺组织中有大片出血坏死，坏死区周围有中性粒细胞及单核细胞浸润。胰腺内外脂肪组织均有脂肪坏死（图 7-2）。

急性出血坏死性胰腺炎常有严重的并发症，死亡率很高。其主要并发症有：

（1）休克和肾功能衰竭：因胰腺广泛坏死和出血、血液和胰液溢入腹腔或邻近组织、加之血管舒缓素的作用而出现休克。低血压可引起急性肾小管坏死而致急性肾功能衰竭。

（2）脂肪坏死：由于激活的胰腺脂肪酶进入血液，身体各部位的脂肪组织均可出现脂肪坏死，尤以骨髓、皮下等处脂肪坏死常见。皮下脂肪坏死多见于踝、指、膝和肘部，呈红色压痛结节，与皮肤粘连。有时病灶弥漫像结节性红斑或 Weber-Christian 病。脂肪坏死区有弥漫性炎细胞浸润。坏死的组织液化后可从皮肤流出，这种液化物中含淀粉酶和酯酶。骨髓内脂肪坏死临床表现为疼痛性溶骨性病变，慢性期可出现骨髓内钙化。脂肪坏死皂化吸收大量钙，临床上可出现低血钙和低钙性抽搐。

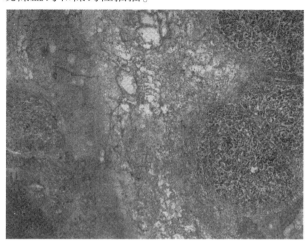

图 7-2　急性胰腺炎
胰腺组织中有大片出血坏死，中间为脂肪坏死区，周围有炎细胞浸润，可见钙盐沉积

（3）出血：血液可沿组织间隙流至肋骨脊椎角，使腰部呈蓝色（Turner 征），或流至脐周使脐部呈蓝色（Culler 征）。胰头炎可使十二指肠黏膜弥漫出血。有时脾静脉内可有血栓形成，导致胃及食管静脉曲张和出血。

（4）假囊肿形成：胰腺炎时大量的胰液和血液积聚在坏死的胰腺组织内或流入邻近组织和网膜内形成假囊肿。囊壁无上皮，由肉芽组织和纤维组织构成。囊内含坏死物质、炎性渗出物、血液及大量胰酶，呈草黄色、棕色或暗红色。囊肿直径 5～10cm，大者可达 30cm。偶尔假囊肿可见于肠系膜、大网膜或腹膜后。胰头部假囊肿可引起胆总管的阻塞或近端十二指肠的梗阻，大的假囊肿可压迫下腔静脉引起下肢水肿。

（5）脓肿：胰腺坏死区常可发生细菌的继发感染而形成脓肿。

（6）腹腔积液：胰腺炎时常因出血和富含蛋白质及脂肪的液体溢入腹腔而形成血性或鸡汤样腹腔积液。腹腔积液可通过横膈淋巴管进入胸腔，引起胸腔积液和肺炎。

（7）其他并发症：包括小肠麻痹、小肠肠系膜脂肪坏死而导致的小肠梗死，胰腺脓肿或假囊肿腐蚀胃或大肠、小肠壁而造成的消化道出血等。

临床上，急性出血坏死性胰腺炎通常表现为严重的腹痛，甚至休克，血清和尿中脂肪酶和淀粉酶升高。严重病例可有黄疸、高血糖和糖尿。死因常为休克、继发性腹部化脓性感染或成人呼吸窘迫综合征。急性胰腺炎的死亡率为 10%～20%，当伴发严重出血坏死时可达 50%。

手术后胰腺炎：绝大多数为手术直接损伤的结果，内镜括约肌切开术后的乳头狭窄可导致急性复发性胰腺炎。

胰卒中：尸检时常可见胰腺广泛出血。出血广泛者整个胰腺呈红褐色。镜下，出血主要限于胰腺间质，出血区及周围胰腺组织无炎症反应。这种出血是临终前苦楚期所发生的现象。胰卒中无临床意义，应与急性出血性胰腺炎鉴别。

二、慢性胰腺炎

因慢性胰腺炎多以反复发作的轻度炎症、胰腺腺泡组织逐渐由纤维组织所取代为特征，故有人亦称为慢性反复发作性胰腺炎。多见于中年男性。临床上以腹痛为主，严重时可出现外分泌和内分泌不足的表现，如消化不良和糖尿病等。发病原因以酗酒和胰腺导管阻塞（癌或结石）为主要因素。一般认为肿瘤和结石造成胰管的阻塞，酒精刺激胰腺分泌蛋白质丰富的胰液，浓缩后造成胰管的阻塞是慢性胰腺炎发病的重要因素。其他因素包括甲状旁腺功能亢进、遗传因素、结节性多动脉炎、腮腺感染、结节病、结核病、软斑病、原发性硬化性胆管炎累及胰腺、HIV 感染等。高脂血症、血色病与慢性胰腺炎也有一定关系。除此之外，接近半数的患者无明显的发病因素。发病机制尚不完全清楚。在亚非国家中营养不良亦可能是所谓热带胰腺炎的重要原因。慢性胰腺炎与囊性纤维化基因突变的密切关系提示此基因改变与慢性胰腺炎的发病有关。另外，羧基酯脂肪酶基因（CEL）、胰分泌性胰蛋白酶抑制剂基因（SPINK1）的突变均可能与其发病有关，约 50% 的慢性胰腺炎有 K-ras 突变。在慢性胰腺炎的导管和腺泡中可见较多酸性和碱性 FGF 的表达，提示可能在发病中起一定作用。

形态上慢性胰腺炎分为阻塞性慢性胰腺炎和非阻塞性慢性胰腺炎两型。阻塞性慢性胰腺炎多为主胰管靠近壶腹 2~4 cm 处的结石或肿瘤阻塞所致。非阻塞性慢性胰腺炎占慢性胰腺炎的 95% 左右。

1. 大体

胰腺呈结节状弥漫性变硬变细。灰白色，质硬韧，有时与周围分界不清。病变可局限于胰头，但通常累及全胰。切面分叶不清，大小导管均呈不同程度的扩张，腔内充满嗜酸性物质——蛋白质丰富的分泌物，可有钙化，当钙化较广泛时，亦称为慢性钙化性胰腺炎。胰腺周可有不同程度的纤维化，有时可导致血管、淋巴管、胆管和肠道的狭窄。

2. 光镜

腺泡组织呈不同程度的萎缩，间质弥漫性纤维组织增生和淋巴细胞、浆细胞浸润（图 7-3A）。大小导管均呈不同程度的扩张，内含嗜酸性物质或白色结石。胰管的严重阻塞可形成较大的胰管囊肿。胰管上皮可受压变扁，或有增生或鳞化。内分泌胰腺组织通常不受损害，并常因外分泌胰腺组织的萎缩而呈相对集中的形态，应注意与胰岛增生鉴别。临床上，内分泌胰腺功能可在相当长的时期无失衡现象，严重病例可有胰岛萎缩，临床上可出现糖尿病。

有时，瘢痕限于胰头和十二指肠之间称为沟部胰腺炎。

慢性胰腺炎的预后与其病因有关。酗酒者若能戒酒则可大大改善，10 年存活率达 80%，如继续酗酒，则 10 年存活率仅为 25%~60%。慢性胰腺炎的并发症为假囊肿和假动脉瘤形成，假动脉瘤形成有时可造成急性出血。脂肪坏死可见于皮下、纵隔、胸膜、心包、骨髓、关节旁和肝等。

三、自身免疫性胰腺炎

自身免疫性胰腺炎为慢性胰腺炎的一种特殊类型。此病临床上男性稍多于女性，发病高峰年龄为 40~60 岁。血清学检查显示 γ-globulin 和 IgG4 升高、出现自身抗体、对类固醇激素治疗有效，提示该病的发生与自身免疫有关。自身免疫性胰腺炎可同时并发其他自身免疫性疾病，如干燥综合征、原发性硬化性胆管炎、原发性胆汁性肝硬化、硬化性涎腺炎、腹膜后纤维化。偶尔并发溃疡性结肠炎、Crohn 病、系统性红斑狼疮、糖尿病或肿瘤等。

　　研究认为自身免疫性胰腺炎为一种 IgG4 相关的系统性疾病，2 型 T 辅助细胞和 T 调节细胞介导了大部分自身免疫性胰腺炎的免疫反应。

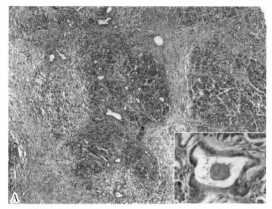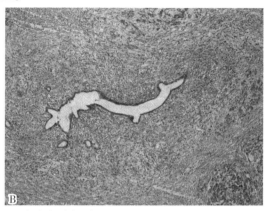

A. 慢性胰腺炎腺泡组织呈不同程度的萎缩、间质弥漫性纤维组织增生和淋巴细胞、浆细胞浸润，导管轻度扩张，右下角可见胰管扩张，内有嗜酸性物质

B. 自身免疫性胰腺炎胰腺组织明显萎缩，伴明显的显微组织增生及淋巴细胞及浆细胞浸润，其中可见较多的IgG4阳性的浆细胞浸润

图 7-3

1. 大体

　　胰头部受累为最常见，其次为胰体尾部。胰腺呈局部或弥漫肿大，胰腺导管可出现局灶性狭窄或硬化。

2. 光镜

　　自身免疫性胰腺炎在组织学上分为两种不同的亚型：Ⅰ型又称淋巴浆细胞性硬化性胰腺炎，为系统性疾病，常伴有淋巴浆细胞性慢性胆囊炎和胆管炎。受累器官中有丰富的 IgG4 阳性的浆细胞。胰腺呈显著的纤维化和明显的淋巴、浆细胞浸润（图 7-3B），常伴有淋巴细胞性静脉炎，受累的多为中等或较大的胰腺静脉，导致血管闭塞或血管壁结构破坏。Movat 染色可以清晰显示普通 HE 染色易被忽略的静脉病变。免疫组化显示浸润的炎细胞中有丰富的 IgG4 阳性的浆细胞，有助于自身免疫性胰腺炎的诊断。Ⅱ型又称导管中心型自身免疫性胰腺炎，特征为胰腺导管上皮内中性粒细胞浸润，无系统累及。诊断自身免疫性胰腺炎还应排除恶性疾病，如胰腺癌或胆管癌。

　　自身免疫性胰腺炎的临床表现与普通的慢性胰腺炎相似，有上腹部不适、体重减轻、胆管硬化导致的阻塞性黄疸、糖尿病等。某些病例有胰腺结石形成。类固醇皮质激素治疗非常有效，但在临床上常常被误诊为胰腺癌而行手术切除。因此自身免疫性胰腺炎的诊断最重要的是与胰腺癌鉴别。自身免疫性胰腺炎的诊断依赖于临床、血清学、形态学和组织病理学特征的综合判断。影像学显示主胰管狭窄，胰腺弥漫性肿大或形成局限性肿块，后者易被误诊为胰腺癌。实验室检查显示血清 γ-globulin、IgG 或 IgG4 水平的异常升高（136~1 150 mg/dL，平均 600 mg/dL），血清胰酶升高或出现自身抗体（如抗核抗体、抗乳肝褐质、抗碳酸苷酶Ⅱ、ACA-Ⅱ抗体或类风湿因子等）。研究报道自身免疫性胰腺炎患者血浆中纤溶酶原结合蛋白抗体阳性率可达95%，抗乙酰分泌性胰蛋白酶抑制剂的自身抗体也被认为是潜在的有用标志。

四、嗜酸性胰腺炎

原发性嗜酸性胰腺炎极罕见，特征为胰腺实质明显的嗜酸性细胞浸润。全身表现有外周血嗜酸性细胞升高、血清 IgE 升高及其他器官的嗜酸性细胞浸润。胰腺可肿大、萎缩或纤维化，可出现嗜酸性静脉炎。病变可导致肿块形成或胆总管阻塞。除原发性外，嗜酸性胰腺炎常见于寄生虫感染、胰腺移植排斥反应及药物、牛奶过敏等。

五、慢性代谢性胰腺炎

慢性代谢性胰腺炎可合发于某些综合征，如原发性甲状旁腺功能亢进时的高血钙综合征，组织改变与酒精性胰腺炎相似。

六、慢性热带性胰腺炎

慢性热带性胰腺炎（chronic tropic pancreatitis）为一种主要发生在青年中的非酒精性胰腺炎，主要见于热带国家，如中部非洲、巴西、南亚和印度。疾病的糖尿病期为纤维结石性胰腺病变伴有糖尿病，发病原因尚不清楚。营养不良及食物中氰类毒性、缺乏抗氧化剂及遗传因素均可能与其有关。临床表现主要以腹痛、腹泻及糖尿病、青年发病、胰管内大结石、临床病程进展快及易患胰腺癌为其特点。热带性胰腺炎与胰腺分泌性胰蛋白酶抑制剂基因（PST1/SPINK1）突变关系密切。最近热带性胰腺炎与组织蛋白酶 B 基因的多形性的关系也有报道。控制糖尿病可使其受益。患者多死于糖尿病并发症。

病理改变取决于疾病的严重程度和病程的长短，早期可见小叶间纤维化。在疾病晚期，胰腺皱缩、扭曲、结节状、质实、纤维化明显。在整个胰管中可见不同大小、形状各异的结石。镜下主要特征为胰腺的弥漫纤维化及整个胰管的扩张。胰管上皮可脱落或鳞化，腺泡细胞萎缩，导管周常可见淋巴细胞、浆细胞浸润，胰岛亦可萎缩。

七、遗传性胰腺炎

遗传性胰腺炎（hereditary pancreatitis）为发生于至少两代家族成员中的反复发作的胰腺炎症。在这些患者中无其他病因。此病为常染色体显性遗传。典型患者在 10 岁以内发病，临床表现与其他慢性胰腺炎相同，如上腹痛、恶心、呕吐。常伴有高脂血症，高钙血症，血清免疫球蛋白增高，HLA-B12、HLA-B13 和 BW40 频率增高。位于 7 号染色体短臂的阳离子胰蛋白酶原基因（PRSS1）突变与此病有密切关系，两种常见的突变位于第 2 外显子（N291）和第 3 外显子（R122H），其中尤以 R122H 突变最为常见。其他基因突变包括囊性纤维化跨膜传导调节子（CRTF）和丝氨酸蛋白酶抑制剂 Kazal I 型（SPINK1）均可能与发病有关。病变与酒精性慢性胰腺炎相似，如导管周纤维化。少见情况下亦可见导管内结石或假性囊肿形成。

其他特殊类型的胰腺炎有特发性导管中心性慢性胰腺炎和十二指肠旁胰腺炎，推测为继发于副胰管阻塞所形成的假瘤。

（伍　娟）

第八章

神经系统疾病

第一节　神经系统的细胞及基本病变

神经系统具有复杂的结构和功能，神经系统病变可导致其支配器官的功能障碍。神经系统除具有与其他器官共有的病变（如血液循环障碍、炎症、肿瘤）外，还可出现其特有的病变，如神经元变性疾病、海绵状脑病及脱髓鞘疾病等。

由于神经系统在解剖和生理上的某些特殊性，使其在病理方面具有与其他实质性器官（肝、肾等）不同的一些特殊规律：①病变定位与功能障碍关系密切，如一侧大脑额叶前中央回病变可导致对侧肢体偏瘫；②某些相同的病变，因其发生的部位不同，可出现不同的临床表现及后果，如额叶前皮质区的小梗死灶可不产生任何症状，而相同病变如果发生在延髓则可导致严重后果甚至危及生命；③对损伤性刺激的病理反应较为单一，表现为神经元的变性、坏死、脱髓鞘和胶质细胞增生；而同一种病理改变也可见于多种疾病，如炎症渗出过程往往表现为血管周围炎症细胞套现象；④某些解剖生理特征具有双重影响，如颅骨对脑组织有保护作用，但又可成为颅内压增高和脑疝形成的重要因素；⑤脑的恶性肿瘤极少发生颅外转移，而颅外恶性肿瘤却常转移至脑。

组成神经系统的主要细胞包括神经元（即神经细胞）、胶质细胞（包括星形胶质细胞、少突胶质细胞、室管膜细胞）、小胶质细胞及脑膜组成细胞。

一、神经元

神经元的体积和胞体形状虽有很大差异，但绝大多数神经元（除小脑颗粒细胞等少数神经元外）都有一个体积较大的核，核仁明显，具有丰富的常染色质，胞质内有丰富的粗面内质网，一些大型神经元的粗面内质网可用 Nissl 染色显示，在光镜下呈灰蓝色斑块状，称为尼氏小体（Nissl body，又称虎斑小体）。这些特征提示神经元具有旺盛的代谢，尤其是合成代谢。

神经元的基本病变包括：①急性损伤导致的神经元坏死、单纯性神经元萎缩、中央性尼氏体溶解和轴突反应；②病毒感染或代谢产物导致的胞质内包含体形成及细胞结构蛋白异常等。

（一）急性损伤性病变

急性缺血、缺氧以及感染可引起神经元坏死，形态学表现为神经元核固缩，胞体缩小变形，尼氏体消失，HE 染色胞浆呈深伊红色，所以称为红色神经元；继而发生核溶解消失，有时仅见死亡细胞的轮廓，称为鬼影细胞。

（二）单纯性神经元萎缩

单纯性神经元萎缩多发生于慢性渐进性变性疾病。病变常选择性累及一个或多个功能相关系统，上游神经元变性、坏死，使下游神经元缺乏经突触传入的信号，久之可致该下游神经元变性萎缩，此现象称为跨突触变性。如视网膜视锥细胞和视杆细胞在外侧膝状体换元，将神经冲动经突触传递给膝状体神经元，视网膜或视神经受损，使信号输入减少，导致外侧膝状体相应的神经元萎缩。

（三）中央性尼氏体溶解与轴突反应

由于轴突损伤、病毒感染、缺氧、B 族维生素缺乏等原因，可导致神经元胞体变圆、核偏位，核仁体积增大，尼氏体从核周开始崩解为细尘状颗粒，并渐渐向外扩展，进而完全溶解消失，胞质着色浅，此种病变称为中央尼氏体溶解，是由于粗面内质网脱颗粒所致。病变早期一般为可逆性，去除病因可恢复正常。如病因长期存在，可导致神经元死亡。

轴突损伤时除神经元胞体变化外，轴突本身也发生一系列变化，包括：①远端和近端部分轴索崩解，近端轴索再生并向远端延伸；②髓鞘崩解脱失［脱髓鞘（clemyelination）］；③巨噬细胞增生并吞噬崩解产物，此过程称为 Waller 变性（Wallerian degeneration）；④施万（Schwann）细胞（周围神经系统）或少突胶质细胞（中枢神经系统）增生包绕再生轴索，使损伤轴突得以修复。

（四）病毒包涵体形成

在病毒感染宿主细胞时，可观察到细胞质或核内形成具有一定形态结构的蛋白性小体，一般是细胞内增殖的病毒颗粒，如狂犬病的内氏（Negri）小体常见于神经元胞质内，巨细胞病毒感染时包涵体可同时出现在核内和胞质内。其中 Negri 小体对于狂犬病的病理诊断具有重要意义。少数是宿主细胞对病毒感染的反应产物，不含病毒粒子。

此外，在神经元细胞中还可出现脂褐素，多见于老年人，是神经元萎缩的改变之一，表现为萎缩神经元胞质内出现大量富含磷脂的细胞器残体的溶酶体，有时这种脂褐素可占据神经元的大部分。

（五）细胞结构蛋白异常

细胞结构蛋白异常可见于阿尔茨海默病（神经原纤维缠结）和帕金森病（Lewy 小体）。海绵状脑病因异常朊蛋白（PrP）聚积，导致神经元胞体及突起的空泡改变。

二、神经胶质细胞

神经胶质细胞为特化的中枢神经上皮细胞，主要发挥支持细胞的作用，包括星形胶质细胞、少突胶质细胞和室管膜细胞，其数目约为神经元的 5 倍。

（一）星形胶质细胞

星形胶质细胞的主要功能是对神经细胞起支持作用，此外尚有能量供给、解毒、神经递质的灭活、维持细胞外水电解质平衡、参与血-脑屏障的形成等作用，在病理情况下参与炎症过程和损伤后的修复。

星形胶质细胞的基本病变主要有肿胀、反应性胶质化和包涵体形成等。

1. 肿胀

星形胶质细胞肿胀是神经系统损伤后最早出现的形态学改变，多见于缺氧、中毒、低血糖及海绵状脑病。

2. 反应性胶质化

是神经系统损伤后的修复性反应，星形胶质细胞肥大和增生，其胞体和突起形成胶质瘢痕。胶质瘢痕与纤维瘢痕不同，因没有胶原纤维形成，其机械强度相对也较弱。

肥大的星形胶质细胞的细胞核体积增大偏位，甚至出现双核，核仁明显，胞质丰富，嗜伊红，此种细胞称为肥胖型星形胶质细胞。电镜观察显示，此种细胞胞质中含有丰富的以胶质纤维酸性蛋白（GFAP）为主要组分的中间丝（细胞骨架）、线粒体、内质网、高尔基体等，此种细胞多见于局部缺氧、水肿、梗死及肿瘤周边。

3. Rosenthal 纤维

是在星形胶质细胞胞质和突起中形成的一种均质性、毛玻璃样嗜酸性小体，呈圆形、卵圆形、长形和棒状，PTAH（磷钨酸苏木素）染色呈红色或紫色，多见于生长缓慢的毛细胞星形细胞瘤。

（二）少突胶质细胞

少突胶质细胞是中枢神经系统中数量最多的细胞，其主要功能是构成中枢神经的髓鞘。少突胶质细胞在 HE 染色切片上的形态和大小与小淋巴细胞相仿。在灰质中，如果一个神经元周围有 5 个或 5 个以上少突胶质细胞围绕则称为卫星现象，此种现象一般在神经元变性坏死时多见，但其意义不明，可能与神经营养有关。

脱髓鞘和白质营养不良是少突胶质细胞常见的病变形式，此外变性疾病中少突胶质细胞胞质中还可出现嗜银性蛋白包涵体，呈泛蛋白过表达和 Tau 蛋白过度磷酸化。

（三）室管膜细胞

各种致病因素可导致局部室管膜细胞丢失，此时室管膜下的星形胶质细胞增生充填缺损，形成众多向脑室腔面突起的细小颗粒，称为颗粒状室管膜炎。病毒感染尤其是巨细胞病毒感染时，可引起室管膜损伤，残存的室管膜细胞出现病毒性包涵体。

三、小胶质细胞

小胶质细胞属于单核巨噬细胞系统，通常处于静止状态。其对损伤的反应主要有：①噬神经细胞现象，是指神经细胞死亡后，小胶质细胞或血源性巨噬细胞包围吞噬变性坏死的神经细胞的现象；②小胶质细胞结节，小胶质细胞局灶性增生形成结节，见于某些慢性进行性损害，如神经梅毒、流行性乙型脑炎等。

（祝继原）

第二节　原发性脑血管病

一、高血压性脑出血

高血压性脑出血（HICH）多发生于中老年人群，患者脑实质内突然自发性出血，通常伴有意识障碍、偏瘫、失语等神经系统症状，多有明确的高血压病史，是高血压病晚期常见的严重并发症和主要致死原因之一。高血压性脑出血发病率北方明显高于南方，男性多于女性。其出血部位主要是基底神经节（壳核和屏状核之间外囊以及丘脑）和大脑白质内，少数在小脑、脑桥内。

（一）病因及发病机制

由于长期高血压，小动脉壁脂质透明变性，内膜下脂质和蛋白质沉着，可累及全身血管，尤其是脑血管。在长期高血压的作用下，小动脉壁的病变致使其弹性下降，脑底部的穿支动脉可发生血管壁坏死、扩张或粟粒状微小动脉瘤形成等继发病变。这些细小的穿支动脉直接自颅底的大动脉发出，承受的血压高于其他部位同等直径的小动脉，所以在突然升高的血压冲击下容易破裂出血。

（二）病理学改变

高血压性脑出血病例大体解剖中多可见到明显的脑内小动脉硬化性改变以及出血侧大脑半球隆起，脑回受压变平，脑沟变窄等病理变化。严重时出血可向外侧穿破大脑皮质，表现为蛛网膜下隙出血；血肿也可向内侧突破内囊和基底节，当出血量大时可穿破脑室壁，引起侧脑室与第三脑室积血；发生在脑桥、小脑的出血可破入第四脑室，血液甚至可经过中脑导水管逆行进入侧脑室。出血灶周围的脑组织会出现受压、变形、水肿、坏死、移位和继发出血等继发病理改变。

心脏、肾脏、脾脏也有相应高血压的病变。

（三）猝死机制

出血形成的占位性病变以及继发性脑水肿可导致患者出现脑疝，进而压迫脑干生命中枢致猝死。

（四）法医学鉴定要点

（1）排除外伤所致的脑血管破裂引起的脑部出血。

（2）排除脑血管畸形、颅内动脉瘤等其他脑血管疾病引起的出血。

（3）找到脑血管原发病理学改变的证据。

（4）在脑外伤与脑血管疾病并存时，分析两者间的相互权重关系。

二、脑动静脉血管畸形破裂出血

颅内血管畸形，又称颅内血管瘤，是一种先天性脑血管发生学上的异常。根据病理组织学的改变，可将其分为脑动静脉血管畸形、海绵状血管畸形、毛细血管扩张症、静脉性血管畸形、血管曲张症和混合型血管瘤。其中以脑动静脉血管畸形最为常见，其发病与颅内动脉瘤的比接近 1∶1，男性患病率可达女性的 2 倍，20~40 岁高发，平均发病年龄为 25 岁，比颅内动脉瘤发病早 20~30 年。据统计，约有 20% 的病例是在 20 岁以前发病的，64% 的病例在 40 岁以前发病，81% 的病例在 50 岁以前发病，95% 的病例在 60 岁以前发病，超过 60 岁再发病的不到 5%。因此，60 岁以上出现的脑出血及蛛网膜下隙出血多半不是脑动静脉血管畸形引起的，而应首先考虑高血压及动脉粥样硬化等病因。

（一）病因及发病机制

脑动静脉血管畸形是由于胚胎发育过程中动脉与静脉未完成分离所致。动静脉之间缺乏毛细血管，因而动脉血直接流入静脉，血流阻力减小，产生一系列的血流动力学上的改变，主要表现为局部脑动脉压的降低和脑静脉压的增高，以及其他脑血供的紊乱等情况。

（二）病理学改变

大体解剖可见一团畸形血管形成血管巢，内含有动脉与静脉，多处动静脉直接相连，中间缺乏毛细血管衔接。血管巢大小不等，整个大脑半球均被累及。动静脉血管畸形在脑的各个部位均可发生，但最多见于皮质与白质的交界处，呈锥状，底部面向大脑皮质，尖端对着白质深部，甚至延伸到侧脑室壁。引流静脉多呈现扩张、扭曲改变，内含有鲜红的动脉血。在畸形血管之间夹杂有变性的脑组织，常有出血的痕迹。在病变区内，血管间隙之间存在脑组织，这是此病的病理特征之一，也是其区别于血管性新生物的重要标志。病变表面的软脑膜及蛛网膜增厚发白，可伴有出血后黄染。畸形血管增粗、扭曲、充满血液，常见到血栓形成。此外，病变邻近的脑实质内常有脑萎缩，甚至慢性缺血性梗死。

组织学可见脑小血管壁结构不规则，同一血管断面上既有动脉壁的结构（血管壁厚，可见多层平滑肌细胞、胶原和弹力纤维等），又有静脉壁的结构（血管壁薄）。

（三）猝死机制

由于大量血流冲击畸形血管团的静脉部分，故脑动静脉血管畸形常在静脉结构的薄弱处发生破裂出血。如果破裂的为大脑表浅静脉，引起的往往是蛛网膜下隙出血；如果破裂的是深静脉，则引起的常是脑实质内出血或脑室内出血。出血形成的占位性病变以及继发性脑水肿易导致患者出现脑疝，进而压迫脑干生命中枢致猝死。

（四）法医学鉴定要点

（1）排除外伤所致的脑血管破裂引起的出血。

（2）排除海绵状血管瘤、一些血液供应丰富的脑肿瘤、颅内动脉瘤及单纯静脉性脑血管畸形破裂引起的出血。

（3）找到脑血管原发病理学改变的证据。

（4）在脑外伤与脑血管疾病并存时，分析两者间的相互权重关系。

三、颅内动脉瘤破裂出血

颅内动脉瘤是颅内动脉壁由于局部血管异常而产生的动脉壁瘤样突起。颅内动脉瘤是蛛网膜下隙出血的首要病因，约占 70%。在脑血管意外中，本病仅次于脑血栓和高血压性脑出血，居第三位。本病的高发年龄段为 40~60 岁，也有约 2% 的动脉瘤在幼年时发病，最小年龄仅为 5 岁，最大年龄为 70 岁。颅内动脉瘤破裂出血的患者约 1/3 在就诊前死亡，1/3 死于医院内，1/3 经过治疗得以生存。

（一） 病因及发病机制

颅内动脉瘤破裂出血常见的诱因有劳累、咳嗽、情绪激动、用力大小便、性生活等。破裂前常有头痛、眩晕、黑矇、感觉和运动障碍等前驱症状。这些症状可能与瘤体增大、少量出血有关。颅内动脉瘤的发病机制总体来说仍不清楚，主要有"中膜缺陷""动脉瘤壁胶原改变""内弹力层缺陷""血流动力学变""alpha-1抗胰蛋白酶活性改变"等理论。它们均能从某一方面解释某种类型的动脉瘤的发生机制，但却都不能解释所有类型的动脉瘤的发生机制。大部分学者认为，获得性内弹力层的破坏是脑动脉瘤形成的必要条件，因为这一层是保证脑动脉壁弹性的重要结构。内弹力层退变可能是由于动脉硬化、炎性反应和蛋白水解酶活性增加等原因所致。内弹力层退变、脑动脉分叉处中膜缺失或中膜纤维结构和排列异常以及血流动力学的改变等，这些因素的共同存在导致脑动脉壁更加薄弱。高血压并非主要致病因素，却能促进动脉瘤的形成和发展。

（二） 病理学改变

肉眼观：可见动脉瘤呈球形或浆果状，外观紫红色，瘤壁极薄。绝大部分动脉瘤破口位于瘤顶，破口处与周围组织粘连。动脉瘤出血破入基底池和蛛网膜下隙。巨大动脉瘤内常有血栓形成，甚至钙化，血栓分层呈"洋葱"状。

镜下观：可见部分动脉瘤壁仅存一层内膜，没有中层平滑肌组织，弹性纤维断裂或消失。瘤壁内有炎性细胞浸润。电镜下可见瘤壁弹力板消失。

（三） 猝死机制

（1） 颅内动脉瘤的出血与动脉瘤的直径、大小、类型有关，90%的出血病例中动脉瘤直径大于4 mm，出血形成的占位性病变以及继发性脑水肿易导致患者出现脑疝，进而压迫脑干生命中枢致猝死。

（2） 动脉瘤破裂出血后，红细胞破坏后产生的5-羟色胺、儿茶酚胺等多种血管活性物质作用于脑血管，部分患者出血后3~15天发生血管痉挛症状。若脑血管痉挛广泛，会导致脑梗死发生，严重时可致猝死。

（四） 法医学鉴定要点

（1） 排除外伤所致的脑血管破裂引起的出血。
（2） 找到脑血管原发病理学改变的证据。
（3） 在脑外伤与脑血管疾病并存时，分析两者间的相互权重关系。

四、颈动脉海绵窦瘘

颈动脉海绵窦瘘（CCF）一般是指颈内动脉海绵段的动脉壁或其分支发生破裂，以致与海绵窦之间形成异常的动静脉交通，也称为颈内动脉-海绵窦瘘。由颈内动脉和颈外动脉的硬脑膜分支血管与海绵窦形成的异常动静脉沟通又叫海绵窦硬脑膜动静脉窦。下面主要讨论颈内动脉海绵窦瘘。本病以40~60岁的女性多见。

（一） 病因及发病机制

外伤是造成颈动脉海绵窦瘘的最主要的原因，除了外伤之外，自发性直接型颈动脉海绵窦瘘约有60%存在颈内动脉壁中层的病变，包括海绵窦段颈内动脉的动脉瘤、Ehles-Donlos

综合征Ⅳ型、假黄色瘤病、马凡氏综合征、纤维肌肉发育不良、神经纤维瘤病、迟发性成骨不良、病毒性动脉炎以及少见的原始三叉动脉残留等。

（二）病理学改变

大体解剖常见颈动脉海绵窦瘘伴有硬脑膜血管畸形或过度扩张的静脉破裂引起颅内出血，有时出血流经颅底骨缝进入蝶窦或进入蛛网膜下隙。

（三）猝死机制

颈内动脉被破裂孔至前床突段的骨性结构及硬膜所固定，轻微震荡造成的剪切力可使海绵窦段颈内动脉在两个固定处之间撕裂，严重者可使颈内动脉完全断裂。动脉的远、近两断端都有出血，动脉血经过海绵窦进入静脉系统，导致动脉系统呈现盗血情况。因海绵窦内血流方向被逆转，大量动脉血经蝶顶窦和侧裂静脉涌入脑皮质静脉，出现静脉高压，导致极度扩张的脑皮质静脉周围缺乏保护，可发生破裂导致硬膜下、蛛网膜下隙出血或脑实质血肿等。出血形成的占位性病变以及继发性脑水肿易导致患者出现脑疝，进而压迫脑干生命中枢致猝死。

（四）法医学鉴定要点

（1）排除强大暴力外伤所致的脑血管破裂引起的出血。

（2）找到脑血管原发病理学改变的证据。

（3）在脑外伤和脑血管疾病并存时，分析两者间的相互权重关系。

五、硬脑膜动静脉瘘

硬脑膜动静脉瘘（dural arteriovenous fistulas，DAVFs）特征是硬脑膜区域的动静脉分流，与脑动静脉血管畸形类似，也是血液可以在动静脉之间流动，不同之处在于它位于硬脑膜，与硬脑膜静脉窦相联系，而不是位于脑内，多发生于横窦、乙状窦、海绵窦及上矢状窦等。

（一）病因及发病机制

硬脑膜动静脉窦多为自发性，病因至今不清。很多学者认为是先天性的，也有学者认为是在硬脑膜内先有血栓形成，后导致形成硬脑膜动静脉瘘。外伤可以导致窦内血栓的形成，而后逐渐发展成硬脑膜动静脉瘘，或损伤静脉窦附近的动静脉，造成硬脑膜动静脉瘘。

（二）病理学改变

硬脑膜动静脉瘘的宏观病理改变幅度很大，是否存在真正的瘘巢一直存在争议。大体解剖可见由大动脉直接开口进入静脉囊到丛状的供应动脉排入静脉或桥静脉等一系列表现。如果大动脉直接开口进入桥静脉，则极易发生颅内出血，进而诱发猝死。

（三）猝死机制

颅颈交界区病变常向脑干静脉和颈髓周静脉引流，表现为蛛网膜下隙出血和（或）脊髓功能障碍，蛛网膜下隙出血达到一定量时，可压迫脑干致猝死。

（四）法医学鉴定要点

（1）排除外伤所致的血管破裂引起的出血。

（2）找到脑血管原发病理学改变的证据。

（3）排除中毒死。

（4）在脑外伤和脑血管疾病并存时，分析两者间的相互权重关系。

六、脑血管淀粉样变性出血

脑血管淀粉样变性出血（cerebral amyloid angiopathy hemorrhage，CAAH），也称嗜刚果红性血管病，是一类由脑血管淀粉样变性（CAA）引起β-淀粉样蛋白（Aβ）在大脑皮质和髓质的中小动脉中层和外膜上沉积所致的脑出血病症。淀粉样蛋白在脑内的沉积可以是任何疾病的组成部分，但不伴有全身性淀粉样蛋白沉积。CAAH 好发于颞叶、枕叶、额叶皮质等处，是老年人原发性非外伤非高血压性脑出血的常见原因之一，约占自发性脑出血的 10%，多发生于 55 岁以上，并随年龄增加而增多。

（一）病因及发病机制

正常情况下，脑组织内产生的 Aβ 可以通过细胞外酶降解、细胞内清除与转运等方式减少，从而有效地阻止 Aβ 的沉积，但在某些病理情况下，Aβ 生成增加或清除障碍均可以导致 Aβ 沉积于脑血管管壁，导致血管淀粉样变性。

（二）病理学改变

CAA 中淀粉样蛋白沉积在皮质和软脑膜血管的中层和外膜，可见于毛细血管，静脉少见。血管中层的平滑肌细胞缺失而被淀粉样蛋白所代替，血管弹力层破裂或破坏，还可以出现血管壁的类纤维蛋白样坏死、微动脉瘤形成、脑梗死等继发改变。刚果红染色呈砖红色，苏木精染色呈浅粉色均质，而甲基紫染色变成红色，偏光显微镜下为苹果绿色双折光。X 线衍射呈 β 片层结构。电镜下，可见无规则排列、直径为 8~10 nm 不分支的纤维样结构，有时呈束状。

（三）猝死机制

病变血管弹性降低后，由于某些诱因破裂出血，出血形成的占位性病变以及继发性脑水肿易导致患者出现脑疝，进而压迫脑干生命中枢致猝死。

（四）法医学鉴定要点

（1）排除外伤所致的血管破裂引起的出血。
（2）尸检时发现脑叶、皮质或皮质-皮质下出血，组织学检查发现 CAA 的证据。
（3）排除中毒死。
（4）在脑外伤和脑血管疾病并存时，分析两者间的相互权重关系。

七、烟雾病

烟雾病（moyamoya disease，MMD），又称颅底异常血管网病、自发性 Willis 环闭塞症，是一种未明病因的以双侧颈内动脉末端以及大脑前动脉和大脑中动脉起始部内膜缓慢增厚、管腔逐渐狭窄甚至闭塞、颅底穿支动脉代偿性扩张等为特征的疾病，儿童和成人均可罹患此病。小儿常表现为脑缺血发作等，成人则以脑出血多见。起初认为此病仅存于日本，随后世界各地均有报道，但仍以日本居多，中国、韩国次之。

（一）病因及发病机制

目前病因不明。研究认为，可能与变态反应和颈部各种炎症病变刺激等原因造成长期慢性的血管内膜增生和血管修复迟缓等有关。有家族倾向，可能与人类染色体 3p、6q、17q、8q 基因组变异有关。

（二）病理学改变

大体解剖可见早期病变位于颈内动脉颅内段，大脑前、中动脉的近心端和交通支血管，大脑动脉远端和颈外动脉少见，后循环血管也很少受累。晚期则在脑底部可见增生扩张的异常深穿动脉，其管腔大小、管壁厚薄不等，彼此交织成网状，并可见微型动脉瘤的形成。这些发自 Willis 动脉环、脉络膜前动脉、颈内动脉和大脑后动脉等的异常血管除彼此间相互吻合外，还常与大脑前、中动脉的远端相吻合。

组织学可见脑神经细胞呈缺血性萎缩表现，有时在烟雾病死者的肺动脉、肾动脉和胰腺动脉中也可见血管内膜增生性等病理改变。

（三）猝死机制

疾病晚期，当主干血管闭塞后，代偿性增生的异常血管网因管壁薄弱或微动脉瘤破裂引起出血，出血形成的占位性病变以及继发性脑水肿易导致患者出现脑疝，进而压迫脑干生命中枢致猝死。

（四）法医学鉴定要点

（1）排除外伤所致的血管破裂引起的出血。
（2）找到脑血管原发病理学改变的证据。
（3）排除中毒死。
（4）在脑外伤和脑血管疾病并存时，分析两者间的相互权重关系。

八、脑梗死

脑梗死（cerebral infarction，CI）又称缺血性脑卒中，是指局部脑组织因血液循环障碍、缺血、缺氧等原因而发生的软化坏死。由于脑动脉狭窄或堵塞，引起局部脑血流量减少或突然中断，造成该动脉供应区的脑组织供血、供氧、供糖减少，继而引起继发性血管内皮损伤，自主神经功能障碍，出现脑组织坏死和细胞凋亡，即脑梗死。

（一）病因及发病机制

（1）脑动脉粥样硬化是最常见的病因，梗死灶的大小未必与脑动脉粥样硬化程度呈正相关。
（2）高血压也是脑梗死的常见病因。
（3）各种脑动脉炎可导致脑梗死，结核、梅毒、钩体病、脑囊虫、血吸虫、化脓菌及霉菌等均可呈现不同形式的脑动脉炎，可致脑血栓形成。
（4）颅内动脉瘤也可导致脑梗死，最常见为先天性浆果状动脉瘤，当瘤内血栓延及大脑中动脉起始部时，往往伴有基底节区梗死。
（5）其他诸如脑血管畸形、烟雾病、胶原病、一氧化碳中毒等亦可致脑梗死的发生。
（6）除上述脑血栓导致的脑梗死外，各种心源性栓子、脂肪粒、空气、血管斑块脱落等也可以进入颅内血管引起血管闭塞，形成脑梗死。

（二）病理学改变

肉眼观：脑血管有节段性黄白色斑块，断面显示管壁增厚，管腔变窄、变硬等改变

（动脉粥样硬化大多发生在管腔 500 μm 以上的大动脉和中动脉，弥漫性小动脉硬化见于管腔直径为 150~500 μm 的小动脉，微动脉玻璃样变性则主要发生在管腔小于 150 μm 的血管）。梗死经过 8~48 个小时，先从中心部位发生软化，即形成肉眼可见的梗死灶。梗死灶周边脑组织肿胀、变软，灰质、白质界限不清。

镜下观：脑组织结构不清，神经细胞及胶质细胞变性、坏死，小血管及毛细血管扩张，周围可见红细胞及淡红染均质水肿液。梗死 7~14 天后脑组织液化，病变区明显变软，神经细胞消失，吞噬细胞大量增生，3~4 周后，坏死液化的脑组织被胶质细胞吞噬。大量胶质细胞、胶质纤维及毛细血管增生，形成胶质瘢痕，大的病灶还可形成囊腔。猝死者由于病程短，往往难以看到上述改变。

（三）猝死机制

常由于脑的动脉粥样硬化、血管炎、栓塞等病变引起的血管腔变窄、闭塞或阻塞等改变，造成相应部位脑组织血流完全或不完全中断，引起相应供血区脑组织坏死，继而出现脑功能障碍现象，严重者发生猝死。同时，如病变波及范围大时脑组织高度水肿，严重的形成脑疝，压迫脑干生命中枢也可导致猝死。

（四）法医学鉴定要点

（1）排除外伤所致的脑血管破裂引起的出血。

（2）找到脑血管病变原发病理学改变的依据。

（3）排除中毒死。

（4）在脑外伤与脑血管疾病并存时，分析两者间的相互权重关系。

（李迎春）

第三节 神经系统感染性疾病

一、神经系统细菌性感染

（一）神经系统化脓性细菌感染

1. 化脓性脑膜炎

（1）病因学和临床特点：化脓性脑膜炎是指细菌引起的软脑膜化脓性炎症。化脓性脑膜炎的病原菌因患者的年龄不同而有所不同。新生儿期最常见的是 Gram 阴性细菌，如大肠埃希菌，B 族链球菌；儿童期主要为嗜血性流感杆菌、肺炎双球菌和奈瑟脑膜炎双球菌；青年人和成年人比较常见的是肺炎球菌、脑膜炎球菌以及链球菌和葡萄球菌。

化脓性细菌侵及脑膜的途径有：①经血液循环播散，脑膜炎球菌通常是由鼻咽部黏膜侵入血液先引起菌血症，严重的感染在皮肤、黏膜上出现出血点或斑疹。有些病例菌血症的症状很严重，甚至在发生脑膜炎之前伴发弥散性血管内凝血（DIC）而造成死亡。亦有些病例菌血症期很短，常没有全身症状，细菌经血液循环到脑膜，由于在脑脊液中经常发现大量的球菌，因此，大多数病例可能是先侵入脉络丛而后侵入血管丰富的软脑膜；②邻近结构的感染蔓延至神经系统，如中耳炎、鼻窦炎可引起局部骨髓炎进而直接蔓延到软脑膜，也可累及颅骨板障静脉（diploic veins）甚至波及脑膜；③外伤，外伤也可引起颅骨局部感染。葡萄球菌（大多是绿色葡萄球菌）性脑膜炎多因头部外伤、经伤口或异物带进颅内，往往先引起脑脓肿，然后再蔓延到脑膜引起化脓性脑膜炎；④医源性感染。

（2）肉眼改变：全脑脑膜血管充血，脑沟浅伴脑回宽（脑水肿），脑重增加。可见海马沟回疝和小脑扁桃体疝。

（3）镜下改变：软脑膜充血，在感染24小时内就可见有多叶核白细胞渗出，最初分布在血管周围间隙内，以后布满蛛网膜下隙。渗出成分中除了多叶核白细胞以外，还有淋巴细胞、巨噬细胞和纤维素渗出。一些病例中较小的脑膜血管壁炎细胞浸润，血管内皮细胞肿胀，甚至可见血管内血栓形成。炎细胞沿着小血管周围的 Virchow-Robin 间隙侵入皮质，皮质的表层可以有小胶质细胞反应性增生。在亚急性或慢性脑膜炎病例中，成纤维细胞增生，软脑膜增厚，蛛网膜粘连。

（4）并发症：由于磺胺和抗生素的广泛应用，大多数脑膜炎球菌性脑膜炎患者能得到治愈，病死率从过去的70%降到5%以下。少数病例演变为慢性脑膜炎，蛛网膜下隙内渗出物机化可造成软脑膜粘连。由于第四脑室的正中孔、外侧孔或中脑周围的环池软脑膜粘连可引起脑室系统的扩大，出现梗阻脑积水，继而颅内压升高导致死亡。少数病例可因为脑底部脑神经受炎症损害遗留后遗症，常出现的有耳聋、失明和面神经麻痹。

2. 细菌性脑脓肿

（1）病因学和临床特点：脑脓肿是局部脑组织的化脓，因化脓菌侵入脑组织引起。脑脓肿常见的致病菌有金黄葡萄球菌；链球菌，大肠埃希菌；还有一部分是肺炎球菌和变形杆菌等；约50%的脑脓肿培养不出细菌。细菌侵入脑主要有2个途径：一个是血源性的，称血源性脑脓肿。患者有细菌性心内膜炎，或者是肺内感染脓肿形成，细菌性栓子经血行侵入脑内造成脑组织的化脓性梗死。血源性脑脓肿常多发，分布在皮质下白质内。有时，脑脓肿也可表现为脓毒血症的一部分。另一个途径是直接蔓延到颅内，细菌来自中耳、乳突、鼻旁窦等区域的感染灶。例如，中耳炎伴发的耳源性脑脓肿，脓肿多发生在邻近大脑半球的颞叶或小脑半球。另外，文献中报道的颅脑开放性损伤继发脑脓肿是第3个途径。除此之外，还有将近1/3的脑脓肿病例找不到感染源。

（2）肉眼改变：脑脓肿早期呈化脓性脑炎病变，先是局部脑组织软化、充血和多数出血点形成之后中心部液化成脓肿（图8-1）。早期脓肿壁界限不清，形状不规则，其后脓腔周壁形成包裹并成为比较完整的脓肿。脓肿外围的脑组织常常坏死，手术中脓肿容易被剥除。影响脓肿包膜形成的因素有：①机体的反应性；②细菌的毒力；③脑组织受感染的时间；④抗生素和磺胺药物的作用。包膜形成的时间一般是在感染后1周到10天出现，第4~6周形成厚的包膜。脑脓肿可以多发或者单发。脓肿侧的大脑半球明显水肿，有时伴有脑疝。脓肿近皮质表面有炎症反应，与脑膜粘连。浅表部的脓肿可以破入蛛网膜下隙引起化脓性脑膜炎，深在部位的脑脓肿可以破入脑室引起化脓性脑室炎。

（3）镜下改变：脓肿早期主要见脑组织坏死、充血和大量多叶核白细胞浸润，后期脓肿形成。脓肿壁可以分为3层；内层为脓细胞和坏死物。中层为新生的毛细血管和纤维母细胞构成的肉芽组织，其间有多叶核白细胞、淋巴细胞和浆细胞浸润。一般来说，病程短，炎细胞多，纤维组织少；病程长，炎细胞少，纤维组织多且可胶原变性。外层可见星形细胞增生，肥胖变性和胶质纤维增多。脓肿外围的脑组织内可见小血管周围淋巴细胞套形成，白质水肿和继发性脱髓鞘改变。

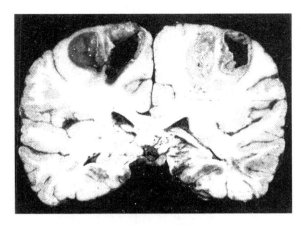

图8-1 大脑冠状切面
显示灰白质交界部位多发性血源播散的脑脓肿

（4）并发症：脑脓肿如果能早期诊断，经外科手术摘除或脓腔穿刺引流，辅以抗生素治疗，大多数患者可以康复。如果治疗不及时，常因脓肿增大，或多发脓肿引起颅内压增高、脑疝而致死亡。脓肿一旦破裂，可引起化脓性脑膜炎或化脓性脑室炎。

（二）神经系统慢性细菌感染

1. 结核性脑膜炎

（1）病因学和临床特点：结核性脑膜炎系因结核分枝杆菌在脑脊髓膜播散所引起，细菌由血液循环进入脑脊髓膜或脑室脉络丛，继而沿脑脊液循环播散至蛛网膜下隙。结核性脑膜炎常继发于身体其他部位的结核病变，有一些病例原发病灶很小，难以发现。结核性脑膜炎最初表现一般感染的症状，如发热、全身乏力等。疾病进展时出现脑膜刺激症状，并有意识障碍。结核性脑膜炎的炎性渗出以脑底部最重，因此多出现脑神经麻痹，如动眼神经受损出现斜视，听神经受损出现听力减退。后期常因伴发脑积水造成智力减退和肢体瘫痪等症状。

（2）肉眼改变：脑底部蛛网膜下隙内可见多量白色或淡黄色的胶样渗出物，渗出物可沿外侧裂扩散，分布于大脑半球凸面。软脑膜上可见多数灰白色或半透明的小结节，由于充血、水肿、脑重增加，可出现双侧海马沟回疝和小脑扁桃体疝。切面见蛛网膜下隙内渗出物侵入脑皮质内，局部组织坏死或呈干酪化。脑室稍扩大，室管膜和脉络丛组织充血，覆有少量渗出物。脊髓的软脊膜可见类似病变。增生的肉芽肿常阻塞第四脑室的正中孔和外侧孔，引起脑室扩张和脑内积水。脑实质和脊髓的实质内可有软化灶。

（3）镜下改变：蛛网膜下隙内可见炎性渗出物，渗出物的主要成分是单核细胞、淋巴细胞和纤维素，急性病变中可见多核白细胞。病情进展的结核性脑膜炎常见结核性肉芽肿，病灶中心是干酪样坏死，周围是上皮样细胞和朗格汉斯多核巨细胞，再外围是淋巴细胞，少数浆细胞。穿行的脑神经内也可见淋巴细胞浸润和继发性脱髓鞘改变，小动脉血管周围炎和动脉内膜增生，管腔狭窄，有的病例中伴有血栓形成和脑组织软化。邻近炎性渗出物区可见血管周围淋巴细胞套以及神经细胞和神经纤维的破坏。脉络丛组织内可见炎细胞浸润和结核性肉芽肿，室管膜下可见胶质细胞增生。病灶内可找到抗酸染色阳性杆菌。

（4）并发症：未应用系统抗结核药物治疗的结核性脑膜炎一般在2~3周死亡，抗结核药物治疗后，不少患者得到痊愈。由于结核性脑膜炎的临床经过比较缓慢，病理上多表现为增殖性结核肉芽肿以及血管炎，患者或轻或重会遗留一些结核病变。晚期病变往往是不可逆的，多伴有脑积水、脑软化或脊髓横贯性损害，预后不良。

2. 结核瘤

（1）病因学和临床特点：中枢神经系统结核瘤是结核杆菌感染神经系统后增殖性的结核肉芽肿性病变融合成块状，在脑、脊髓实质内形成的占位病变。患者多表现为头痛，呕吐等颅内压增高症状和局部占位导致的神经功能缺损症状。少数患者可以出现低热、盗汗等结核中毒症状。MRI 可见脑实质内多发结节状病变，有明显环形强化，病灶有融合趋势；病灶周围多有明显水肿和占位征象（图 8-2）。大多数的结核瘤被视作结核性脑膜炎的并发症，以及结核性脑膜炎不能治愈的晚期病变，但结核瘤和结核性脑膜炎不一定同时存在。

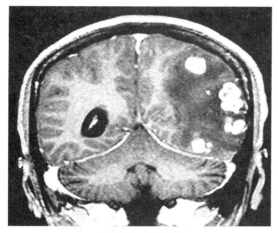

图 8-2　结核瘤

MRI 强化后显示脑实质内多发结节状病变，有明显环形强化，病灶有融合趋势；病灶周围多有明显水肿和占位征象

（2）肉眼改变：中枢神经系统结核瘤可为单发或多发结节状病灶（图 8-3）。病灶多分布在大脑半球、基底核和脑干，幕下发生的结核瘤儿童比成年人多见。结节病灶为灰白色，大小不一，与周围脑组织境界清楚，多表现为数个结节病灶融合在一起呈"生姜"样外观。切面质韧，病灶中心可见坏死。

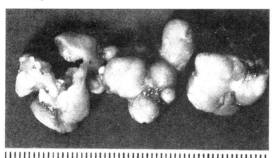

图 8-3　中枢神经系统结核瘤，肉眼标本呈多发结节状病灶

（3）镜下改变：中枢神经系统结核瘤组织学表现为有干酪样坏死的结核肉芽肿，具体

表现为病灶中心部呈干酪样坏死，坏死灶周围淋巴细胞、上皮样细胞及朗格汉斯巨细胞浸润，病灶外带有胶原纤维，淋巴细胞和巨噬细胞浸润，多数结节病灶融合成一个大的结核瘤。陈旧的病变可以有钙化，邻近病灶周围脑实质内可见显著的胶质细胞增生。细菌学检查：60%的结核瘤标本中可找到抗酸染色阳性的抗酸杆菌。

二、神经系统真菌性感染

神经系统的真菌性感染经常是在慢性消耗性疾病，例如糖尿病、白血病、淋巴瘤、系统性红斑狼疮或器官移植后长期应用抗生素、激素、细胞毒性药物、免疫抑制药的基础上感染真菌的结果。这种感染可称为"机会性感染"。侵犯中枢神经系统的真菌常见有新型隐球菌、念珠菌、曲菌、毛霉菌等。

（一）新型隐球菌性脑膜脑炎

1. 病因学和临床特点

隐球菌病是中枢神经系统常见的真菌感染，是由新型隐球菌致病。菌体呈圆形、卵圆形，直径 $2 \sim 15\ \mu m$，有一层厚的多糖类包膜，以芽生方式进行繁殖。新型隐球菌广泛存在于自然界，也存在于某些正常人的咽部和消化道中。一旦人体抵抗力降低或有免疫缺陷时，新型隐球菌即可致病。病菌主要是通过呼吸道进入人体，侵入体内后经血行、淋巴播散，或是直接蔓延。主要侵犯中枢神经系统，临床上，80%是中枢神经系统隐球菌病，其余是肺、皮肤和骨骼内侵犯。

2. 肉眼改变

脑膜血管充血、脑水肿肿胀，蛛网膜下隙内有胶样渗出物，软脑膜弥漫性或局灶状增厚，不透明，尤以脑底部和外侧裂附近为重，脚间窝和脑沟内见有小结节。切面在外侧裂和纹状体附近可见散在分布的多个直径 0.2~0.3 cm 的囊状间隙，内为胶样物，类似的病变还可见于小脑和脊髓。脑室中度扩大。约有50%的病例表现为多发的脑实质内囊肿，类似于肥皂泡样改变。隐球菌囊肿在基底节最为明显。

3. 镜下改变

颅内隐球菌感染主要表现为以肉芽肿为特征的慢性增殖性脑膜脑炎。早期病变在蛛网膜下隙或脑实质囊样的腔隙内见有大量的隐球菌菌体，悬浮于胶样物中，部分菌体在巨噬细胞和异物巨细胞中。菌体呈圆形，直径 $4 \sim 7\ \mu m$，周围有一 $3 \sim 15\ \mu m$ 厚的荚膜围绕。隐球菌夹膜内的物质能抑制白细胞的趋向性和吞噬性作用。因此，病灶内多叶核白细胞很少，不化脓，周围组织内炎症反应也很轻，脑内腔隙周围的胶质细胞增生也不明显。晚期病变形成肉芽肿，大量巨噬细胞、异物巨细胞、淋巴细胞、浆细胞和上皮样细胞浸润。在多核巨细胞内可发现多量隐球菌。隐球菌在阿尔辛蓝染色、PAS 染色或黏液卡红染色下呈强阳性（图8-4）。脑脊液检查墨汁染色下可清晰地看到菌体和其周围包绕的荚膜。

4. 并发症

隐球菌性脑膜炎是一慢性进行性疾病，病情常呈进行性加重，平均病程6个月，预后不好。脑膜的弥漫性炎症影响脑脊液循环，并导致脑实质的充血和水肿，进而引发轻至中度脑积水，因此，患者可较早出现颅内压增高的症状。脑底部蛛网膜下隙内渗出更重，可伴有脑神经炎。罕见情况下真菌和肉芽肿成分可形成瘤样病变，即所谓的"隐球菌瘤"，可引起颅内占位效应。

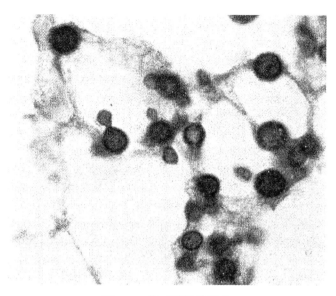

图 8-4　隐球菌性脑膜炎

PAS 染色隐球菌呈强阳性，并可看到菌体芽生现象

（二）颅内曲霉菌感染

1. 病因学和临床特点

曲霉菌感染是神经系统比较常见的真菌感染，多数感染是烟熏曲菌（aspergillosis fumi-gatous）所致。空气中传播的孢子来源于泥土、水源，或腐朽的植物。通常经过肺进入人体内。中枢神经系统曲菌病可以是曲菌从肺内经血源性播散的结果，也可以是从鼻旁窦，中耳，眼眶，及头部外伤的感染灶直接蔓延所致。

大脑曲菌病的表现主要取决于真菌进入中枢神经系统的途径，和引起病变的范围和分布。常见的表现有头痛、偏瘫、癫痫、脑神经麻痹、颅内压升高和其他局灶性神经科症状和体征。脑脊液检查可见轻到中度的多叶核白细胞增多，但仅有极少数的病例在脑脊液中找到真菌。

2. 肉眼改变

血源性播散的病例一般导致神经系统多发性病变，病灶直径可从数毫米到数厘米。病变常常发生在大脑前及大脑中动脉分布区，并侵犯大脑皮质、白质、基底核；脑干和小脑也可受累。早期病变往往与出血性梗死相似，病灶可以形成脓肿。有的病灶中，非化脓性的灰白色坏死灶与不同程度的出血混杂在一起。那些由曲霉菌直接侵入，而非血源性的播散进入颅内的感染通常引起慢性，相对局限的病变，并且有纤维化或肉芽肿形成。

3. 镜下改变

主要的显微镜下特征有 3 点：①血管壁有曲菌菌丝浸润；②血管内血栓形成，导致出血和梗死；③各种炎细胞浸润。病变区域内血管腔和（或）血管壁及邻近脑组织内均可发现真菌菌丝。曲霉菌菌丝宽窄较一致，直径 $7 \sim 10 \, \mu m$，呈锐角分支，且菌丝内有分隔（图 8-5）。在病变的早期以中性白细胞浸润为主，而到晚期则以巨噬细胞为主。

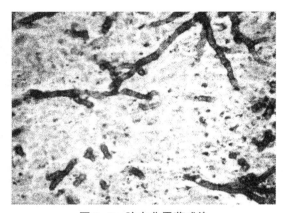

图 8-5　脑内曲霉菌感染

显示曲霉菌菌丝宽窄较一致，呈锐角分支，且菌丝内有分隔

（三）颅内毛霉菌感染

1. 病因学和临床特点

毛霉菌病多为机会性感染，颅内毛霉菌感染分为鼻脑毛霉菌病和血源播散性毛霉菌病。前者是感染源从面部皮肤或鼻咽部黏膜播散，经筛板进入脑部造成的结果。蝶窦和垂体窝的底部也可受累。这是最常见的毛霉菌病的感染形式，许多患者有控制不良的糖尿病和酮症酸中毒。真菌倾向于播散到海绵窦，眼眶动脉，颈内动脉，最终并发血栓形成。病变也可经过眶底部侵入额叶。后者感染常伴有颅外部位如肺感染。主要易感因素有儿童腹泻和脱水导致的酸中毒，器官移植，血液系统恶性肿瘤使用免疫抑制药治疗，静脉内药物滥用（包括吸毒和 AIDS）。

鼻脑型毛霉菌病通常开始时出现鼻或双侧面部充血、肿胀，局部黏膜可以有坏死和溃疡。感染扩展可迅速进入眼眶，产生双侧眼肌麻痹，突眼，眼睑水肿，角膜水肿。有些患者可失明。脑膜受累可引起严重头痛和颈背部僵直。脑鼻型或血源播散型毛霉菌病伴有脑血管受累均可引起癫痫发作、失语、偏瘫、嗜睡、定向障碍和昏迷。一旦病变呈急性暴发性过程，则在数天内导致死亡。积极进行外科清除病灶和抗真菌治疗患者有可能生存。鼻脑型的毛霉菌病在生前可通过内镜或活检取组织，经病理组织学检查确诊。

2. 肉眼改变

鼻脑型毛霉菌病的额叶眶面出血坏死最突出。出血坏死可见于鼻咽部、眼眶和邻近颅底骨。海绵窦和颈内动脉可有血栓形成。当中枢神经系统病变是血源播散的结果时，病变倾向于在基底核呈多中心性分布。

3. 镜下改变

发现宽而无分隔，直角分支，且口径不规则的菌丝有诊断意义。菌丝常在脑膜和脑组织血管壁周围，菌丝和血栓混在一起堵塞血管腔造成广泛出血性梗死。菌丝分布有时可相对稀疏，六氨银染色可将菌丝清楚显示出来。在受累血管和周围有菌丝浸润脑组织时，可见混合性或以中性白细胞为主的炎症反应。

三、中枢神经系统寄生虫感染

（一）中枢神经系统猪囊尾蚴病（CNS）

1. 病因学和临床特点

神经系统猪囊尾蚴病是世界范围内最常见的中枢神经系统寄生虫感染。人是猪带绦虫（有钩绦虫）的终末宿主，猪是它的中间宿主。有时人也可因吞食被猪带绦虫虫卵污染的食物成为其中间宿主，在人体各部分组织内形成猪囊尾蚴（囊虫）病变，脑内的猪囊尾蚴病俗称脑囊虫病。脑囊虫病的感染方式有 2 种：一是外来感染，患者误食没有煮熟的被猪绦虫虫卵污染的食物，虫卵被摄融入体内致病。另一是自身感染，患猪绦虫的患者因呕吐或是肠道逆蠕动，绦虫的节片反流入胃内，节片的外壳被消化。虫卵进入十二指肠内经孵化逸出六钩蚴，蚴虫钻入肠壁的肠系膜小静脉和淋巴循环，再经血循环和淋巴循环分布到全身各部分发育成囊尾蚴，有不少囊尾蚴可到达脑内。脑囊虫病的临床症状决定于囊虫所居位置和数量。依据囊虫病变的部位将神经系统囊虫感染分为脑实质型；蛛网膜下隙型；脑室内型；脊髓型和眼型。癫痫发作是由于囊尾蚴寄生在大脑皮质，因部位的不同有局灶性癫痫和全身性癫痫，小发作或大发作。如果大量囊尾蚴进入脑内，患者可出现精神错乱。脑膜脑炎型大多是由于囊尾蚴在蛛网膜下隙内，除了颅内压增高的症状外，常出现脑膜脑炎的症状。少数病例临床表现似脑肿瘤，需要慎重鉴别。CT 和 MRI 检查有特殊表现，常是多数小囊状病灶，囊内显示头节的点状高密度病变。

2. 肉眼改变

脑囊虫病大体上可分为 3 种类型。

（1）脑实质内囊虫病：蚴虫经血行分布于大脑灰质，尤其是在皮质的深层和基底核。少的只有 1~2 个，多的可达数百个。大脑皮质内的囊虫常稍隆起于脑的表面，圆丘状，脑组织水肿肿胀。切面上囊虫直径 0.5~1.0cm，少数大者可达 6 cm。尚存活的蚴虫囊内液体半透明，内有一白色头节。取头节做压片，显微镜下可见带有吸盘和钩的蚴虫头。已死蚴虫的囊内液体混浊或形成钙化结节。

（2）脑室内囊虫病：大多在第四脑室内，囊虫或游离，或附着在脑室壁上。囊虫似一水疱，直径 1.0~2.0cm，囊壁薄，内有半透明囊液和白色头节。第四脑室囊虫可阻塞正中孔、外侧孔引起脑积水。

（3）蛛网膜下隙内囊虫病：主要在脑底池，尤其是脚间池内有多数葡萄串状的囊虫小囊疱，可刺激脑膜引起粘连，进一步影响脑脊液循环导致颅内压增高。少数病例囊虫可寄生在脊髓内。

3. 镜下改变

囊虫的囊腔内可见白色头节，每个头节上都有 1 个顶突。顶突上可见 4 个吸盘和一组排列成双排的小钩，小钩为角质性，数量是 25~50 个，在 HE 染色下看得十分清楚（图 8-6）。存活的囊虫病灶周围组织反应不明显，仅有少数淋巴细胞浸润。如果囊内蚴虫已死，病灶周围组织的反应明显。脑实质内囊虫的囊壁大致可分为 4 层，最内层是坏死物，可见巨噬细胞、成纤维细胞和异物巨细胞，常和囊虫体的角质层紧密附着，其外围是胶原纤维层，再外面是炎细胞层，浸润的炎细胞主要是淋巴细胞和嗜酸性粒细胞，最外层是反应性胶质细胞增生区。陈旧的囊虫病变演变成胶原瘢痕结节。57.6%的病例发生钙化。诊断要点是在组织中寻找囊虫的头节，特别是头节内钩的角质样结构是诊断囊虫病的根本依据。

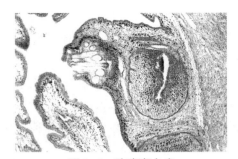

图8-6 脑猪囊虫病

镜下可见囊尾蚴的头节、钩和体壁结构，HE×40

（二）中枢神经系统棘球蚴病

1. 病因学和临床特点

棘球蚴病也称包虫病，是由棘球包虫的幼虫感染造成的，这种小的绦虫首先发现在狗的体内，羊是中间宿主。这种疾病主要发生在以牧羊为生的地区，如澳大利亚、新西兰、阿根廷及我国的新疆、内蒙古、青海等自治区（省）。狗是成虫的终末宿主，虫卵经分泌物和粪便排出，污染牧草。虫卵随受污染的牧草被羊吃掉，偶尔也被人类食入体内。在羊或人的体内，虫卵发育成名为棘球蚴的幼虫，使羊或人致病。

棘球蚴病多发生在儿童，通常是与狗有密切接触者。蚴囊的发育一般在肺和肝，只有少数发生在中枢神经系统。神经系统感染后产生的临床表现主要取决于蚴囊在脑组织中的部位。可以有癫痫发作，神经系统局灶症状和体征以及脊髓压迫症状。

2. 肉眼改变

人类感染的包虫有两种类型：一是细粒棘球蚴，在中枢神经系统内细粒棘球蚴一般表现是孤立，球形，单房的囊肿。主要分布在大脑中动脉供血区。囊壁为灰白色，半透明状。内含无色透明液体，其内有原生质的颗粒样沉积，即所谓的"包虫沙"。

另一种包虫称泡状棘球蚴，肉眼为多个小囊泡积聚在一起，形成一大的肿块。切面为多个小囊形成的蜂窝状病变，内容物为豆腐渣样蚴体碎屑和小泡。大体上易与多发性猪囊尾蚴相混淆。陈旧病变的中央有时可出现坏死，如继发感染则酷似脑脓肿。

3. 镜下改变

细粒棘球蚴的囊壁厚2~3 mm，由3层结构组成：第一层是由来自宿主的纤维组织构成的外层；第二层是角质构成的中间层，也称角质层，镜下为红染平行的板层状结构；第三层是内生殖层。内生殖层由单层或多层的生发细胞构成，具有显著的增殖能力。生发细胞增生，可在囊内壁形成无数的小突起，渐变成单层小囊泡，即生发囊，生发囊脱落就变成子囊，其内壁又生出5~30个小头节。子囊的结构与母囊相同，还可再产生生发囊，在存活时间较长的包虫囊内，子囊可多达数百个。

泡状棘球蚴为外生子囊，在组织中散在大小不等的泡状蚴小囊泡，周围有淋巴细胞和嗜酸性粒细胞浸润，上皮样细胞肉芽肿形成，伴有反应性胶质细胞增生。

（三）中枢神经系统获得性弓形虫病

1. 病因学和临床特点

弓形虫原虫中鼠型弓形虫可侵犯人和动物造成弓形虫病。这种寄生虫的终末宿主是家猫或其他猫科动物。人类是通过食入未煮熟的肉或食入被猫粪便污染的不洁食物而感染的。弓形虫病有先天性和获得性2类。先天性弓形虫病是母体弓形虫病的寄生虫血症在胎盘内感染，经脐静脉引起胎儿寄生虫血症，导致胎儿肺炎、心肌炎、肌炎、肝炎和脑炎。获得性弓形虫病是弓形虫原虫侵入人类肠黏膜，激活巨噬细胞，出现寄生虫血症，而后侵犯多个脏器，其中包括脑。免疫力正常的个体，感染者无明显的临床表现，亦无特异症状与体征，或感染后仅有一过性淋巴结炎。但免疫功能有缺陷的患者，特别是 AIDS 患者经常继发中枢神经系统弓形虫感染。中枢神经系统一旦受累后可产生各种各样的临床表现，但多无特异性。可有头痛、嗜睡、定向力障碍和非特异性颅内压升高症状，以及进展性局灶性神经功能缺损。CT 和 MRI 扫描通常显示脑实质内多发性环状强化的病灶。

2. 肉眼改变

典型病例脑实质内一般有多个不同大小的坏死病灶，有时可伴有出血。病变主要发生在基底核，也可发生在受累脑的任何部位。

3. 镜下改变

获得性弓形虫病可表现为急性弓形虫脑炎。重症病例在灰质和白质内可见坏死，炎细胞渗出，毛细血管新生，反应性星形细胞及小胶质细胞增生，小血管周围围有淋巴细胞和吞噬细胞浸润。细胞内或细胞外脑组织内可见原虫滋养体或称速殖子，滋养体呈卵圆形或新月形，平均（2~4）$\mu m \times$（4~8）μm。位于细胞内的滋养体可聚集成簇，形成较大的假囊肿。坏死灶内和病灶周围还可见直径 20~100 μm 的包囊，内含大量的缓殖子或称包囊子。免疫功能低下者和急性期病变速殖子较多，而免疫功能良好者或疾病慢性期则多形成包囊。包囊周围多无病理反应，一旦机体免疫功能低下，包囊破裂，包囊内缓殖子扩散引起急性感染。

四、中枢神经系统病毒感染

（一）流行性乙型脑炎

1. 病因学和临床特点

这是由乙型脑炎病毒感染所致的急性传染病。因本病首发于日本，而且在夏秋之交流行，所以又称为日本夏季脑炎。本病的病原体是嗜神经性乙型脑炎病毒，传染媒介是蚊类，多在 7、8、9 月份发生流行。当人体被带病毒的蚊虫叮咬后，病毒即通过皮肤进入人的血液循环中。本病多见于 10 岁以下的儿童，尤以 2~3 岁者为著。成年人则因隐性感染已获得免疫，故较少发病。流行性乙型脑炎可因大脑的弥漫性损害而出现昏迷，恢复后常有智力缺损或局灶症状如癫痫及肌紧张异常。

2. 肉眼改变

蛛网膜一般无特殊改变，血管高度充血，脑回扁平，脑沟变浅，可能有双侧海马沟疝及小脑扁桃体疝。切面见脑组织高度充血，脑水肿明显，脑室系统受压呈裂隙状。大脑皮质或基底核可有多数圆形或卵圆形微小软化灶，色较浅，半透明，边缘不整齐如虫蚀状，直径约 1 cm。

3. 镜下改变

神经细胞肿胀，尼氏体溶解，甚至核溶解消失。在变性坏死的神经细胞周围常有由增生的小胶质细胞围绕形成的嗜神经细胞现象，小胶质细胞增生形成胶质结节或弥漫性增生。蛛网膜下隙可见炎细胞浸润，早期为多核细胞，继后为淋巴细胞及大单核细胞。脑内小血管周围可见淋巴细胞呈套袖样浸润，软化灶常出现于大脑皮质内灰白质交界处或基底核内。病变早期，病灶处神经细胞及胶质细胞消失，继之出现较多杆状核细胞，星形胶质细胞及格子细胞，偶见散在的点状出血。病变分布以在大脑皮质从额叶最重，其次为顶叶、颞叶及枕叶；小脑以蒲肯野细胞层为最重，颗粒层最轻；脑干以中脑黑质部较重。脊髓以前角为重；后角次之。总体分布以中脑、基底核及背侧丘脑最重，大脑及小脑皮质次之。

（二）单纯疱疹病毒性脑炎

1. 病因学和临床特点

一般由 I 型疱疹病毒引起，此病毒常存在人体的三叉神经半月节内，一旦因某些因素致免疫机制失调，可在其附近的结构如颞叶等处引起病变。该病可发生于青少年，亦可发生于中老年，因病变发生于颞叶内侧等边缘系统，首发症状多为精神症状，故遇有突然发热、精神症状，脑脊液蛋白、白细胞增加者，应做影像学检查，如颞叶有病变，特别是病灶内有出血时则可考虑诊断本病。

2. 肉眼改变

脑重增加，冠状切面呈现双侧颞叶坏死，一般一侧较重，附有出血，海马回、梭状回、颞下、中回及额叶眶面后部都可受累，有时岛叶亦不能幸免。

3. 镜下改变

基本病理改变是急性出血坏死性脑炎，大脑皮质的坏死通常是不完全的，以皮质浅层和第 3、第 5 层的血管周围最重，神经细胞、胶质细胞及血管变性坏死，伴出血及淋巴细胞、浆细胞浸润，小胶质细胞增生；病程稍长的病例，坏死区内大量吞噬细胞，吸收后形成小囊肿，部分病例病灶边缘的神经细胞核内可见 Cowdry A 型包涵体，包涵体红染，占据细胞核的大部分，与核膜之间有一窄的空晕，核仁被挤在一边。该包涵体亦可见于皮质和白质的星形细胞和少突胶质细胞核内。软脑膜充血，淋巴细胞和浆细胞浸润。

（三）亚急性硬化性全脑炎

1. 病因学和临床特点

亚急性硬化性全脑炎（subacute sclerosing pane encephalitis，SSPE）是一种罕见类型的亚急性、非化脓性脑炎，1933 年 Dawson 在 2 例特异性脑炎中发现 Cowdry A 型包涵体，而首次命名为"包涵体脑炎"，随后 Petter（1939）及 Van Bogaert（1945）又先后报道数例类似疾病，除上述改变外，灰白质均受累，并可见多量胶质结节形成。1950 年 Green field 综合上述而命名为亚急性硬化性全脑炎。1967 年 Conrolly 等人证明该病是由麻疹病毒所引起的脑炎，不仅影响灰质也同时影响了白质。其临床特点为：进行性痴呆，共济失调，肌阵挛及癫痫大发作，主要在儿童中发病，病程短，常在 6 周至 6 个月死亡。

2. 肉眼改变

大体病理检查阳性发现不多，有些脑回可能缩小和变色，触之略硬，冠状切面可见脑白质为颗粒状，半透明，较硬，脑萎缩、脑室扩大。

3. 镜下改变

蛛网膜下隙，灰白质均可见淋巴细胞和浆细胞浸润，皮质可见不同程度的神经细胞消失和星形细胞及小胶质细胞增生，嗜神经细胞现象和胶质结节亦常见到。不少神经细胞呈原纤维变性，A 型核内包涵体常在神经细胞内见到（图 8-7），有时亦可见于少突胶质细胞。脑白质的改变较显著，有不同程度的星形胶质细胞增生和肥大。髓鞘染色有时可有脱髓鞘改变。

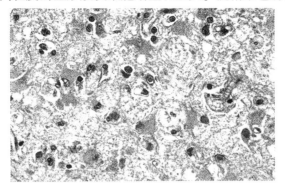

图 8-7　亚急性硬化性全脑炎
脑实质神经细胞核内可见 CowdryA 型包涵体及增生肥
大的星形细胞。HE×400

（四）进行性多灶性白质脑病

1. 病因学和临床特点

目前研究表明进行性多灶性白质脑病（progressive multi-focal leukoencephalophathy，PML）是由乳多空病毒（papovavirus）引起的中枢神经系统亚急性脱髓鞘病。此病毒通常情况下只是一种潜伏感染，当宿主的免疫机制由于恶性肿瘤或药物而受到破坏时，即可发病。

2. 肉眼改变

脑外观可能无特殊改变或呈轻度皮质萎缩。冠状切面常可见到弥散灰色小病灶，常形成片状，有时亦可为囊状，可见于大脑、小脑白质及脑干。

3. 镜下改变

可见多数小的脱髓鞘区，部分融合成片。最突出的特点是异常的少突胶质细胞核较大，内有包涵体，着色各异，多在病灶边缘出现（图 8-8）。另一改变则为病灶内可见肥大的星形胶质细胞和巨噬细胞，多核星形胶质细胞亦不少见。神经细胞变化较小，炎细胞浸润如血管周围袖套形成极少见或缺如。

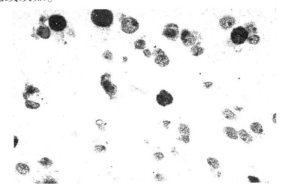

图 8-8　进行性多灶性白质脑病
免疫组化标记抗 Papovavirus 抗体，白质少枝胶质细胞核呈阳性表达。HE×400

（魏翠蕾）

第九章

妇科疾病的细胞病理学

第一节　宫颈疾病

生殖系统和乳腺受激素影响，具有特殊的病种和病理形态改变，除了炎症和肿瘤外，还有内分泌失调引起的疾病及妊娠相关疾病。积极防治生殖系统炎症性疾患和性传播性疾病，加强生殖系统恶性肿瘤的早期诊断和治疗对提高人类健康水平具有重要意义。生殖系统炎症虽然比较常见，但病理变化相对单一，因此，生殖系统和乳腺的恶性肿瘤是本章学习的重点。

一、慢性宫颈炎

慢性宫颈炎为育龄期妇女最常见的疾病，常由链球菌、肠球菌、大肠埃希菌和葡萄球菌感染引起，特殊的病原微生物包括沙眼衣原体、淋病奈瑟菌、单纯疱疹病毒和人乳头瘤病毒。此外，分娩、机械损伤也是慢性宫颈炎的诱发因素。临床上主要表现为白带增多。镜下，子宫颈黏膜充血水肿，间质内有淋巴细胞、浆细胞和单核细胞等慢性炎症细胞浸润（图9-1）。宫颈腺上皮可伴有增生及鳞状上皮化生。如果增生的鳞状上皮覆盖并阻塞子宫颈管腺体的开口，使黏液潴留，腺体逐渐扩大成囊，形成子宫颈囊肿，称为纳博特囊肿；如果子宫颈黏膜上皮、腺体和间质结缔组织局限性增生，可形成子宫颈息肉。覆盖在子宫颈阴道部的鳞状上皮坏死脱落，形成浅表的缺损称为子宫颈真性糜烂，较少见。临床上常见的宫颈糜烂实际上是子宫颈损伤的鳞状上皮被子宫颈管黏膜柱状上皮增生下移取代，由于柱状上皮较薄，上皮下血管较易显露而呈红色，病变黏膜呈边界清楚的红色糜烂样区，实际上不是真性糜烂。

二、宫颈上皮内病变和宫颈癌

宫颈癌是女性生殖系统最常见的恶性肿瘤之一。发生年龄以40~60岁居多。半个多世纪前，宫颈癌曾是女性肿瘤死亡的首要原因，由于子宫颈脱落细胞学检查的推广和普及，许多癌前病变和早期癌得到早期防治，浸润癌较过去明显减少，5年生存率和治愈率显著提高。由于社会环境的变化，近年来宫颈鳞状上皮内病变和早期癌的发生趋于年轻化。

宫颈癌的病因和发病机制尚未完全明了，一般认为与早婚、多产、宫颈裂伤、局部卫生不良、包皮垢刺激等多种因素有关。流行病学调查表明，性生活过早和性生活紊乱是宫颈癌发病最主要原因。近 20 年来，病毒病因研究受到重视，经性传播的人乳头瘤病毒（HPV）感染可能是宫颈癌致病的主要因素，尤其是 HPV-16、18 型与宫颈癌发生密切相关，为高危险性亚型，其次为 31 型、33 型和 58 型。吸烟和免疫缺陷可增加 HPV 的致癌风险，HIV 感染可使宫颈癌的发生概率增加 5~10 倍。

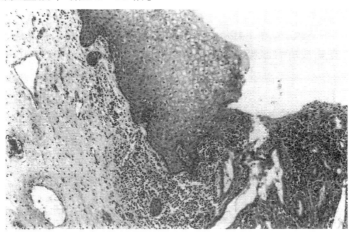

图 9-1　慢性宫颈炎
子宫黏膜腺体增生，间质内可见淋巴细胞、浆细胞为主的慢性
炎症细胞浸润

（一）宫颈上皮内病变

宫颈上皮内病变属于宫颈鳞状细胞癌前病变，宫颈上皮细胞呈现程度不等的异型性，表现为细胞大小形态不一，核增大、深染，核质比例增大，核分裂象增多，细胞极性紊乱。2003 年第 3 版 WHO 分类将其命名为宫颈上皮内瘤变（CIN），并分为 3 级。2014 年第 4 版 WHO 分类将其命名为鳞状上皮内病变，为提高病理诊断的可重复性，并根据其癌变的风险性，采用 2 级分类法：低级别鳞状上皮内病变（LSIL）和高级别鳞状上皮内病变（HSIL）（图 9-2）。

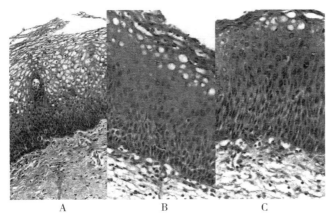

A　　　　　　B　　　　　　C

图 9-2　宫颈上皮内病变 A. LSIL B-C. HSIL

宫颈原位癌：异型增生的细胞累及宫颈上皮全层，但病变局限于上皮层内，未突破基

膜。原位癌的癌细胞可由表面沿基膜通过宫颈腺口蔓延进入宫颈腺体内，取代腺上皮的部分或全部，但仍未突破腺体的基膜，称为原位癌累及腺体，仍然属于原位癌的范畴（图9-3）。

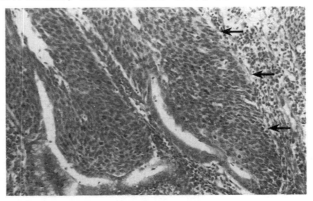

图 9-3　宫颈原位癌
异型细胞占据宫颈上皮全层并累及腺体，但基膜完整（-）

从鳞状上皮异型增生到原位癌呈逐渐演化的级谱样变化。重度异型增生和原位癌的鉴别诊断有一定困难，两者的生物学行为亦无显著差异。为了解决这些问题，新 WHO 分类将子宫颈上皮异型增生和原位癌统称为子宫颈鳞状上皮内病变：低级别鳞状上皮内病变包括以往的宫颈上皮内瘤变Ⅰ级（CIN-Ⅰ级）或称轻度异型增生、扁平湿疣及挖空细胞病等。低级别鳞状上皮内病变的病理改变为鳞状上皮基底层及副基底样细胞增生，细胞极向轻度紊乱，有轻度异型性，异型细胞和核分裂象一般不超过上皮层的下 1/3，上 2/3 层细胞分化成熟，但细胞核增大，核质比增加，常可见挖空细胞，表层细胞角化不全或角化不良。高级别鳞状上皮内病变包括以往的 CIN-Ⅱ、CIN-Ⅲ及鳞状上皮原位癌。病理改变为异型增生的宫颈鳞状上皮细胞累及上皮中层至全层，仅上 1/3 层见少量分化成熟细胞（HSIL）或全层无分化成熟现象（原位癌），核分裂象增多且全层均可见。

现在认为，低级别鳞状上皮内病变大部分可在 1 年内消失，仅小部分伴有长期高危型HPV 感染的病例，可进展为高级别鳞状上皮内病变及浸润癌。而病变级别越高，其转化概率越高，所需时间越短。所有非典型增生发展为原位癌的平均时间为 10 年左右，至少有20% 的高级别鳞状上皮内病变在 10 年内发展为浸润癌。因此，高级别的鳞状上皮内病变一般需要适当的手段进行治疗，绝大多数的鳞状上皮内病变可治愈。

宫颈上皮内病变多无自觉症状，肉眼观亦无特殊改变。宫颈鳞状上皮和柱状上皮交界处是发病的高危部位，可疑之处可用碘液实验进行鉴别。正常宫颈鳞状上皮富含糖原，故对碘着色，如患处对碘不着色，提示有病变。此外，醋酸可使宫颈有鳞状上皮内病变改变的区域呈白色斑片状。如要确诊，需进一步进行脱落细胞学或组织病理学检查。

（二）宫颈癌

1. 病理变化

（1）肉眼观分为以下 4 型。

1）糜烂型病变处黏膜潮红，呈颗粒状，质脆，触之易出血。在组织学上多属原位癌和早期浸润癌。

2）外生菜花型癌组织主要向宫颈表面生长，形成乳头状或菜花状突起，表面常有坏死和浅表溃疡形成（图9-4）。

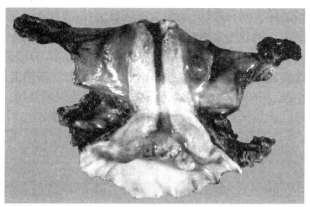

图9-4　宫颈癌（外生菜花型）
宫颈外口癌组织呈菜花状突起，局部见出血坏死，并向宫颈管内浸润

3）内生浸润型癌组织主要向宫颈深部浸润生长，使宫颈前后唇增厚、变硬，表面常较光滑。临床检查容易漏诊。

4）溃疡型癌组织除向深部浸润外，表面同时有大块坏死脱落，形成溃疡，似火山口状。

（2）镜下以鳞状细胞癌居多，占80%~90%，其次为腺癌。

1）宫颈鳞状细胞癌依据其进展过程，分为早期浸润癌和浸润癌。

早期浸润癌或微小浸润性鳞状细胞癌是指癌细胞突破基膜，向固有膜间质内浸润，在固有膜内形成一些不规则的癌细胞巢或条索，但浸润深度不超过基膜下5 mm，不再考虑水平浸润宽度。早期浸润癌一般肉眼不能判断，只有在显微镜下才能确诊。

浸润癌是指癌组织向间质内浸润性生长，浸润深度超过基膜下5 mm者。按癌细胞分化程度分为高分化、中分化和低分化鳞癌，或简单地分为角化型鳞癌和非角化型鳞癌。

2）宫颈腺癌较鳞癌少见，近年来其发病率有上升趋势，占宫颈癌的10%~25%。肉眼观类型和鳞癌无明显区别。依据腺癌组织结构和细胞分化程度亦可分为高分化、中分化和低分化三型。宫颈腺癌对放射治疗和化学药物疗法均不敏感，预后较差。

2. 扩散途径

（1）直接蔓延：癌组织向上浸润破坏整段宫颈，但很少侵犯子宫体，向下可累及阴道穹和阴道壁，向两侧可侵及子宫旁和盆壁组织，若肿瘤侵犯或压迫输尿管可引起肾盂积水。晚期向前可侵及膀胱，向后可累及直肠。

（2）淋巴管转移是宫颈癌最常见和最重要的转移途径。癌组织首先转移至子宫旁淋巴结，然后依次至闭孔、髂内、髂外、髂总、腹股沟及骶前淋巴结，晚期可转移至锁骨上淋巴结（图9-5）。

（3）血管转移较少见，晚期可经血管转移至肺、骨及肝。

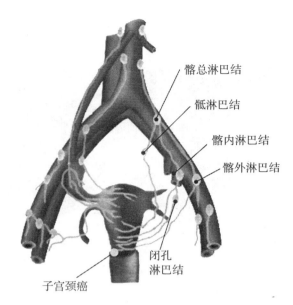

髂总淋巴结

骶淋巴结

髂内淋巴结

髂外淋巴结

闭孔
淋巴结

子宫颈癌

图 9-5　宫颈癌局部淋巴管转移途径

3. 临床病理联系

早期宫颈癌患者常无自觉症状，与宫颈糜烂不易区别。随病变进展，癌组织破坏血管，患者出现不规则阴道流血或接触性出血。因癌组织坏死继发感染，刺激宫颈腺体使其分泌亢进，可致白带增多，伴有特殊腥臭味。晚期因癌组织浸润盆腔神经，可出现下腹部及腰骶部疼痛。当癌组织侵及膀胱和直肠时，可引起子宫膀胱瘘或子宫直肠瘘。

临床上，依据宫颈癌的累及范围分期如下。0 期：原位癌；Ⅰ期：癌局限于宫颈以内；不论有无扩散至宫体；Ⅱ期：癌超出宫颈进入盆腔，但未累及盆腔壁，侵及阴道，但未累及阴道的下 1/3；Ⅲ期：癌扩展至盆腔壁和（或）阴道的下 1/3；和（或）引起肾盂积水或肾无功能，累及盆腔和（或）主动脉旁淋巴结；Ⅳ期：癌组织已超越骨盆，或累及膀胱或直肠黏膜（活检证实）。预后取决于临床分期和组织学分级。对于已婚妇女，定期做宫颈脱落细胞学检查，是发现早期宫颈癌的有效措施。

（尚旖旎）

第二节　子宫体疾病

一、子宫内膜异位症

子宫内膜腺体和间质成分出现于子宫内膜以外的部位，称为子宫内膜异位症，80%发生于卵巢，其余依次发生于子宫阔韧带、直肠子宫陷凹、盆腔腹膜、腹部手术瘢痕、脐部、阴道、外阴和阑尾等。如子宫内膜腺体及间质成分异位于子宫肌层中（至少距子宫内膜基层 2~3 mm 以上），则称为子宫腺肌病（图 9-6）。子宫内膜异位症的临床症状和体征以子宫内膜异位的位置不同而表现不一，通常表现为痛经或月经不调。

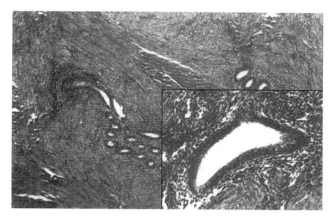

图 9-6　子宫腺肌病

子宫肌层中出现子宫内膜腺体及间质病理变化

　　受卵巢分泌激素影响，异位子宫内膜产生周期性反复性出血，肉眼观呈紫红或棕黄色，结节状，质软，似桑椹。由于出血机化，可与周围器官发生纤维性粘连。如发生在卵巢，反复出血可致卵巢体积增大，形成囊腔，内含黏稠的咖啡色液体，称巧克力囊肿。

　　镜下，可见与正常子宫内膜相似的子宫内膜腺体、子宫内膜间质及含铁血黄素；少数情况下，因时间较久，可仅见增生的纤维组织和含有含铁血黄素的巨噬细胞。

二、子宫内膜增生症

　　由于内源性或外源性雌激素增高，子宫内膜腺体或间质增生，临床主要表现为功能性子宫出血，称为子宫内膜增生症，育龄期和围绝经期妇女均可发病。子宫内膜增生、不典型增生和子宫内膜癌，无论是形态学还是生物学都为一连续的演变过程，病因和发生机制也极为相似。

　　病理变化：基于增生细胞的形态、腺体结构和分化程度，2014 年 WHO 将子宫内膜增生分为两类。

　　1. 不伴细胞非典型增生的子宫内膜增生

　　与增生期内膜相比，腺体出现过度增生，表现为腺体体积和形态出现不规则性、腺体一间质成比例增高，但缺乏细胞异型性，是无拮抗雌激素刺激的结果。这类患者患子宫内膜癌的风险较正常女性高 3~4 倍，10 年之后高 10 倍。1%~3% 的患者最终发展为子宫内膜癌。

　　2. 子宫内膜不典型增生或子宫内膜上皮内瘤变（EIN）

　　病变具有明显的腺体拥挤现象，常常呈背靠背，并伴有间质稀少和细胞异型性。细胞核大、深染、核仁明显。在子宫全切术或第 1 年之内的随访当中，1/4~1/3 的患者被确诊为子宫内膜样腺癌。EIN 源于遗传学已经发生改变细胞的单克隆性增生，进展为子宫内膜样腺癌风险很高。主要诊断标准是根据腺体组织所占面积明显的超过间质（间质体积百分比 < 55%）。在发展为子宫内膜样腺癌的患者中发现了多种基因突变，例如微卫星不稳定和 PTEN、K-ras 和 β-catenin 突变。

三、子宫肿瘤

(一) 子宫内膜癌

子宫内膜癌是由子宫内膜上皮细胞发生的恶性肿瘤。病因尚未完全明了,抑癌基因PTEN 的缺失和突变是子宫内膜癌发生的早期事件。根据发病机制和病理改变可将子宫内膜癌分为两型。① I 型子宫内膜癌:腺体与正常子宫内膜相似,称为子宫内膜样腺癌,约占子宫内膜癌的90%,多见于50 岁以上绝经期和绝经期后妇女,以50~59 岁为高峰,与雌激素长期持续作用有关,肥胖、糖尿病、高血压和不孕是其高危因素。 I 型子宫内膜癌往往是在子宫内膜不典型增生的基础上发展而来的。近年来随着我国人口平均寿命延长,以及围绝经期激素替代疗法的应用,发病率呈上升趋势;② II 型子宫内膜癌:主要见于60~80 岁的老年女性,发病与雌激素过多、肥胖和糖尿病无关,无子宫内膜增生的背景,主要来自萎缩或静止的子宫内膜。 II 型子宫内膜癌多为浆液性癌,组织形态与卵巢浆液性囊腺癌相似,常有P53 基因过度表达;其次为透明细胞癌和癌肉瘤。 II 型子宫内膜癌细胞异型明显,进展较快,易出现深肌层浸润和淋巴管转移,对孕激素不敏感,预后差。

1. 病理变化

(1) I 型子宫内膜癌。

1) 肉眼观: I 型子宫内膜癌分为弥漫型和局限型。①弥漫型:表现为子宫内膜弥漫性增厚,表面粗糙不平,灰白质脆,常有出血坏死或溃疡形成,并不同程度地浸润子宫肌层(图9-7);②局限型:多位于子宫底或子宫角,常呈息肉或乳头状突向子宫腔。如果癌组织小而表浅,可在诊断性刮宫时全部刮出,在切除的子宫内找不到癌组织。

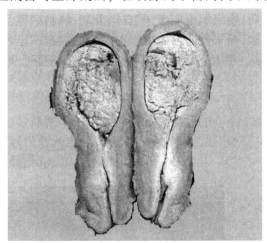

图9-7 子宫内膜癌 (弥漫型)
切面见癌组织灰白色,质脆,充满子宫腔

2) 镜下: I 型子宫内膜样腺癌以高分化腺癌居多。①高分化腺癌:腺管排列拥挤、紊乱,细胞轻度异型,结构似增生的内膜腺体;②中分化腺癌:腺体不规则,排列紊乱,细胞向腺腔内生长可形成乳头或筛状结构,并见实性癌灶。癌细胞异型性明显,核分裂象易见(图9-8);③低分化腺癌:癌细胞分化差,很少形成腺样结构,多呈实体片状排列,核异型性明显，核分裂象多见。

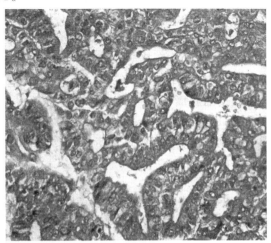

图9-8　子宫内膜样腺癌
腺体排列紊乱，局部可见腺体共壁，细胞异型性明显

25%~50%的子宫内膜样腺癌伴有化生的鳞状细胞巢，称子宫内膜样腺癌伴鳞状细胞化生。

（2）Ⅱ型子宫内膜癌。

1）浆液性癌：其形态特点类似于卵巢的浆液性乳头状癌，呈分支复杂的乳头状结构，通常伴有纤维血管轴心，乳头由明显的复层扁平上皮细胞被覆，可见芽状结构形成；浆液性癌具有高度细胞异型性、广泛坏死和砂粒体形成，以及明显肌层侵犯。

2）透明细胞癌：最突出的特征是由体积较大的透明细胞组成。细胞境界清楚，胞质丰富、透亮，含有糖原。癌细胞可呈实性片状、腺管状、乳头状及囊状排列，细胞核突向腔面，呈现"鞋钉"样外观。

3）癌肉瘤：也称为恶性苗勒混合瘤。好发于绝经后老年妇女，主要症状为阴道不规则流血，肿块在子宫腔内常呈息肉状生长，切面可见到不同程度的坏死。组织学上皮和间叶成分都为恶性。

ER、PR、P53、P16和vimentin是临床常用的免疫组织化学检测指标，有助于子宫内膜癌的分型和预后判断。vimentin、ER、PR常在Ⅰ型子宫内膜癌表达，而P16和P53常在Ⅱ型子宫内膜癌表达。ER、PR高表达者预后较好，且此类患者对内分泌治疗敏感，少数患者甚至可以治愈。

2. 扩散途径

子宫内膜癌一般生长缓慢，可局限于子宫腔内多年，转移发生较晚。扩散途径以直接蔓延和淋巴管转移多见，血管转移比较少见。

（1）直接蔓延：向上达子宫角，相继至输卵管、卵巢和其他盆腔器官；向下至子宫颈管和阴道；向外可浸透肌层达浆膜而蔓延至输卵管、卵巢，并可累及腹膜和大网膜。

（2）淋巴管转移：子宫底部的癌多转移至腹主动脉旁淋巴结，子宫角部的癌可经圆韧带的淋巴管转移至腹股沟淋巴结，累及子宫颈管的癌可转移至子宫旁、髂内外和髂总淋巴结。

（3）血管转移 晚期可经血管转移至肺、肝及骨骼。

3. 临床病理联系

早期，患者可无任何症状，或者以阴道不规则流血为主要症状，有些患者可出现阴道分泌物增多，呈淡红色。如继发感染则呈脓性，有腥臭味。晚期，癌组织侵犯盆腔神经，可引起下腹部及腰骶部疼痛等症状。

根据癌组织的累及范围，子宫内膜癌分期如下。Ⅰ期：癌组织限定于子宫体；Ⅱ期：癌组织累及子宫体和子宫颈，但未扩散到子宫外；Ⅲ期：癌组织向子宫外扩散，尚未侵入盆腔外组织；Ⅳ期：癌组织已超出盆腔范围，明显累及膀胱和直肠黏膜，无论是否存在远处转移。患者手术后的 5 年生存率：Ⅰ期接近 90%，Ⅱ期降至 30%~50%，晚期则低于 20%。

（二）子宫平滑肌瘤

子宫平滑肌瘤是女性生殖系统最常见的肿瘤。如果将微小的平滑肌瘤也计算在内，30 岁以上妇女的发病率高达 75%。

1. 病理变化

（1）肉眼观：多数肿瘤发生于子宫肌层，一部分可位于黏膜下或浆膜下，脱垂于子宫腔或子宫颈口。肌瘤小者仅镜下可见，大者可超过 30cm。单发或多发，多者达数十个，称多发性子宫肌瘤。肿瘤表面光滑，界清，无包膜。切面灰白，质韧，编织状或漩涡状。有时肿瘤可出现均质的透明变性、黏液变性或钙化。妊娠期患者肿瘤编织状结构消失，肿瘤局部可发生梗死伴广泛出血，瘤细胞核消失，仅见细胞残影，肉眼呈暗红色，称红色变性。

（2）镜下：瘤细胞呈梭形、束状或漩涡状排列，胞质红染，核呈长杆状，两端钝圆，核分裂象少见，缺乏异型性。肿瘤与周围正常平滑肌界限清楚。

平滑肌瘤极少恶变，如肿瘤组织出现"地图样"坏死，边界不清，细胞异型，核分裂象增多，应诊断为平滑肌肉瘤。

2. 临床病理联系

即使平滑肌瘤的体积很大，也可没有症状。最主要的症状是由黏膜下平滑肌瘤引起的出血，或压迫膀胱引起的尿频。血流阻断可引起突发性疼痛和不孕。此外，平滑肌瘤可导致自然流产、胎儿先露异常和绝经后流血。

（杨立曼）

第三节　滋养层细胞疾病

一、葡萄胎

葡萄胎又称水泡状胎块，是胎盘绒毛的一种良性病变，可发生于育龄期的任何年龄，以 20 岁以下和 40 岁以上女性多见，这可能与卵巢功能不足或衰退有关。本病发生有明显地域性差别，欧美国家比较少见，约 1 000 次妊娠中有一次发病；而东南亚地区的发病率比欧美国家高 10 倍左右。该病在我国亦比较常见，23 个省、市和自治区调查统计表明发病率为 1/150 次妊娠。曾患过葡萄胎的女性再发风险增加 20 倍。

（一）病因和发病机制

病因未明，近年来葡萄胎染色体研究表明，90% 以上完全性葡萄胎为（46，XX）（极少数为46，XY），可能受精时，父方的单倍体精子（23，X）在丢失了所有的母方染色体空卵中自我复制而成纯合子（46，XX），两组染色体均来自父方，缺乏母方功能性DNA。其余10%的完全性葡萄胎为空卵在受精时与两个精子结合（23，X和23，Y），染色体核型为（46，XY）。上述两种情况提示完全性葡萄胎均为男性遗传起源。由于缺乏卵细胞的染色体，故胚胎不能发育。

部分性葡萄胎的核型绝大多数为（69，XXX）或（69，XXY），极偶然的情况下为（92，XXXY）。由带有母方染色体的正常卵细胞（23，X）和一个没有发生减数分裂的双倍体精子（46，XY）或两个单倍体精子（23，X或23，Y）结合所致。

（二）病理变化

肉眼观，病变局限于子宫腔内，不侵入肌层。胎盘绒毛高度水肿，形成透明或半透明的薄壁水泡，内含青亮液体，有蒂相连，形似葡萄（图9-9A）。若所有绒毛均呈葡萄状，称之为完全性葡萄胎；部分绒毛呈葡萄状（部分仍保留有正常绒毛）伴有或不伴有胎儿或其附属器官者，称为不完全性或部分性葡萄胎。绝大多数葡萄胎发生于子宫内，个别病例也可发生在子宫外异位妊娠的所在部位。

镜下，葡萄胎有以下三个特点：①绒毛因间质高度水肿而增大；②绒毛间质内血管消失，或见少量无功能毛细血管，内无红细胞；③滋养层细胞有不同程度增生，增生的细胞包括合体细胞滋养层细胞和细胞滋养层细胞，两者以不同比例混合存在，并有轻度异型性。滋养层细胞增生为葡萄胎的最重要特征（图9-9B）。

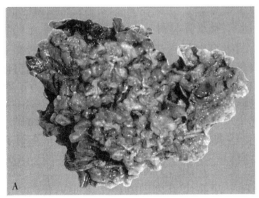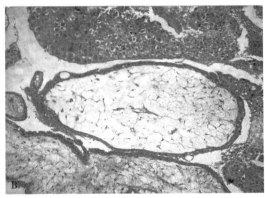

图9-9 完全性葡萄胎
A. 胎盘绒毛高度水肿，形成透明或半透明的薄壁水泡，内含清亮液体，有蒂相连，形似葡萄；
B. 胎盘绒毛显著肿大、间质水肿、血管消失、滋养层细胞明显增生

（三）临床病理联系

经彻底清宫后，绝大多数葡萄胎患者能痊愈。约有10%的患者可转变为侵蚀性葡萄胎，2.5%左右可恶变为绒毛膜癌。葡萄胎有恶变的潜能，如患者不需要再生育，可考虑子宫切除。

伴有部分性葡萄胎的胚胎通常在妊娠的第10周死亡，在流产或刮宫的组织中可查见部分胚胎成分，其生物学行为亦与完全性葡萄胎有所不同，极少演化为绒毛膜癌。

二、侵蚀性葡萄胎

侵蚀性葡萄胎为介于葡萄胎和绒毛膜癌之间的交界性肿瘤。侵蚀性葡萄胎与良性葡萄胎的主要区别是水泡状绒毛侵入子宫肌层内形成紫蓝色出血坏死结节，甚至经血管栓塞至阴道、肺、脑等远处器官。与转移不同，绒毛不会在栓塞部位继续生长，并可自然消退。

镜下，滋养层细胞增生程度和异型性比良性葡萄胎显著。常见出血坏死，其中可查见水泡状绒毛或坏死的绒毛。

大多数侵蚀性葡萄胎对化学治疗敏感，预后良好。

三、绒毛膜癌

绒毛膜癌也称绒毛膜上皮癌，简称绒癌，是滋养层细胞的高度恶性肿瘤。20岁以下和40岁以上女性为高危年龄，绝大多数与妊娠（尤其是不正常妊娠）有关。约50%继发于葡萄胎，25%继发于自然流产，22.5%发生于正常分娩后，2.5%发生于异位妊娠。与葡萄胎一样，亚非地区的发病率明显高于欧美国家，发病机制不详。

（一）病理变化

肉眼观，癌结节呈单个或多个，位于子宫的不同部位，大者可突入子宫腔，常侵入深肌层，甚而穿透子宫壁达浆膜外。由于明显出血坏死，癌结节质软，色暗红或紫蓝色。

镜下，癌组织由分化不良的细胞滋养层和合体细胞滋养层两种癌细胞组成，细胞异型性明显，核分裂象易见。两种细胞混合排列成巢状或条索状。偶见个别癌巢主要由一种细胞组成。肿瘤自身无间质血管，依靠侵袭宿主血管获取营养，故癌组织和周围正常组织有明显出血坏死。有时癌细胞大多坏死，仅在边缘部查见少数残存的癌细胞。癌细胞不形成绒毛和水泡状结构，这一点与侵蚀性葡萄胎明显不同。

（二）扩散途径

绒毛膜癌侵袭破坏血管能力很强，除在局部破坏蔓延外，还极易经血管转移，以肺和阴道壁最常见，其次为脑、肝、脾、肾和肠等。少数病例在原发灶切除后，转移灶可自行消退。

（三）临床与病理联系

绒癌是恶性度很高的肿瘤，以往以手术治疗为主，患者多在1年内死亡。自应用化学治疗后，患者预后显著改善，即使已发生转移，其治愈率仍可达70%，甚至治愈后可正常妊娠。

四、胎盘部位滋养细胞肿瘤

胎盘部位滋养细胞肿瘤源自胎盘绒毛外中间滋养叶细胞，相当少见。核型多为双倍体，46XX，常在妊娠几个月时发病。

（一）病理变化

肉眼观，肿瘤位于胎盘种植部位，呈结节状，棕黄色，切面肿瘤侵入子宫肌层，与周围组织界限不清，肌层的浸润程度不一，少数情况下，肿瘤可穿透子宫全层。一般无明显出血。

镜下，在正常妊娠过程中，中间型滋养叶细胞的功能是将胚体固定在肌层表面。当中间型滋养叶细胞呈肿瘤增生时，浸润的方式与胎盘附着部位的正常滋养叶上皮相似，仍然位于滋养叶上皮生长旺盛的典型部位。细胞形态比较单一，多数为单核，胞质丰富，边界清楚，淡红色，体积大于细胞滋养层细胞。少数细胞呈多核或双核，瘤细胞在肌层细胞之间呈单个、条索状、片状或岛屿状排列。一般无坏死和绒毛。与绒毛膜癌不同的是，胎盘部位滋养细胞肿瘤由单一增生的胎盘中间滋养叶细胞组成，而绒毛膜癌由两种细胞构成。免疫组织化学染色大多数中间型滋养叶细胞胎盘催乳素（HPL）阳性，而仅小部分细胞 HCG 阳性。

少数情况下，肿瘤细胞可出现异型，细胞丰富密集，核分裂象多见，并伴有较广泛的坏死，呈恶性组织学表现。

（二）临床病理联系

胎盘部位滋养细胞肿瘤虽然在局部呈浸润性生长，但一般较局限，临床表现多为良性。对化学治疗不够敏感，如扩散至子宫以外，则预后较差。

（罗小娟）

第四节 卵巢肿瘤

卵巢肿瘤种类繁多，结构复杂，依照其组织发生可分为三大类。①上皮性肿瘤：浆液性肿瘤、黏液性肿瘤、子宫内膜样肿瘤、透明细胞肿瘤和 Brenner 肿瘤；②生殖细胞肿瘤：畸胎瘤、无性细胞瘤、内胚窦瘤和绒毛膜癌；③性索间质肿瘤：粒层细胞-卵泡膜细胞瘤、支持细胞-间质细胞瘤。

一、卵巢上皮性肿瘤

卵巢上皮性肿瘤是最常见的卵巢肿瘤，占所有卵巢肿瘤的 90%，大致上分为良性、交界性和恶性。交界性卵巢上皮性肿瘤是指形态和生物学行为界于良性和恶性之间，具有低度恶性潜能的肿瘤。

卵巢上皮性肿瘤依据上皮的类型可将其分为浆液性、黏液性、子宫内膜样、透明细胞、Brenner 来源及浆-黏液性肿瘤。

（一）浆液性肿瘤

浆液性囊腺瘤是卵巢最常见的肿瘤，良性和交界性肿瘤多发于 30~40 岁的女性，囊腺癌的患者则年龄偏大。

1. 肉眼观

典型的浆液性囊腺瘤由单个或多个纤维分隔的囊腔组成，囊内含有清亮液体，偶混有黏液。良性瘤囊内壁光滑，一般无囊壁的上皮性增厚和乳头向囊内突起。交界性囊腺瘤可见较多的乳头。大量的实体和乳头在肿瘤中出现时应疑为癌。双侧发生多见。

2. 镜下

（1）良性瘤：囊腔由单层立方或矮柱状上皮衬覆，具有纤毛，与输卵管上皮相似，虽有乳头状结构形成，但一般乳头较宽，细胞形态较一致，无异型性。

（2）浆液性交界性肿瘤：其上皮细胞层次增加，达 2~3 层，乳头增多，细胞异型，但无破坏性间质浸润。近年来研究证明，间质浸润深度不超过 5 mm 的交界性浆液性乳头状囊腺瘤的预后和无间质浸润的交界性浆液性乳头状囊腺瘤的预后相似，称为具有微小浸润的交界性浆液性乳头状囊腺瘤。微乳头亚型又称为非浸润性低级别浆液性癌。所谓"微乳头"是无或少间质的瘤细胞簇，没有纤维血管轴心，从大的乳头发出，缺乏逐级分支现象，长：宽≥5：1，细胞大小较一致，无纤毛细胞或嗜酸性胞质细胞，核质比例高，一般为轻度异型，有小核仁，微乳头可融合成筛状结构或罗马桥样结构。微乳头/筛状结构>5 mm 或占肿瘤 10% 以上，即可诊断微乳头亚型交界性浆液性肿瘤。

（3）浆液性囊腺癌：除细胞层次增加超过 3 层外，最主要的特征是伴有癌细胞破坏性间质浸润。肿瘤细胞呈现癌细胞特点，细胞显著异型性，核分裂象增加，乳头分支多而复杂，呈树枝状分布，或呈未分化的特点。常可见砂粒体。

浆液性肿瘤的生物学行为取决于肿瘤的分化和分布范围。卵巢内的交界性囊腺瘤和癌的 5 年生存率分别是 100% 和 75%；而累及腹膜的同样肿瘤则分别是 90% 和 25%。因为交界性肿瘤可在多年后复发，5 年后患者仍存活并不意味着已经治愈。卵巢浆液性癌组织学上分为低级别浆液性癌和高级别浆液性癌，目前认为两者存在不同的分子机制，只有极少数低级别浆液性癌可转化为高级别浆液性癌。低级别浆液性癌分为非浸润性和浸润性，前者的同义词为微乳头型浆液性交界性肿瘤。

（二）黏液性肿瘤

黏液性肿瘤较浆液性肿瘤少见，占所有卵巢肿瘤的 25%。其中 85% 是良性和交界性，其余为恶性。发病年龄与浆液性肿瘤相同。

如卵巢黏液性肿瘤的囊壁破裂，上皮和黏液种植在腹膜上，在腹腔内形成胶冻样肿块，称为腹膜假黏液瘤。关于卵巢癌的起源，现在认为绝大多数原发性的卵巢上皮癌实际上可能是继发性的：卵巢浆液性癌可能是起源于输卵管伞端，而卵巢黏液性癌则可能是起源于输卵管伞与腹膜相接触的移行型上皮。

二、卵巢性索间质肿瘤

卵巢性索间质肿瘤起源于原始性腺中的性索和间质组织。性索间质细胞在男性和女性分别衍化成各自不同类型的细胞，并形成一定的组织结构。女性的性索间质细胞称粒层细胞和卵泡膜细胞，男性则为支持细胞和间质细胞，它们可各自形成女性的粒层细胞瘤和卵泡膜细胞瘤，或男性的支持细胞瘤和间质细胞瘤。亦可混合构成粒层-卵泡膜细胞瘤或支持-间质细胞瘤。由于性索间质可多向分化，卵巢和睾丸可查见所有这些细胞类型来源的肿瘤。卵泡膜细胞和间质细胞可分别产生雌激素和雄激素，故患者常有内分泌功能改变。

（一）粒层细胞瘤

粒层细胞瘤是伴有雌激素分泌的功能性肿瘤。虽然该肿瘤极少发生转移，但可发生局部扩散，应被视为低度恶性肿瘤。

粒层细胞瘤和其他卵巢肿瘤一样，体积较大，呈囊实性。肿瘤的部分区域呈黄色，为含脂质的黄素化的粒层细胞，间质呈白色，常伴发出血。镜下，瘤细胞大小较一致，体积较小，椭圆形或多角形，细胞质少，细胞核通常可查见核沟，呈咖啡豆样外观。瘤细胞排列成弥漫型、岛屿型、梁索型，分化较好的瘤细胞常围绕一腔隙排列成卵泡样的结构，中央为粉染的蛋白液体或退化的细胞核，称为 Call-Exner 小体。

（二）卵泡膜细胞瘤

卵泡膜细胞瘤为良性功能性肿瘤，多发生于绝经后的妇女，因为肿瘤细胞可产生雌激素，绝大多数患者有雌激素增多产生的体征，通常表现为月经不调和乳腺增大。卵泡膜细胞瘤呈实体状，由于细胞含有脂质，切面色黄。镜下，瘤细胞由成束的短梭形细胞组成，核卵圆形，胞质由于含脂质而呈空泡状。玻璃样变的胶原纤维可将瘤细胞分割成巢状。瘤细胞黄素化时，细胞大而圆，核圆居中，与黄体细胞相像，称为黄素化的卵泡膜细胞瘤。

（三）支持-间质细胞瘤

支持-间质细胞瘤主要发生在睾丸，较少发生于卵巢，任何年龄均可发病，多发于年轻育龄期妇女。该瘤可分泌少量雄激素，若大量分泌可表现为男性化。

肿瘤单侧发生，呈实体结节分叶状，色黄或棕黄。镜下，由支持细胞和间质细胞按不同比例混合而成。高分化支持-间质细胞瘤与胎儿睾丸的生精小管相似的腺管构成，细胞为柱状。腺管之间为纤维组织和数量不等的间质细胞，间质细胞体积大，胞质丰富嗜酸，核圆形或卵圆形，核仁明显；中分化者，分化不成熟的支持细胞，呈条索或小巢状排列；低分化者，细胞呈梭形，肉瘤样弥漫分布。高分化的肿瘤手术切除可治愈，低分化的肿瘤可复发或转移。

三、卵巢生殖细胞肿瘤

来源于生殖细胞的肿瘤约占所有卵巢肿瘤的 25%。儿童和青春期卵巢肿瘤中有 60% 为生殖细胞肿瘤，绝经期后则很少见。原始生殖细胞具有向不同方向分化的潜能，由原始生殖细胞组成的肿瘤称为无性细胞瘤；原始生殖细胞向胚胎的体壁细胞分化称为畸胎瘤；向胚外组织分化，瘤细胞与胎盘的间充质细胞或它的前身相似，称为卵黄囊瘤；向覆盖在胎盘绒毛表面的细胞分化，则称为绒毛膜癌。

（一）畸胎瘤

畸胎瘤是来源于生殖细胞的肿瘤，具有向体细胞分化的潜能，大多数肿瘤含有至少 2 个胚层组织成分。

1. 成熟畸胎瘤

这是最常见的生殖细胞肿瘤，约占所有卵巢肿瘤的 25%。好发于 20~30 岁女性。

肉眼观，肿瘤呈囊性，充满皮脂样物，囊壁上可见头节，表面附有毛发，可见牙齿。镜下，由三个胚层的各种成熟组织构成，常见皮肤、毛囊、汗腺、脂肪、肌肉、骨、软骨、呼吸道上皮、消化道上皮、甲状腺和脑组织等。以表皮和附属器组成的单胚层畸胎瘤称为皮样囊肿，以甲状腺组织为主的单胚层畸胎瘤则称为卵巢甲状腺肿。

2. 不成熟畸胎瘤

卵巢不成熟畸胎瘤与成熟畸胎瘤的主要不同是，在肿瘤组织中查见数量不等的不成熟组织。主要发生于 20 岁以下女性，占所有恶性肿瘤的 20%。随年龄的增大，发病率逐渐降低。

（二）无性细胞瘤

卵巢无性细胞瘤是由未分化、多潜能原始生殖细胞组成的恶性肿瘤。同种肿瘤发生在睾丸则称为精原细胞瘤。大多数患者的年龄在 10~30 岁。无性细胞瘤仅占卵巢恶性肿瘤的

2%，精原细胞瘤则是睾丸最常见的肿瘤。

瘤细胞排列成巢状或条索状。瘤细胞巢周围的纤维间隔中常有淋巴细胞浸润，并可有结核样肉芽肿结构。约15%的无性细胞瘤含有与胎盘合体细胞相似的合体细胞滋养层成分。肿瘤细胞胎盘碱性磷酸酶阳性可有助于诊断的确立。

（三）胚胎性癌

胚胎性癌主要发生于20~30岁的青年人，比无性细胞瘤更具有浸润性，是高度恶性的肿瘤。肉眼观，肿瘤体积小于无性细胞瘤，切面肿瘤边界不清，可见出血和坏死。镜下，肿瘤细胞排列成腺管、腺泡或乳头状，分化差的细胞则排列成片状。肿瘤细胞形态呈上皮样，细胞大，异型性显著，细胞之间界限不清，细胞核大小形态不一，核仁明显，常见核分裂象和瘤巨细胞。

（四）卵黄囊瘤

卵黄囊瘤又称内胚窦瘤，因组织形态与小鼠胎盘的结构很相似而取此名，多发生在30岁以下女性，是婴幼儿生殖细胞肿瘤中最常见的类型，生物学行为呈高度恶性。体积一般较大，结节分叶状，边界不清。切面灰黄色，呈实体状，局部可见囊腔形成，可有局部出血坏死。镜下见多种组织形态：①疏网状结构，是最常见的形态，相互交通的间隙形成微囊和乳头，内衬立方或扁平上皮，背景呈黏液状；②S-D小体，由含有肾小球样结构的微囊构成，中央有一纤维血管轴心。免疫组织化学显示肿瘤细胞 AFP 和 α_1-抗胰蛋白酶阳性；③多泡性卵黄囊结构，形成与胚胎时期卵黄囊相似、大小不等的囊腔，内衬扁平上皮、立方上皮或柱状上皮，囊之间为致密的结缔组织；④细胞外嗜酸性小体也是常见的特征性结构。

（毕丹丹）

参考文献

［1］ 丛文铭，郑建明．临床病理诊断与鉴别诊断－肝、胆、胰疾病［M］．北京：人民卫生出版社，2019.

［2］ 张建民，张祥盛，曹登峰．外阴、阴道和宫颈诊断病理学图谱［M］．北京：北京科学技术出版社，2018.

［3］ 刘钧，文彬，李祖茂．临床病理学［M］．北京：科学出版社，2013.

［4］ 陈莉，何松．临床肿瘤病理学［M］．北京：科学出版社，2015.

［5］ 刘彤华．刘彤华诊断病理学［M］.4版．北京：人民卫生出版社，2018.

［6］ 曹跃华，杨敏，赵澄泉．细胞病理学常见病例诊断及鉴别诊断［M］．北京：北京科学技术出版社，2017.

［7］ 丁华野，张祥盛，步宏．乳腺病理诊断病例精选［M］．北京：人民卫生出版社，2015.

［8］ 陈莉．组织病理学教学与诊断图谱：双语版［M］．北京：科学出版社，2018.

［9］ 高天文，王雷，廖文俊．实用皮肤组织病理学［M］．北京：人民卫生出版社，2017.

［10］ 沈丹华．妇产科病理学诊断纲要［M］．北京：科学出版社，2017.

［11］ 何松，陈莉．诊断病理学教程［M］．北京：科学出版社，2016.

［12］ 毛伟敏，倪型灏．常见肿瘤病理诊断及报告指南［M］．杭州：浙江大学出版社，2015.

［13］ 纪小龙．乳腺疾病动态变化病理图谱［M］．北京：人民军医出版社，2016.

［14］ 张军荣，杨怀宝．病理学基础［M］.3版．北京：人民卫生出版社，2015.

［15］ 廖松林．现代诊断病理学手册［M］.2版．北京：北京大学医学出版社，2015.

［16］ 陈杰，周桥．病理学［M］.3版．北京：人民卫生出版社，2013.

［17］ 王国平，李娜萍，吴焕明．临床病理诊断指南［M］.2版．北京：科学出版社，2013.

［18］ 庞庆丰，李英．病理学与病理生理学［M］．北京：化学工业出版社，2016.

［19］ 李宪孟，肖智勇．口腔组织病理学［M］．北京：中国医药科技出版社，2019.

［20］ 田晓露，张俊会．病理学与病理生理学［M］．北京：人民卫生出版社，2019.